Andreas Hase • Dr. Ursula Stumpf

Die Heilkraft der Bäume nach Hildegard von Bingen

BEWÄHRTES HEILWISSEN FÜR GESUNDHEIT UND WOHLBEFINDEN

nymphenburger

Inhalt

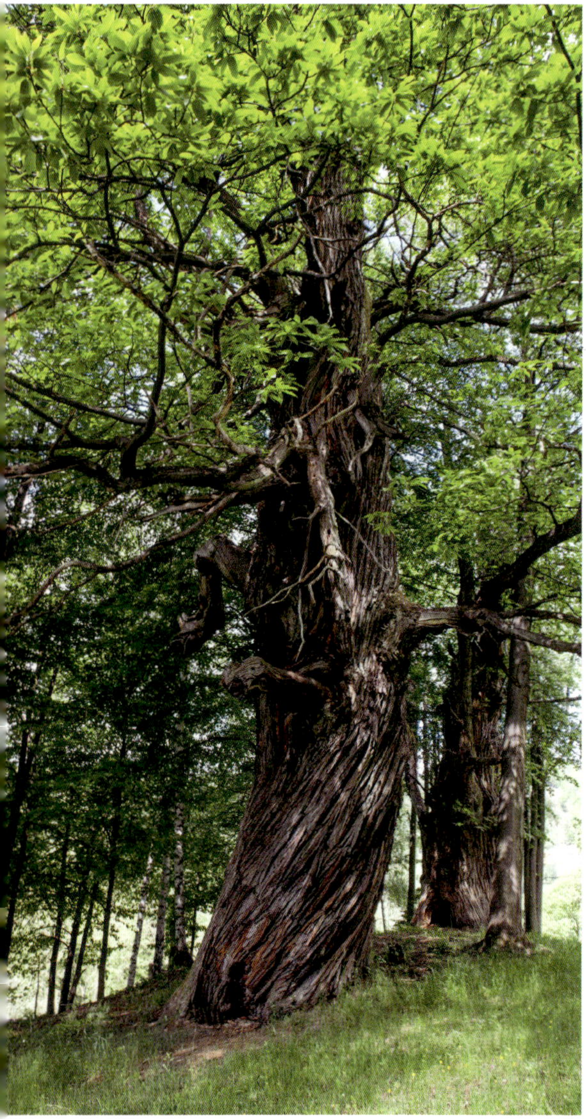

Das Vermächtnis der heiligen Hildegard

Der grüne Weg zu ganzheitlicher Heilung

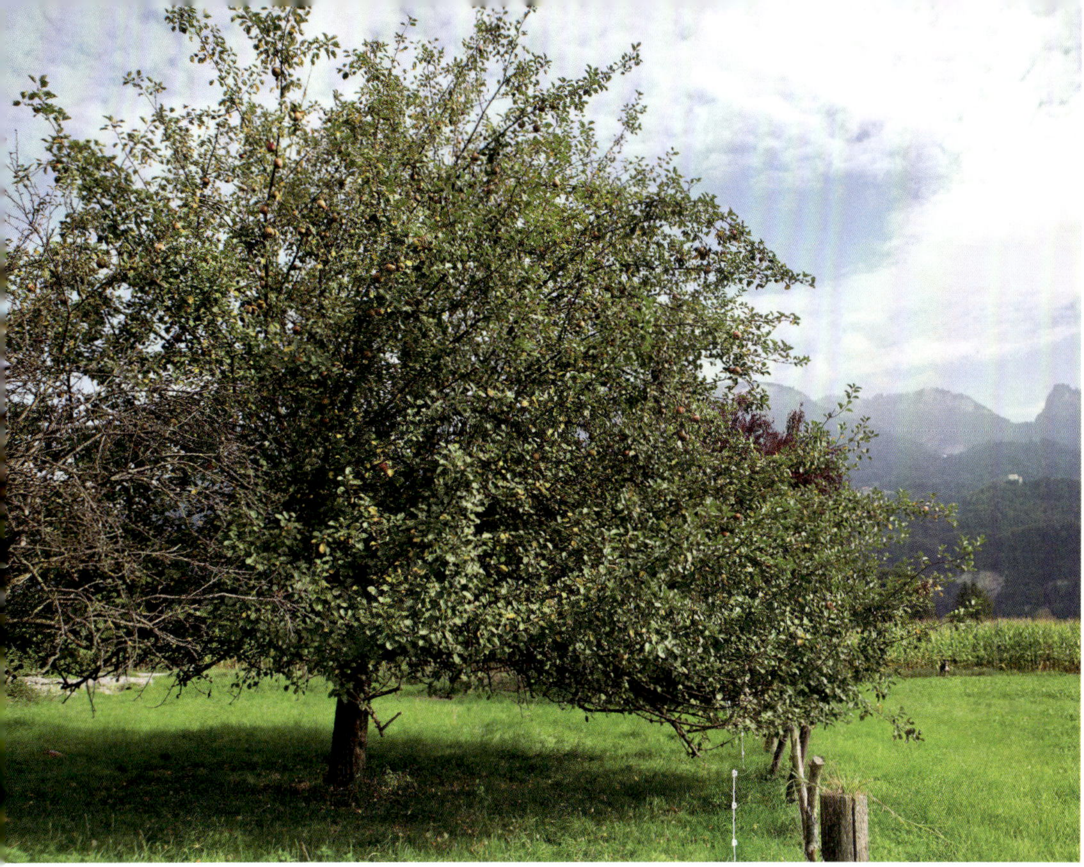

Mit Heilmitteln selbst umgehen

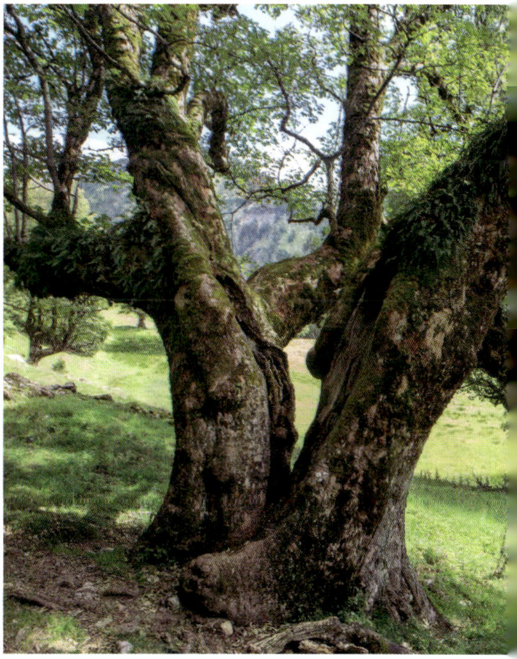

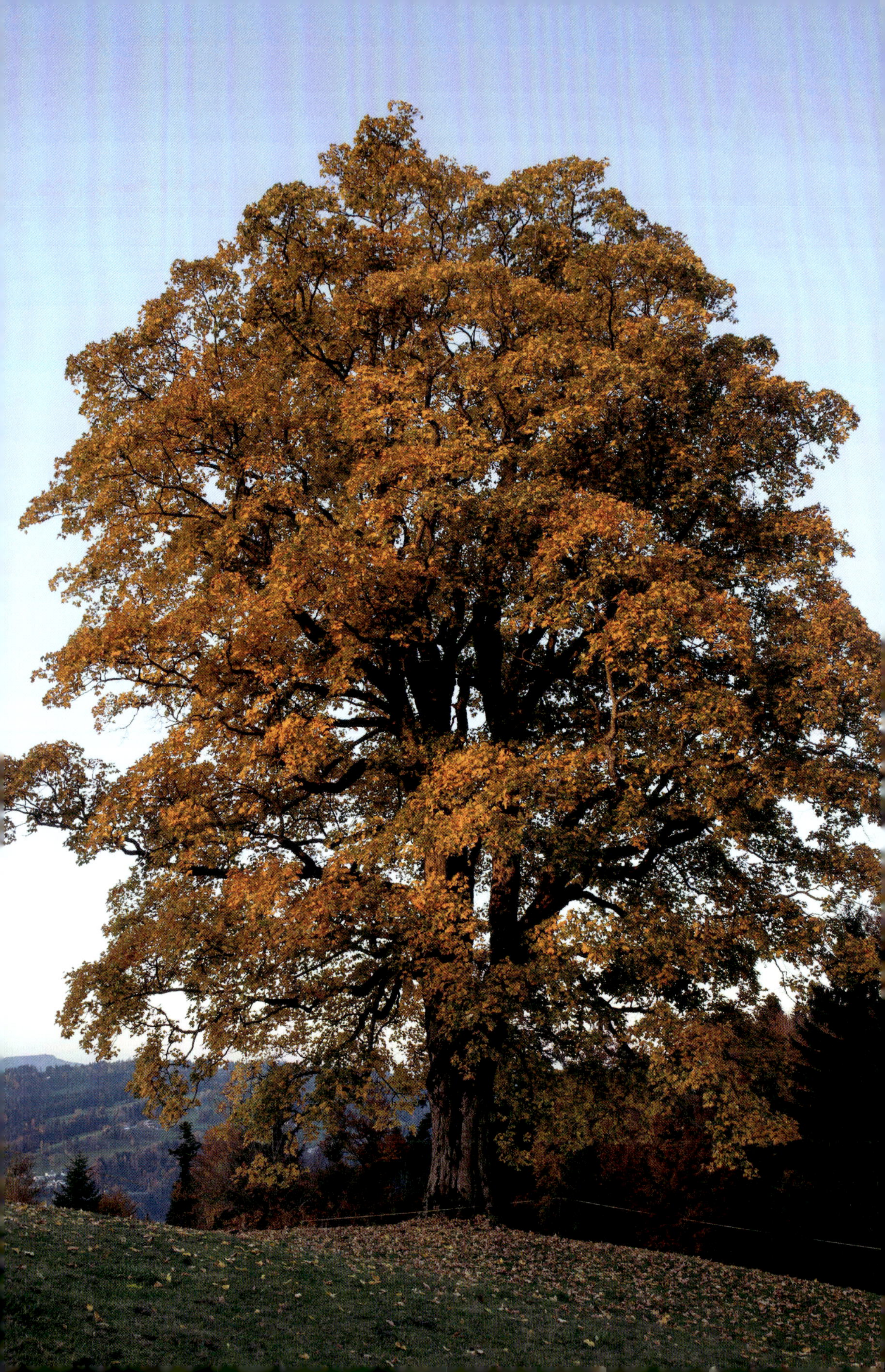

Das Vermächtnis der heiligen Hildegard

Hildegard von Bingen (1098–1179) war Mystikerin und Seherin, Poetin, Komponistin, Heilerin und Naturkundlerin, Philosophin, geistliche Führerin und Visionärin. Sie ist eine der außergewöhnlichsten Persönlichkeiten des Mittelalters, die in vielen Bereichen ihrer Zeit Maßstäbe setzte.

Credo ut intelligam – Ich glaube, um zu erkennen

Rund 900 Jahre später ist Hildegard von Bingen noch immer kaum einzuordnen. Ihre wahre Gestalt zeichnet sich nur vage im Nebel der Geschichte ab. Sie ist Historie, Mythos und Marke, ein Mensch, eine Heilwissende und Heilige und Kirchenlehrerin. Ihren Namen verbinden wir ausschließlich mit positiven Attributen, mit Gesundheit und Glaube, Heilkunst und Hoffnung. Im Blick zurück leuchtet sie uns durch die Jahrhunderte entgegen und hat nichts an Strahlkraft und Faszination verloren, im Gegenteil. Doch was kann uns ihr überliefertes Wissen heute nutzen – ist die Lebenswirklichkeit des Mittelalters noch immer nachvollziehbar und für uns verständlich?

Die Einstellung zur Natur und der direkten Umwelt der Menschen in der Mitte des 12. Jahrhunderts können wir vor dem Hintergrund des Grundsatzes verstehen, den Anselm von Canterbury (1033–1109) formulierte, kurz bevor Hildegard von Bingen das Licht der Welt erblickte: Der feste Gottesglaube ist Voraussetzung für die rechte Erkenntnis auch auf naturwissenschaftlichem Gebiet, erst der Glaube führt zu den Einsichten der Naturwissenschaften und hilft, hierbei Fehlschlüsse und Irrwege zu vermeiden. Das „gewisse Wissen", die absolute Sicherheit des eigenen Glaubens bildete die Grundlage auch aller wissenschaftlichen Erkenntnis.

Hildegard von Bingen war intuitive Naturforscherin, ihre Erkenntnis schöpfte sie jedoch weniger aus empirischen Versuchen, sondern vielmehr aus anderen, nach obigem Glaubenssatz viel authentischeren Quellen: aus mystischen Gesichten, aus verschleierten Traumbildern und gottgegebenen Visionen. Doch kraft ihres Intellekts erkannte sie oftmals naturwissenschaftliche Zusammenhänge, die im ausgehenden Frühmittelalter noch lange nicht bekannt waren. Mit ihren seherischen Fähigkeiten „schaute" sie manche Naturgesetze Jahrhunderte, bevor sie experimentell nachgewiesen wurden. Freilich lag sie damit aus heutiger Sicht nicht immer richtig, manches geschaute Bild entspricht nicht dem heute für korrekt gehaltenen Erkenntnisstand. Man spürt das Kolorit ihrer Zeit so, wie wir dem heutigen unterliegen. Doch bei etlichen Gelegenheiten lassen uns ihre zutreffenden Aussagen aufhorchen:

Hildegard empfahl eine ganzheitliche Lebensweise, um möglichst gesund zu bleiben, und betonte hierfür die enge Verbindung von Körper, Geist und Seele. Ausgewogene Ernährung, innere Ausgeglichenheit und die Einbindung von Spiritualität in den Lebensalltag hielt sie für unverzichtbar für das Wohlbefinden und die Gesunderhaltung des Menschen, aber auch seine Eigenverantwortung und seine Berufung, an seinem eigenen Heil mitzuarbeiten. Nichts anderes besagen die modernen Konzepte der psychosomatischen Medizin und die Ansätze der heutigen integrativen Gesundheitsförderung. Stress, emotionale Dysbalancen und Er-

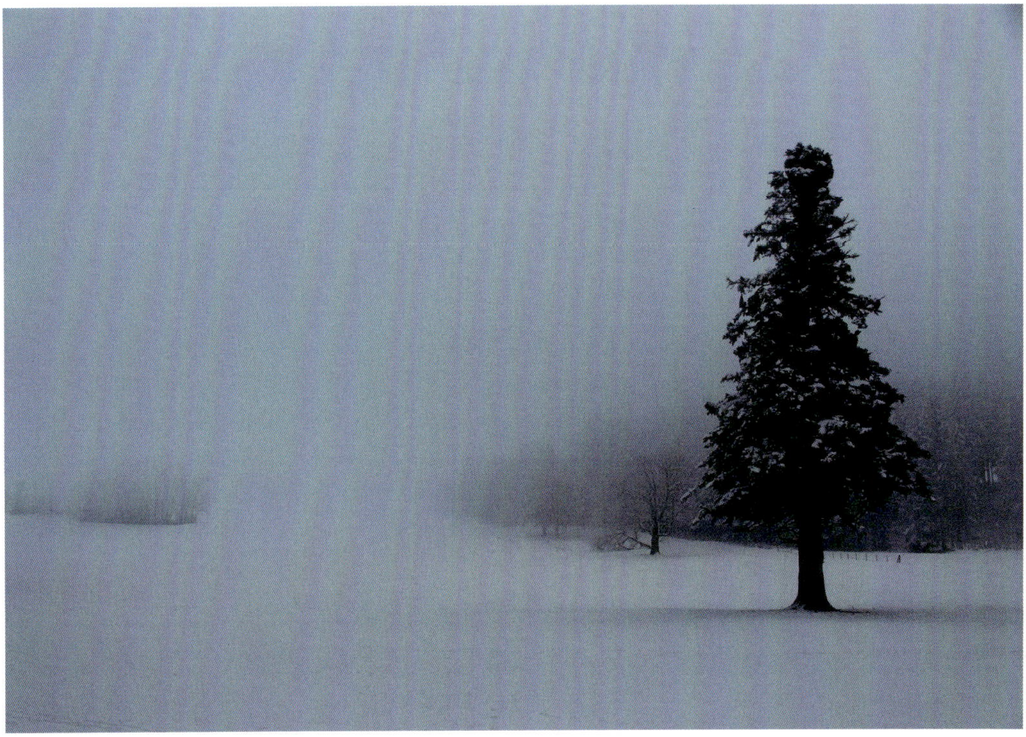

▲ Winterliche Fichte – mystische Wächterin der Wege

nährung haben einen signifikanten Einfluss auf unsere körperliche Gesundheit und das sich wechselseitig beeinflussende psychische Wohlergehen.

Die Erkenntnisse Hildegards gründen auf ihrer scharfen Beobachtungsgabe, ihrem intuitiven Verständnis von Natur und Mensch und letztlich auf ihren Eingebungen und Visionen. In ihrem holistischen Weltbild stehen Wissenschaft, Philosophie und Spiritualität genauso zueinander wie Körper, Seele und Geist: ganzheitlich.

VOM WISSEN DER WEGE

Die Visionen der Mystikerin, die Dinge, von denen sie uns in ihren Werken wie *Scivias – Wisse die Wege* erzählt, enthüllen eine überwältigende Vielfalt von Schöpfungsspiritualität, Welterkenntnisse aus einem umschlossenen, kosmologischen Garten der Schöpfung, der uns normalerweise verschlossen bleibt. Hildegard von Bingen öffnet uns von innen das mächtige Tor zu diesem Garten. Sie lädt uns ein, mit ihr auf geheimnisumwitterten Wegen durch die Welt zu wandeln und in den mystischen Bildern ihrer tiefen Einsichten zu versinken. Es geht nicht darum, zu begreifen – es geht darum, zu erfühlen und den Hauch wieder zu spüren, der in uns Leben fließen lässt. Hildegards Schriften, zumal die spirituellen Visionen, sind nicht zu lesen und nicht zu verstehen, wenn die Einstellung fehlt. Wer aus ihnen zählbaren Erkenntnisgewinn erhofft, wird enttäuscht.

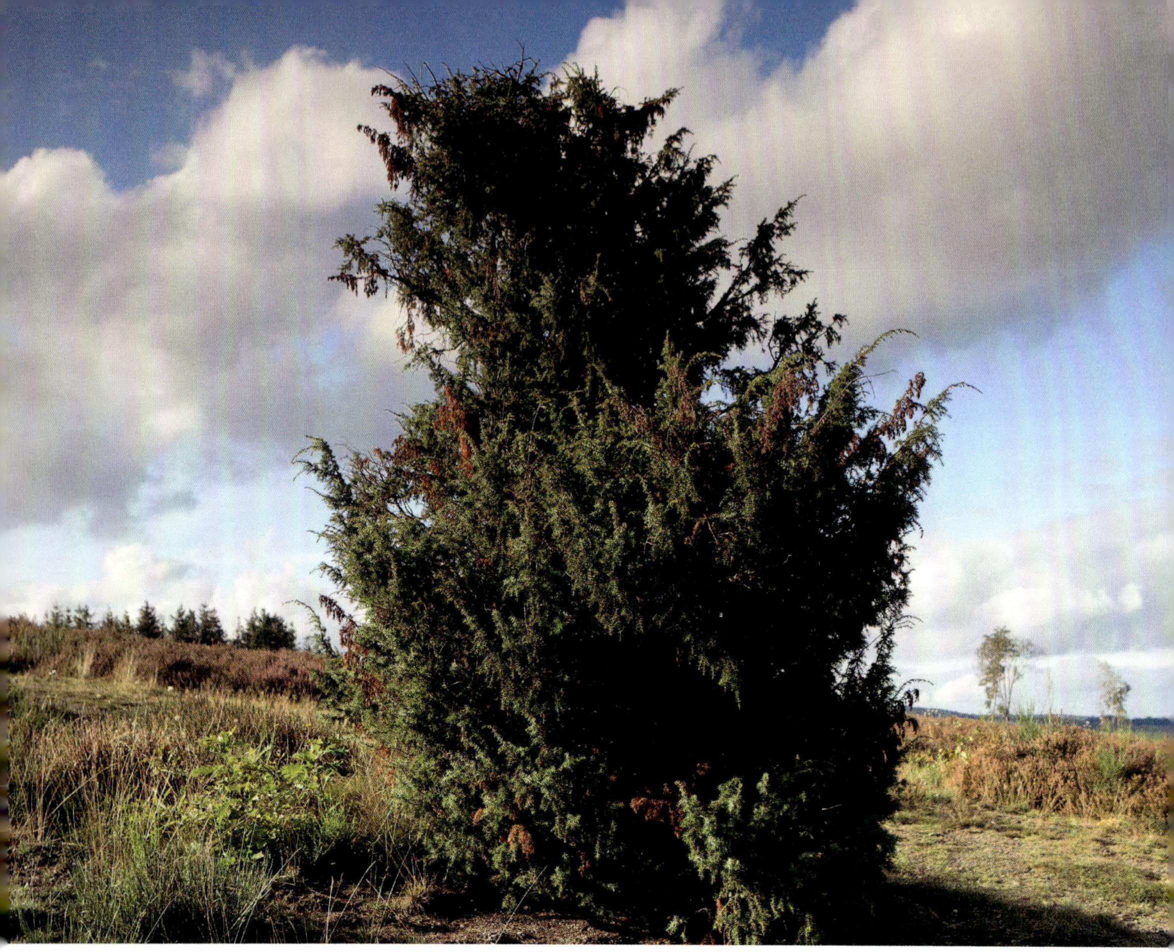

▲ Wacholder – wildwüchsiger Hüter tiefer Geheimnisse

Ähnlich wie einst Hermann Hesse über Jacob Böhme schrieb, ist die Lektüre von Hildegards Werken selbst „mystisches Erleben“ im besten Sinn: Ihre Worte erschließen sich nicht der Logik, sie wollen in Seelenstille erfühlt, verinnerlicht und einverleibt werden, sonst spricht sie nicht zu uns – nicht im Wort, nicht im Bild und nicht in ihrer Musik.

Dabei entpuppt sich manches, wofür Hildegard von Bingen heute bei vielen Zeitgenossen steht, als Mythos. So ist in ihren Briefen zwar überliefert, dass sie das Fasten grundlegend für gesundheitsfördernd hielt. Das Wenige jedoch, was sie dazu tatsächlich in ihren Werken geschrieben hat, liest sich eher als Warnung davor, es zu übertreiben. Wie das Fasten konkret aussehen soll, darüber lässt uns die Heilige im Unklaren, wohl, weil es zu ihrer Zeit ohnehin üblich war, im Jahr bis zu 150 Tage zu fasten – wem wäre es also nicht geläufig gewesen?

PHYSICA: HEILWISSEN ALS AUSDRUCK VON SPIRITUALITÄT

Dennoch wurde das „Hildegard-Fasten“ heute genauso zur Marke wie beispielsweise die „Hildegard-Medizin“, die nachweislich eine Erfindung der späten 1980er-Jahre ist und von der nirgendwo in ihren Schriften die Rede ist. Sehr konkret wird sie aber in der Schilderung der Wirkkraft der (Heil-)Pflanzen, die sie im *Liber subtilitatum diversarum naturarum crea-*

turarum, dem Buch über *Die Feinheiten der verschiedenen Naturen der Geschöpfe* in der Sprache ihrer Zeit genau beschrieb. Seit dem 16. Jahrhundert ist dieses umfassende, vermeintlich naturwissenschaftliche Werk unter dem griffigen Namen *Physica* bekannt.

Kaum vorstellbar allerdings, dass die „Posaune Gottes", wie sie sich selbst bezeichnete, ihre naturwissenschaftlich anmutenden Schriften gedankenlos neben ihre spirituellen Werke gestellt haben würde – vielmehr waren sie Ausfluss ihrer Spiritualität: Zwar Erkenntnisse eines umfassenden, erworbenen Heilwissens ihrer Zeit, jedoch unverbrüchlich verbunden mit den von ihr geschauten Schöpfungsbildern und Allegorien. Sie selbst gibt uns im Prolog vom *Buch der Lebensverdienste* Zeugnis hierüber: *„Und es geschah im neunten Jahr, nachdem die wahre Schau mir (...) jene wahren Visionen geoffenbart hatte (...) Es war das erste Jahr, nachdem dieselbe Schau mir die „Feinheiten der verschiedenen Naturen der Geschöpfe" (...) gezeigt hatte, um sie zu erklären."*

DE ARBORIBUS – DAS BUCH VON DEN BÄUMEN

Hildegard von Bingen betrachtete ein Gänseblümchen nicht so, wie wir es gewohnt sind – sie schaute es in seiner Tiefe und erkannte es in seinem ganzen Wesen, auf physischer, geistiger und seelischer Ebene. Sie beschrieb Dinge, für die es keine Worte gibt, sie malte Bilder, für die es keine Vor„bilder" gibt, sie komponierte Musik, wie sie sonst nicht zu hören ist: Alles war Ausdruck ihrer Visionen, Eingebungen, die sie aus anderen Wirklichkeiten empfing. So auch die Beschreibungen von rund 290 Pflanzen, 153 Tierarten, 25 Mineralien und 8 Metallen in diesem etwa 1151–1158 nach Christus entstandenen Werk *Physica*, das aus insgesamt neun als „Bücher" bezeichneten Abschnitten besteht.

Im Buch III dieses Werkes, *De Arboribus* (Das Buch von den Bäumen), porträtiert sie über 70 verschiedene Sträucher, Busch- und Baumarten mit einer genauen Angabe der jeweiligen Heilwirkung ihrer Wurzeln, Blätter, Früchte, des Holzes, der Asche sowie überraschenderweise auch der das Wurzelwerk umgebenden Erde. Sie beschreibt insgesamt weit über 200 Heilanwendungen zwischen Überbein, Kopfschmerz, Traurigkeit, Warzen und Husten und Fieber. Selten nur sind es die wahrhaft lebensbedrohlichen Krankheiten, eher die seelischen Befindlichkeiten und lästigen Zipperlein, unter denen wir Heutigen genauso leiden wie die Menschen vor 1000 Jahren. Vielen Baumarten schreibt sie dabei jeweils unterschiedliche menschliche Eigenschaften zu – ein Hinweis auf die Nähe, die sie zwischen Baum und Mensch erkannte?

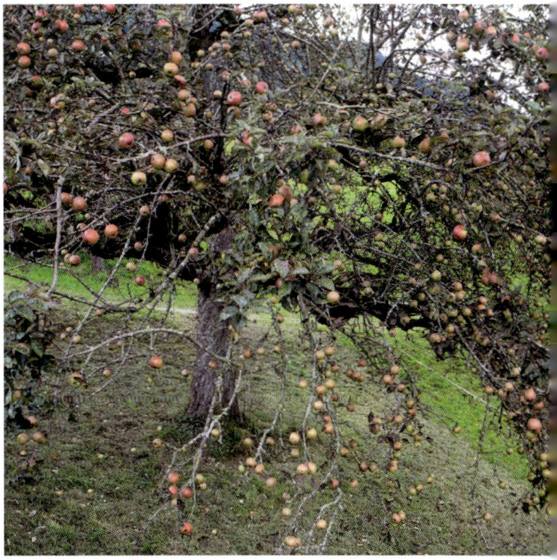

► Der Apfelbaum – einer der wenigen Bäume, denen Hildegard keine menschliche Charaktereigenschaft zuschrieb.

Das Vermächtnis

Hildegard von Bingen hinterlässt uns einen Wissensschatz, der weit über das übliche Verständnis von Heilpflanzen hinausgeht. Die spirituelle Dimension ihrer Sicht auf die Dinge weitet den Blick auf eine Schöpfungsmystik, die bis heute in ihrer Schönheit und Tiefe unerreicht ist. Die 2012 heiliggesprochene und zur Kirchenlehrerin erhobene Äbtissin unterrichtete nicht die Grundfragen des katholischen Glaubens – vielmehr lehrte sie die Kirche ihr tiefgreifendes, alles umfassende und alles verbindende Naturverständnis, eine ergreifende, kosmologische Naturmystik. Das macht sie einzigartig. Manche Parallelen lassen sich aber auch in der jüdischen und islamischen Mystik finden, insofern sie die Natur als Spiegel göttlicher Ordnung betrachten.

Hildegard von Bingen wirkt weit über den katholischen Horizont hinaus bis hinein in die spirituelle Ökologie und die Tiefenökologie heutiger Mystiker und Philosophen. In unserer Zeit, in der wir die Verbindung zur Natur zunehmend verlieren und die Zerstörung von Wäldern, das Aussterben von Arten, Kriege und der Klimawandel tiefe Wunden in unsere Herzen reißen, bleibt sie eine Lichtgestalt, die uns andere Möglichkeiten aufzeigt. Ihre universelle Botschaft von der Heiligkeit der Natur, der alles durchziehenden Lebenskraft und der heilenden Kraft der Bäume ist heute aktueller denn je. Hildegard verkörpert die Hoffnung auf eine Rückbesinnung auf das, was uns zutiefst mit der Erde verbindet – die Natur als lebendigen Ausdruck göttlicher Ordnung zu begreifen und die Verantwortung zu erkennen, die wir für sie tragen.

Ihr Weg zur Erkenntnis

Die geistigen Einsichten der Hildegard von Bingen sind nicht losgelöst zu betrachten, sie sind kein Gedankenkonstrukt, kein Ergebnis empirischer Untersuchungen. Vielmehr wurzeln sie in einer Schöpfungsspiritualität, die Ausdruck eines inneren Weges ist. Sie sind Folge geistlicher Übungen und Exerzitien, in denen Erkenntnis erst durch seelische Erfahrung gewonnen wird. Inneres Beten, Meditationen und die bewusste Verbindung zur Schöpfung begleiten uns auf diesem Weg, der dann zur Haltung wird. Erst durch diese innere Sammlung wird das Geistige im Irdischen wahrnehmbar.

Hildegard lesen lernen

Im Folgenden geht es um 13 der Baumporträts aus dem *Buch von den Bäumen* und um die Heilkraft dieser Bäume aus damaliger und heutiger Sicht. Auch wenn hierbei die neuesten naturwissenschaftlichen Erkenntnisse einbezogen sind, geht es dabei ebenso wenig um ein wissenschaftliches Werk, wie Hildegard von Bingens Schriften wissenschaftlich gemeint waren. Es ist ein Versuch, die Allegorien, Beschreibungen und Rezepturen zu deuten und in unsere Lebenswelt zu übersetzen – wobei auch beim Leser nicht nur Sachverstand angefragt wird, sondern vielmehr der „Fühlverstand".
Darüber hinaus finden sich Anwendungen der heutigen Naturheilkunde genauso wie schnell und leicht umsetzbare Rezepturen aus der Heilkraft der Knospen. Schließlich werden die Oxymele beschrieben, heilsame Getränke, die ihren Weg durch die Geschichte zu uns gefunden haben und von Naturheilkundigen adaptiert und kulturisiert wurden. Hildegard war dieses Heilgetränk auf Basis von Honig und Essig sicherlich bekannt, auch wenn sie es nicht als solches benannte. Die Reihenfolge, in der die folgenden Baumporträts erscheinen, ist nicht zufällig ausgewählt, sondern folgt der Aufzählung, wie sie Hildegard von Bingen in ihrem Originalwerk *Physica* angeordnet hat.

Das Buch wird jedem nutzen, der auf der Suche nach uralten, althergebrachten und einfach anwendbaren Naturheilmethoden ist. Gleichzeitig trägt es dazu bei, Hildegard von Bingen und ihre Botschaft in unsere Lebenswirklichkeit zu übersetzen, sie damit fühl- und greifbar zu machen und einen hoffnungsfrohen Blick auf die Welt zu richten.

Hildegard von Bingen hat uns heute viel zu sagen. Wir sollten lernen, zu hören.

Bäume und ihre Eigenschaften

Baumart	**Steht für …**	**Latein**
Apfel	keine Symbolik	
Hasel	Zügellosigkeit	*lascivia*
Kastanie	weise Unterscheidung	*discretio*
Ölbaum	Barmherzigkeit	*misericordia*
Tanne	Tapferkeit	*fortitudo*
Linde	Zerbrechlichkeit	*fragilitas*
Buche	Disziplin	*disciplina*
Esche	Ratschlag	*consilium*
Espe	Übermaß	*nimietas*
Ahorn	Schrecken	*exterrita*
Kiefer	Trauer	*tristitia*
Hainbuche	Baum des Gedeihens	*prosperitas*
Wacholder	Übermaß	*nimietas*

Wer ist Hildegard von Bingen?

Hildegard von Bingen wurde mit hoher Wahrscheinlichkeit irgendwann zwischen März und September des Jahres 1098 nach Christus als zehntes Kind der edelfreien Familie Hildebert und Mechthild von Bermersheim in der Pfalz geboren, nach manchen Überlieferungen kurz nach dem frühen Tod eines Geschwisterkindes. Die damals sehr hohe Kindersterblichkeit forderte ihren Tribut in allen Gesellschaftsschichten, auch der oberen, aus der sie stammte.
Unter diesem Eindruck erblickte nun die kleine Hildegard das Licht dieser Welt, das sich ihr so ganz anders zeigen sollte.

ERLEUCHTUNG – UNSER NATÜRLICHER ZUSTAND?

Beeindruckend ist der in ihrer von Gottfried von Disibodenberg und Theoderich von Echternach kurz nach ihrem Tode verfassten Biografie festgehaltene Hinweis auf den Ursprung ihrer Fähigkeit zur Seherin, die sie bereits im Mutterleib erhalten habe: *„Bei meiner ersten Gestaltung, als Gott mich im Schoße meiner Mutter durch den Hauch des Lebens erweckte, prägte er dieses Schauen meiner Seele ein.“* Hildegard wurde demnach mit ihrer dergestalt geprägten Seele bereits geboren, ihre Gabe hat sie nicht erst im Laufe ihres Lebens erworben oder erlernt. So erzählt sie weiter: *„In meinem dritten Lebensjahr sah ich ein so großes Licht, dass meine Seele erbebte, doch wegen meiner Kindheit konnte ich mich nicht darüber äußern.“*
Bis hierher ist daran möglicherweise nichts Außergewöhnliches, denn ist die Erleuchtung nicht der ursprüngliche Zustand aller Menschenkinder? Das dunkle Tuch des Vergessens, das sich über unseren Geist wirft, wenn wir vier oder fünf Jahre alt werden, es hat sich nicht über Hildegards Augen gelegt. Sie blieb im Licht und erkannte es erst Jahrzehnte später als Gabe einer gottgewollten Schau: Sie war berufen.

DAS KÄLBCHEN MIT DER WEISSEN BLESSE

Sie schildert, bis zu ihrem 15. Lebensjahr vieles gesehen, aber nur manches erzählt zu haben. *„Die, die es hörten, wunderten sich, woher es käme und von wem es sei. Da wunderte ich mich auch selbst. (...) Wenn ich von dieser Schau ganz durchdrungen war, sprach ich vieles, was denen, die es hörten, fremd war. Ließ aber die Gewalt der Schau ein wenig nach, in der ich mich mehr wie ein kleines Kind als nach den Jahren meines Alters verhielt, so schämte ich mich sehr, weinte oft und hätte häufig lieber geschwiegen, wenn es mir möglich gewesen wäre. Denn aus Furcht vor den Menschen wagte ich niemandem zu sagen, was ich schaute.“*
Die ersten acht Lebensjahre verbrachte sie auf dem elterlichen Gutshof in oder bei dem klei-

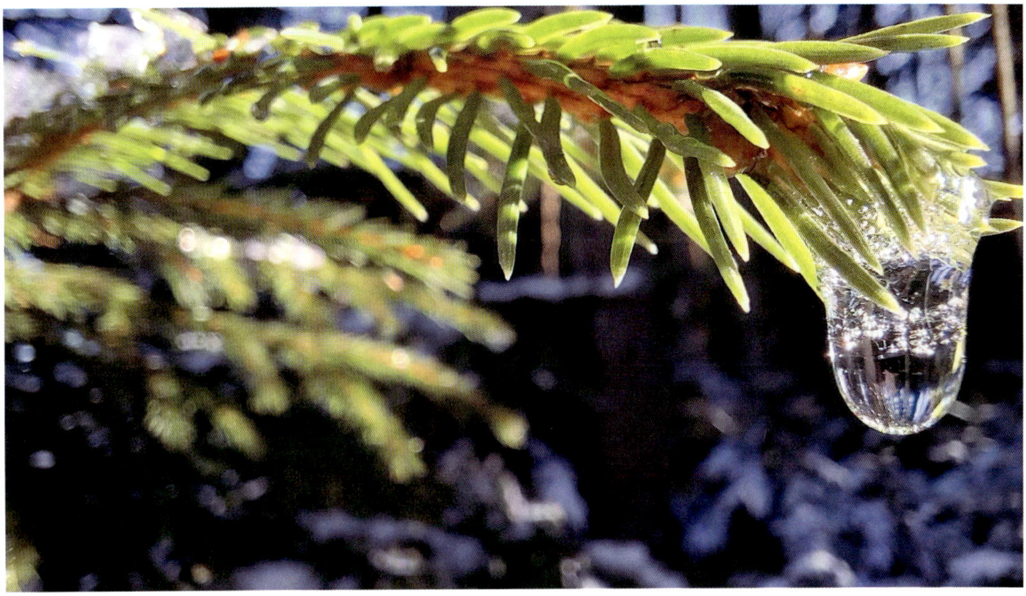

▲ Für Momente Träger des im Tropfen gefangenen Sonnenlichts: der Fichtenzweig

nen Weiler Bermersheim, mit 100, vielleicht 200 Einwohnern, eingebettet zwischen sanften Hügeln, Wäldern, Wiesen und Feldern. Den Mägden und Knechten und den Bauern der Gegend muss das hellsichtige Mädchen manches Mal aufgefallen, vielleicht sogar unheimlich gewesen sein. Ihre Biografie erzählt die Geschichte, dass sie das Aussehen, die Farbe und die weiße Blesse eines Kälbchens genau beschrieben habe, noch bevor es zur Welt kam. Man kann sich die erstaunten Ausrufe der Menschen vorstellen, als das Kälbchen genau so geboren wurde. Diese Anekdote ist die wohl erste dokumentierte Vision der Seherin Hildegard von Bingen.

DIE ZEIT AUF BURG SPONHEIM – DIE LETZTE FREIHEIT

Das Leben der Familie Hildebert und Mechthild von Bermersheim war zutiefst vom christlichen Glauben geprägt. Es kann Hildegard nicht verborgen geblieben sein, dass zwei ihrer älteren Brüder als Geistliche Karriere in der Kirche machten: Roricus als Kanonicus von Tholey und Hugo als Domkantor von Mainz.

Wie viele und welche ähnlichen Begebenheiten wie Hildegards Vision vom ungeborenen Kälbchen sich zugetragen haben mögen, bleibt verloren im Dunst der Zeit. Die Eltern waren entschlossen, auch ihr zehntes Kind der Kirche zu weihen. Zunächst aber folgte ein für damalige Zeiten bemerkenswerter Zwischenschritt, der erst in den letzten Jahren anhand kürzlich aufgefundener Aufzeichnungen nachgewiesen werden konnte: Die achtjährige Hildegard wurde zur weiteren Erziehung und Ausbildung in die Obhut einer auch „als Nonne eingekleideten“ Witwe, Uda von Göllheim, gegeben. Auf der Burg Sponheim – dem Familiensitz gleichnamiger Familie – genoss Hildegard ganz offensichtlich eine gut fundierte Ausbildung,

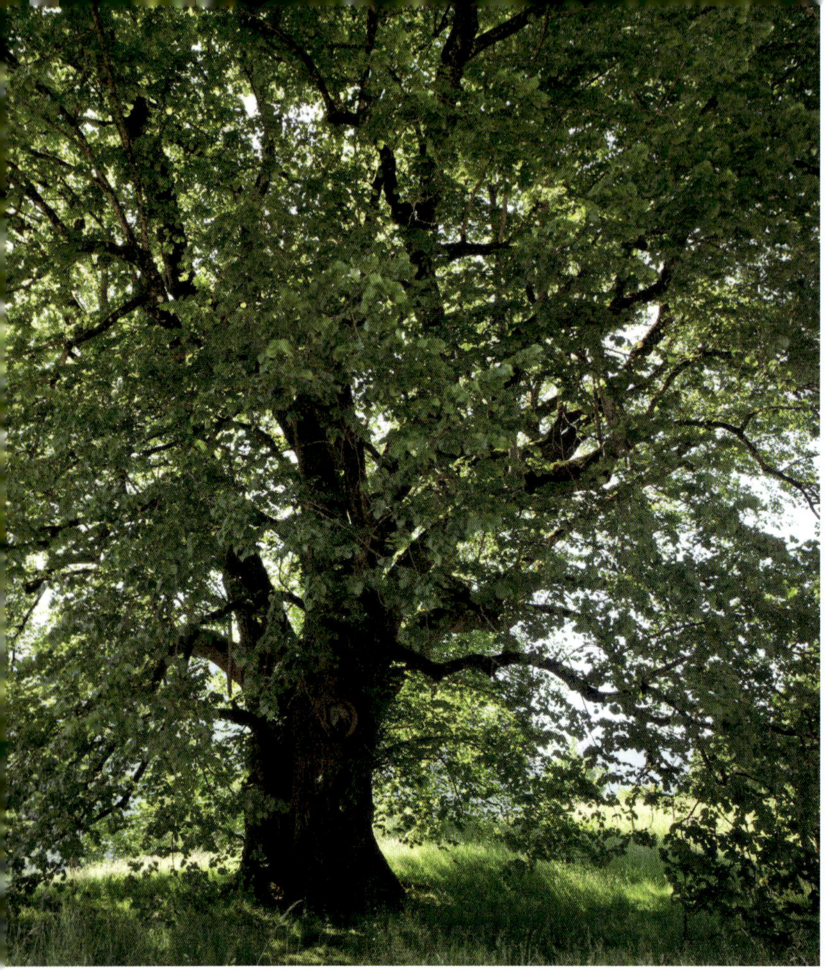

◂ Alte Linden können ein Kraftort voller Licht und Leben sein.

auch wenn ihr späteres Zitat aus ihrer Biografie „*... eine ungelehrte Frau hat mich gelehrt ...*" wahrscheinlich Uda meinte, „*... denn keine Sicherheit irgendeines Könnens erkenne ich in mir*", schrieb sie an anderer Stelle.

Die kommenden Jahre bis etwa 1112 nach Christus konnte Hildegard zusammen mit der sechs Jahre älteren Jutta von Sponheim und einem weiteren verwandten Mädchen, ebenfalls Jutta genannt und wohl in Hildegards Alter, eine unbeschwerte Zeit verbringen. In den drei Mädchen wuchs bald der Wunsch, sich auf eine Pilgerreise nach Jerusalem zu begeben, um ihr Leben ganz Gott zu weihen. Doch als die Zeit gekommen war, die Burg Sponheim zu verlassen, siedelten die drei Mädchen über in das gerade wieder neu errichtete, nicht weit entfernte Kloster Disibodenberg. Dieses ging aus der Gründung des iroschottischen Wandermönchs Disibod im 7. Jahrhundert hervor, der es auf dem Boden eines uralten keltischen Heiligtums errichtet hatte.

EIN KLÖSTERLICHES LEBEN ALS BENEDIKTINERIN

Es wird angenommen, dass Jutta von Sponheim als bereits junge Frau zunächst die weitere Ausbildung der mittlerweile 14-jährigen Hildegard und der zweiten, jüngeren Jutta übernommen hat. Bis heute ist nicht letztlich geklärt, ob die kleine Schicksalsgemeinschaft als Inklusinnen tatsächlich eingemauert in einem kleinen Anbau an der Klosterkirche lebte. Obwohl es

Überlieferungen gibt, dass Hildegard 30 Jahre ihres Lebens hinter diesen Mauern verbrachte, ist es doch wahrscheinlicher, dass die drei als Reklusinnen ein zwar sehr zurückgezogenes und stilles Leben führten, aber doch in die Abläufe des klösterlichen Lebens eingebunden waren. Heute geht man davon aus, dass sie innerhalb des Klosters einen dreigeschossigen Wohnturm neben der Hospizkapelle bewohnen konnten, der über 90 Quadratmeter verfügte und genügend Platz für Wohn- und Arbeitsräume der Schwestern bot.

Die Lebensaufgabe der Benediktinerinnen war dabei durch den bereits im Jahr 529 nach Christus von Benedikt von Nursia verfassten Leitfaden für das Leben in klösterlichen Gemeinschaften bestimmt, der *Regula Benedicti*. Ihr zentraler Gedanke ist die Ausgeglichenheit zwischen Gebet *(ora)*, Arbeit *(labora)* und geistlicher Lesung *(lectio devina)*. Die *Regula Benedicti* umfasst 73 Kapitel. Herausragend für Hildegard dürfte dabei Kapitel 36 gewesen sein: *De infirmis fratribus* – zu Deutsch *„Von den kranken Brüdern"*. Benedikt betont hierin den Vorrang, den die Kranken im Kloster haben sollen:

> *Den Kranken soll vor allem und über allem gedient werden, als wären sie Christus selbst.*
>
> REGULA BENEDICTI, KAP. 36

Benedikt fordert eine liebevolle und geduldige Betreuung der Kranken, eine Aufgabe, die nur von denjenigen übernommen werden sollte, die über die notwendige Hingabe und Geduld

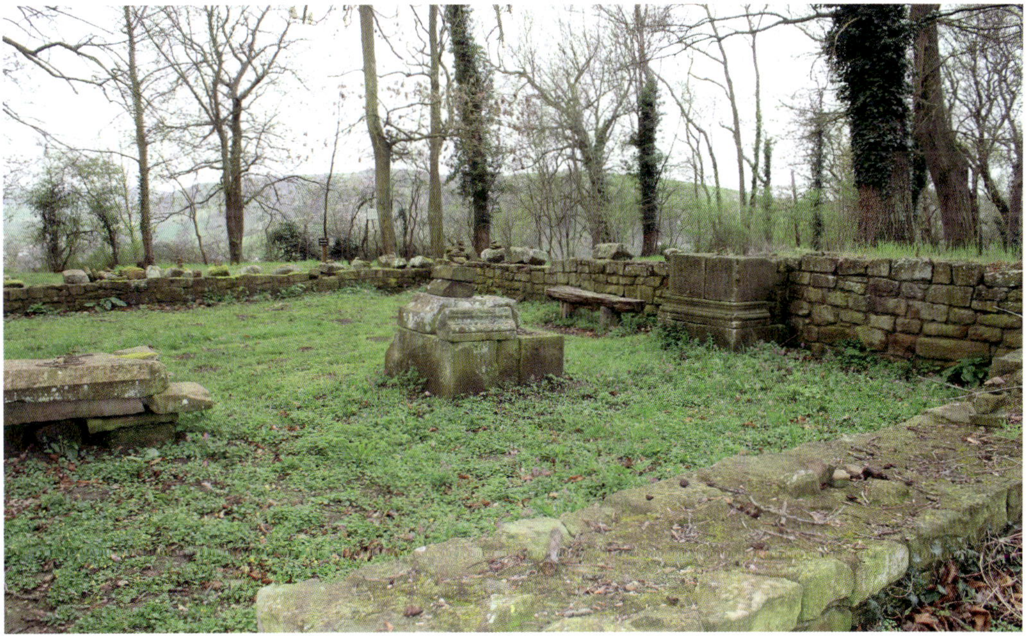

▲ Ruine der ersten Klosterkirche im Kloster Disibodenberg – an diesem Ort lebte Hildegard einige Jahre.

Regula Benedicti – Von den kranken Brüdern

Hier ist die Grundlage gelegt für Hildegards Lehren, ihr Wirken als Heilerin und ihr Verständnis, dass körperliches und seelisches Wohlbefinden eng miteinander verbunden sind.

verfügten. Dabei sollte den Kranken eine besondere Diät angeboten werden, die auf ihre Bedürfnisse abgestimmt ist. Benedikt sieht die Sorge für Kranke als zentralen Ausdruck der klösterlichen Gemeinschaftspflichten und der konkreten christlichen Nächstenliebe. Bis heute unterstreicht dieses Kapitel der *Regula Benedicti* die Wichtigkeit von Fürsorge und Barmherzigkeit, es prägt die karitative Bedeutung der Benediktiner bis heute.

Während Hildegard all dies lernte, aufnahm, es mit ihren Visionen in Einklang brachte und in sich zur Wirkung kommen ließ, wuchs die kleine Gemeinschaft der Benediktinerinnen auf dem Disibodenberg allmählich und gewann an Bedeutung. Es entstand ein Frauenkonvent, der das ursprünglich nur Männern vorbehaltene Kloster zu einem Doppelkloster erweiterte. Als Magistra war Hildegards wohlgesonnene Lehrerin, Jutta von Sponheim, die erste Vorsteherin des kleinen Konvents. Hildegard von Bingen lernte in dieser Zeit nicht nur weiter, Schriften zu lesen und zu verstehen. Nun kam hinzu, dass sie das Leuchten in ihren Visionen zu deuten verstand. Ein Leuchten, das sie Zeit ihres Lebens begleitete. *„Das Licht, das ich schaue, ist nicht an den Raum gebunden. Es ist viel, viel lichter als eine Wolke, die die Sonne trägt.“* So schreibt sie in einem ihrer vielen Briefe. *„Und wie Sonne, Mond und Sterne in Wassern sich spiegeln, so leuchten mir Schriften, Reden, Kräfte und gewisse Werke des Menschen in ihm auf.“*

VERANTWORTUNG FÜR DIE GEMEINSCHAFT

Als Jutta von Sponheim 1136 im Alter von nur 44 Jahren starb, wurde Hildegard von Bingen vom Konvent der Benediktinerinnen einstimmig zur Nachfolgerin gewählt. Anders als ihre Vorgängerin machte Hildegard bald eine offene und fast schon progressive Haltung deutlich. Sie warnte vor den Folgen übertriebener Askese und erklärte die Tugend des weisen Urteilsvermögens und des rechten Maßes, die *discretio*, zur wichtigsten überhaupt (siehe Edelkastanie, S. 45).

Hildegard nahm die Wahl zur Äbtissin an und betrachtete dies nicht nur als große Heraus-

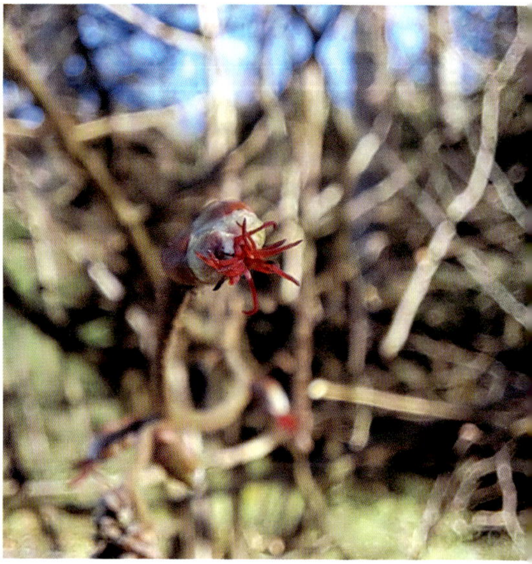

▲ Weibliche Knospe einer Hasel

forderung, sondern auch als göttlichen Auftrag, der sie mit Freude und Stolz erfüllt haben muss. Unter ihrer Leitung blühte die klösterliche Gemeinschaft auf und der Konvent wuchs weiter, auch wenn nur adelige Novizinnen aufgenommen wurden. Nach jahrelangem Zögern, bohrenden Selbstzweifeln und krank machenden inneren Kämpfen wurde Hildegard 1141 in einer Vision erstmals klar, dass sie aufzeichnen und weitergeben müsse, was ihr geschenkt wurde. Die Visionen, ein blendendes Licht, das wie ein Feuerstrahl durch ihre Seele fuhr, wurden zur Quelle ihrer Schriften.

Auf kleinen Wachstäfelchen begann sie ihr erstes großes spirituelles Werk zu verfassen: *Scivias – Wisse die Wege* entstand in zehnjähriger Arbeit bis 1151. Der durchlebte innere Kampf wurde nun zu jahrelangem äußerem Kampf um Anerkennung und Erlaubnis zur Veröffentlichung ihrer Werke in einer von Männern bestimmten Welt, die Frauen kaum Rechte und keinerlei Bildung zubilligte. Mit viel Diplomatie, Feingefühl und auch Verständnis für politische Ränkespiele verstand sie es, fast alle ihrer Ziele durchzusetzen und gleichzeitig Missstände und Ungerechtigkeiten ihrer Zeit in Kirche und Staat sehr deutlich zu kritisieren und anzuprangern.

Selbst hat sie wohl niemals ihre Werke wirklich „zu Papier" gebracht. Sie ritzte die ihr gegebenen Bilder und Botschaften in das Wachs und übergab sie ihrem treu ergebenen Mitarbeiter und Sekretär Volmar oder diktierte ihm die Gesichte, die sie überwältigten, direkt in die kratzende Feder. Nach der Übertragung wurden die Wachstäfelchen erhitzt, sodass die Aufzeichnungen verschwanden und ein neues, unbeschriebenes Täfelchen entstand. Als Mönch hatte Volmar die im Vergleich bessere weltliche und theologische Ausbildung. Er konnte Hildegards Schwächen im Latein während des Schreibens ausgleichen und ermutigte sie unermüdlich zu ihren Werken. Er hat ihr volles Vertrauen genossen und ist wahrscheinlich der Mensch, der Hildegard am besten kannte und den tiefsten Einblick in ihr manchmal so zerrissenes Seelenleben hatte. In Hildegards Blick wurde er zum *symista*, zum Miteingeweihten.

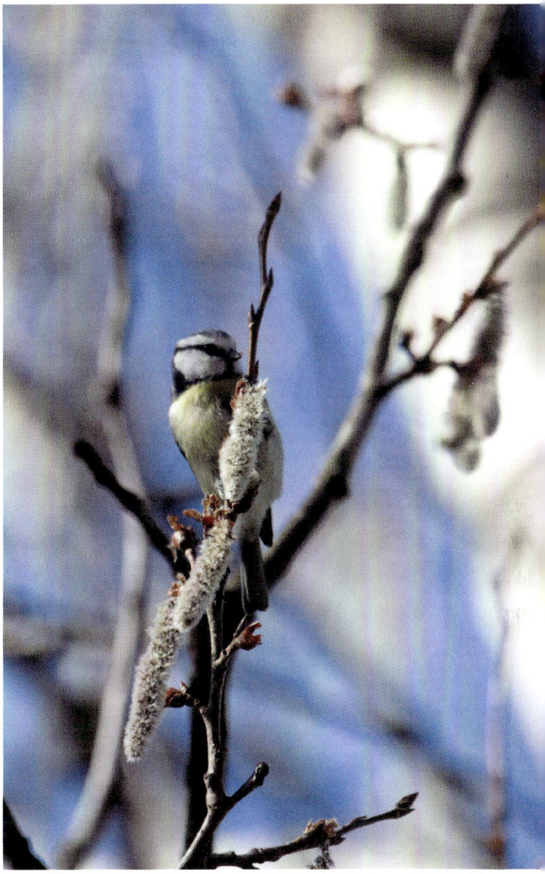

▲ In den Zweigen einer Zitterpappel im Frühjahr

DER MUT EINER VISIONÄRIN

Durch die Schenkungen und Beigaben der adligen Familien wurde das Kloster wohlhabend und bedeutend – aber auch bald zu klein. Einer Eingabe folgend, träumte Hildegard von einem

anderen Ort, an dem sich ihre Visionen noch klarer widerspiegeln konnten, einem eigenen Kloster, das in die Welt hinausleuchten sollte.
Im Jahr 1150, nur sechs Jahre nach Juttas Tod, verwirklichte sie diesen Traum trotz zahlreicher und heftiger Widerstände seitens des Abtes des Männerkonvents, dem sie Rechenschaft schuldig war und der wohl zu Recht um den durch Hildegard erworbenen Wohlstand „seines“ Klosters fürchtete. Sie verließ dennoch den Disibodenberg und gründete das Kloster Rupertsberg, umgeben von den sanften Wogen des Rheins. Besser erreichbar war dies ein Ort, der Raum bot für Hildegards Entfaltung als Seherin, Prophetin und Heilerin.
Im Jahr 1151, in dem Kaiser Barbarossa an die Macht kam, begann sie mit der Arbeit an ihren großen naturkundlichen Werken *Physica* und *Causae et Curae*, die sie 1158 beendete. Auch hierin offenbarte sie ein kosmologisches Verständnis der Welt, das weit über ihre Zeit, über Raum und Grenzen hinausging. Sie beschrieb die Auswirkung von Heilpflanzen auf die Harmonie von Körper, Seele und Geist und wies immer wieder darauf hin, dass in der Schöpfung selbst alles mit allem verbunden ist, ein lebendiges Gleichgewicht, das es sorgsam zu bewahren gilt.
Sie verknüpfte ihre Visionen und ihre eigenen naturkundlichen Erkenntnisse mit den Prinzipien der damals anerkannten Humoralpathologie (Säftelehre) und diese wiederum mit der überlieferten Heilkunst der Klostermedizin ihrer Zeit.

DIE WANDERIN ZWISCHEN WELTEN

Im Jahr 1158 nahm sie die Arbeit am *Buch der Lebensverdienste* auf, das sie bis 1163 beschäftigte. In dem Werk beschreibt sie den Kampf zwischen den Tugenden und den Lastern des Menschen und der Auswirkung auf sein Seelenheil. Aufmerksam betrachtet, erkennt man Parallelen und Zusammenhänge auch mit ihren naturkundlichen Schriften. Im reifen Alter von 62 Jahren brach sie zu ihren Predigtreisen nach Bamberg, Metz und Lüttich auf, um 1163 schließlich Kaiser Friedrich Barbarossa in der Kaiserpfalz persönlich zu treffen.
Mit dem zwischen 1163 und 1173 entstandenen *Buch der göttlichen Werke* schloss sie ihre visionäre Trilogie ab, zu der auch *Scivias* und *Das Buch der Lebensverdienste* zählen. Hierin verbindet sie schließlich das erschaffene Universum mit dem Menschen darin als dessen Höhepunkt, der als Mikrokosmos die gesamte Schöpfung widerspiegelt.

HEIMKEHR

14 Jahre nach der Gründung eines weiteren Klosters in Eibingen bei Rüdesheim schloss Hildegard am 17. September 1179 im Alter von 81 Jahren für immer die Augen, über die sich der Schleier der Welt niemals gelegt hatte. Mit ihrem Leben gab sie ein kraftvolles Zeugnis der „Grünkraft“ ab, jener göttlichen Energie und Spannkraft, die sie in allem, in jedem Wesen am Werk sah und die sie Viriditas nannte.
Die Seherin des Lichts bleibt uns eine Inspiration, ihr Schaffen berührt uns heute mehr denn je – als hätte sie ihre Worte an uns Heutige gerichtet.

► Ein geheimnisvoller Weg durch dichten Fichtenwald führt scheinbar ins lichte Herz der Berge.

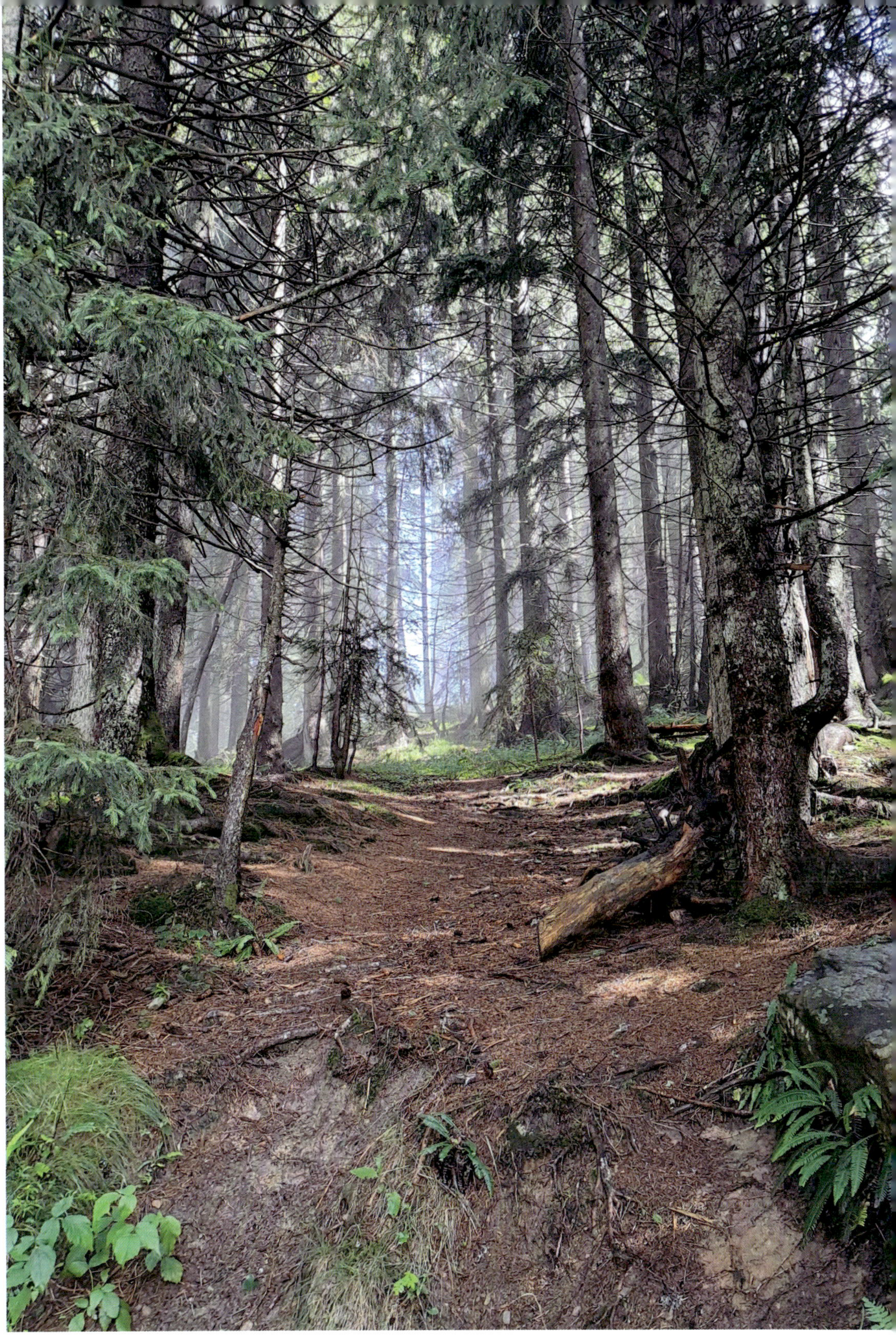

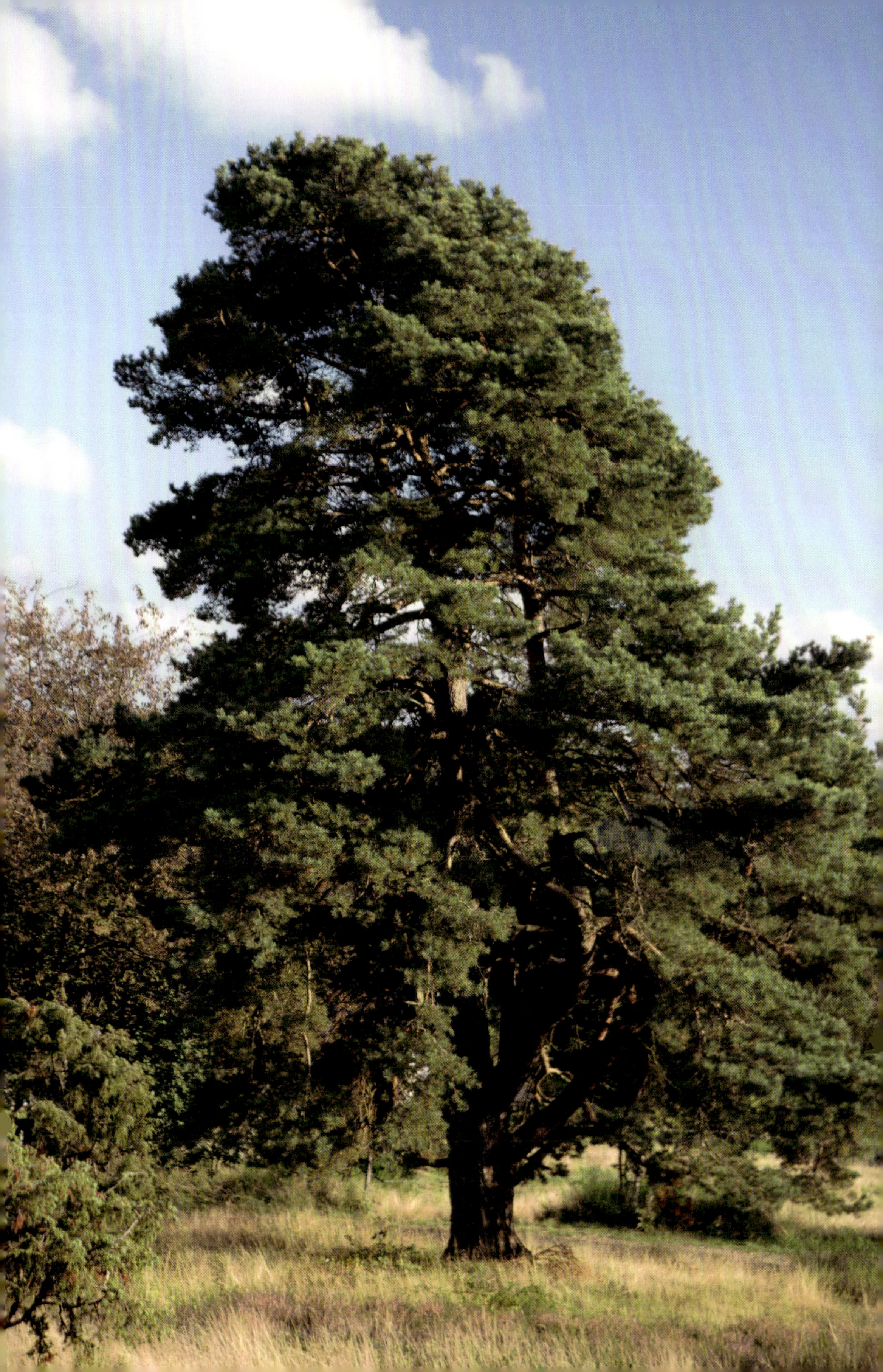

Der grüne Weg zu ganzheitlicher Heilung

Wenn Hildegard Bäume betrachtete, so wurde ihr Blick zum Schauen, dessen Bedeutung ursprünglich im Lateinischen mit dem Begriff *contemplatio* verbunden ist. Einen Baum zu schauen, drückt die „unsagbare Erfahrung einer Anwesenheit" aus. Darin tut sich auch sein Wesen kund, das unbedingt zu einer ganzheitlichen Wahrnehmung gehört. Die folgenden Baumporträts nehmen diese Schwingung auf – immer vor dem Hintergrund, dass Bäume in unterschiedlicher Intensität von göttlicher Lebensessenz durchströmt werden, die heilend wirkt und die Hildegard Grünkraft nennt.

Die Grünkraft kennen und nutzen

Vis ist die Kraft, *vir* der Mann, *virtus* die Tugend, *virescere* bedeutet grünen und *vivere* leben – eine Mischung aus diesen Begriffen ist das Wort „*Viriditas*". Das lateinische Kunstwort für die Grünkraft ist ein gutes Beispiel für die Kreativität Hildegards im Erfinden neuer Worte.

Grün ist die Farbe der Vegetation, der Fruchtbarkeit, der Lebendigkeit, der blühenden und fruchtenden Kraft. Das Grün der Zweige und Blätter nährt das Leben des Baumes und gleichzeitig die menschliche Seele. Die grünen Pflanzen und Bäume helfen, kalte und harte Zeiten und selbst den Winter zu überstehen, und halten die Hoffnung auf das nächste Frühjahr aufrecht. Grün bedeutet Wachstum, Erneuerung und Wiedergeburt, immergrüne Bäume symbolisieren Ewigkeit und die Unsterblichkeit. Die Farbe Grün lässt uns an Frische denken, an Wachstum, Hoffnung und Zuversicht, sie ist beruhigend und heilend.

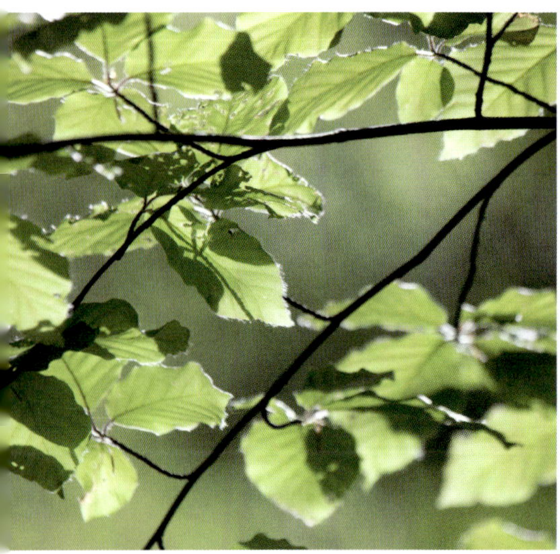

▴ Junge Blätter einer Buche beim Sonnenbad

Hildegard sah die gesamte Schöpfung durchzogen von einer Lebens- oder Spannkraft, die in allen Wesen der Schöpfung wirkt und sie mit dem Göttlichen verbindet und erfüllt. Diese Grünkraft – auch Viriditas genannt – wusste sie in der Natur, selbst in Mineralien, in Tieren und Menschen, in Kräutern und Bäumen am Werk. Eine ursprüngliche, vitalisierende Wuchskraft, die sich in allen Geschöpfen darstellt. Viriditas ist nicht das Gewächs, sie ist der Wuchs, eine allem innewohnende Kraft und Voraussetzung für vitale Gesundheit und Wohlbefinden. Doch durch Krankheiten können die geordneten Verhältnisse ins Ungleichgewicht gebracht werden – einem geschwächten, kranken Menschen mangelt es an Lebenskraft. Gesundung auf allen Ebenen von Körper, Seele und Geist ist ohne diese Kraft schlichtweg nicht möglich.

Viriditas ist in Hildegards Lehre grundlegend, allumfassend und steht über allem. Nur was Grünkraft in sich trägt, hat Heilkraft, ist einem gedeihlichen Leben zuträglich und taugt zur Heilung oder zur Aufrechterhaltung der Ge-

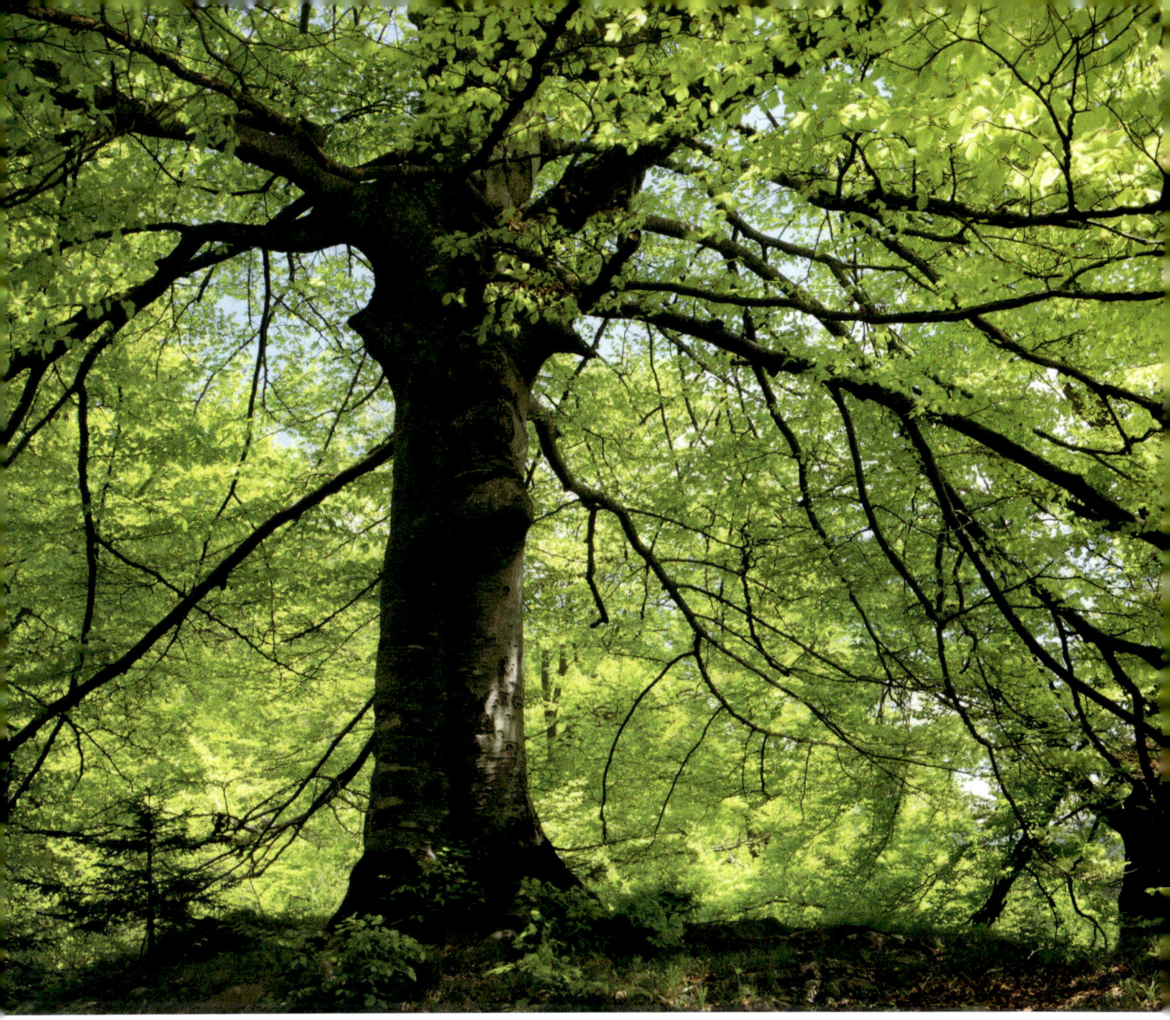

▲ Die ehrwürdige Buche spannt ein schützendes Dach aus Licht und Leben über den Waldboden.

In der Morgenfrühe, wenn die Sonne bei ihrem Aufgang sich machtvoll erhebt, um ihren Lauf anzutreten, steht auch das Grün in seiner größten Kraft, weil die Luft bis dahin noch feucht ist, die Sonne aber schon wärmt. Dann trinken die Gräser dieses Grün so gierig in sich hinein wie ein Lamm seine Milch saugt …

Leben geht nicht hervor aus Sterblichkeit, sondern Leben west im Leben. Kein Baum blüht ohne Grünkraft, kein Stein ist ohne Feuchtigkeit, kein Geschöpf ohne die ihm eigene Kraft.

HILDEGARD VON BINGEN

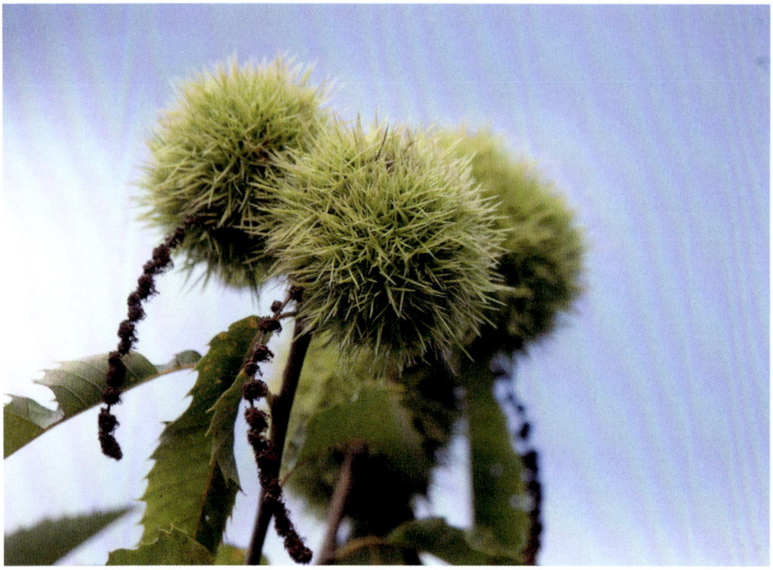

◂ Die stachligen Hüllen schützen die wertvolle Fracht der Kastanie.

sundheit. Für Hildegard war sogar das gesamte Universum durchzogen von Viriditas, der grünen Lebenskraft, die sich in jedem Winkel der Natur zeigt. Und diese Lebenskraft verbessert alle Körpersäfte und bringt sie wieder ins Lot, in ein ausgewogenes Verhältnis, wenn sie aus der Balance geraten sind (siehe auch Humoralpathologie, S. 142).

DIE KRAFT DES INNEREN UND SEELISCHEN WACHSTUMS

Mehr noch: Viriditas ist die inspirierende Kraft im Menschen, und wer aus dieser inneren Lebenskraft schöpfe, der *„bringt frisches Grün hervor und seine Werke verströmen guten Duft*“. Wie jedes Wesen durch die Grünkraft wächst, so gedeiht auch der innere Mensch. Viriditas verleiht nicht nur körperliche Gesundheit und Kraft, sondern auch das seelische Wachstum. Damit kommt ihr noch eine viel größere, eine ethische und moralische Dimension zu.

„Der Frieden sprosst aus der Grünkraft der Wahrheit“, schreibt Hildegard in ihrem visionären Werk *Scivias* und bringt gar die Menschwerdung Gottes mit Viriditas in Verbindung, die im Schoß Marias die Empfängnis des Gottessohnes bewirkt habe. Ohne Grünkraft keine Gesundheit, keine guten Werke, kein seelisches Wachstum, kein gedeihliches Leben, nur welke Dürre und verbrannte Erde. Wie hallen diese Worte in unseren Ohren, die wir uns von Natur und Ursprung weiter entfernt haben als alle Generationen vor uns.

DIE KRAFT DER NATUR NUTZEN

Für ihre Rezepturen verarbeitete Hildegard von Bingen am liebsten die frischen Pflanzenteile, weil darin viel mehr von der Grünkraft enthalten sei als in getrockneten. Krankheiten sollten vermieden werden durch eine möglichst gesunde und ausgewogene Ernährung, guten Schlaf, maßvolle Fastentage, Arbeit und Muße im harmonischen Gleichgewicht. Sollte dies durcheinandergeraten, gab es zur Behandlung pflanzliche Heilmittel, aber auch Aderlass, Schröpfen, Brennkegel, Sitz- und Schweißbäder. Mit Hilfe der Elemente- und Säftelehre erklärt sie bei jeder Pflanze auch die Wirkung der Heilmittel. Gegen „kalte“ Krankheiten werden zum Beispiel „warme“ Heilmittel eingesetzt, gegen „trockene“ Leiden „feuchte“ Zutaten, wobei die Unterscheidung zwischen kalt und warm nicht zwangsläufig die Temperatur meinte, vielmehr eine Qualität der getragenen Energie und ihre Wirkweise (siehe Humoralpathologie S. 142).

Aus den Pflanzen machte sie flüssige Arzneiformen wie Dekokte, Absude oder Elixiere, breiartige wie Latwergen, Oxymele oder Salben. Und es gab feste Arzneiformen wie Pulver oder Asche. Sie verarbeitete lose, getrocknete Bestandteile einer Pflanze zu Elixieren und empfahl Räucherungen.

Selbst die Erde zwischen den Baumwurzeln wurde zur Arznei. Unbearbeitete Holzspäne dienten als Heilmittel. Dazu wurde das Holz vorher im oder am Feuer erwärmt (siehe Hainbuche, S. 125), auf den Körper aufgelegt und dort fixiert. Sehr originell ist auch die Verwendung eines Spazierstockes aus dem jeweiligen Holz, wobei die Körperwärme der Hand die Wirkung auslöst, so zum Beispiel bei der Edelkastanie.

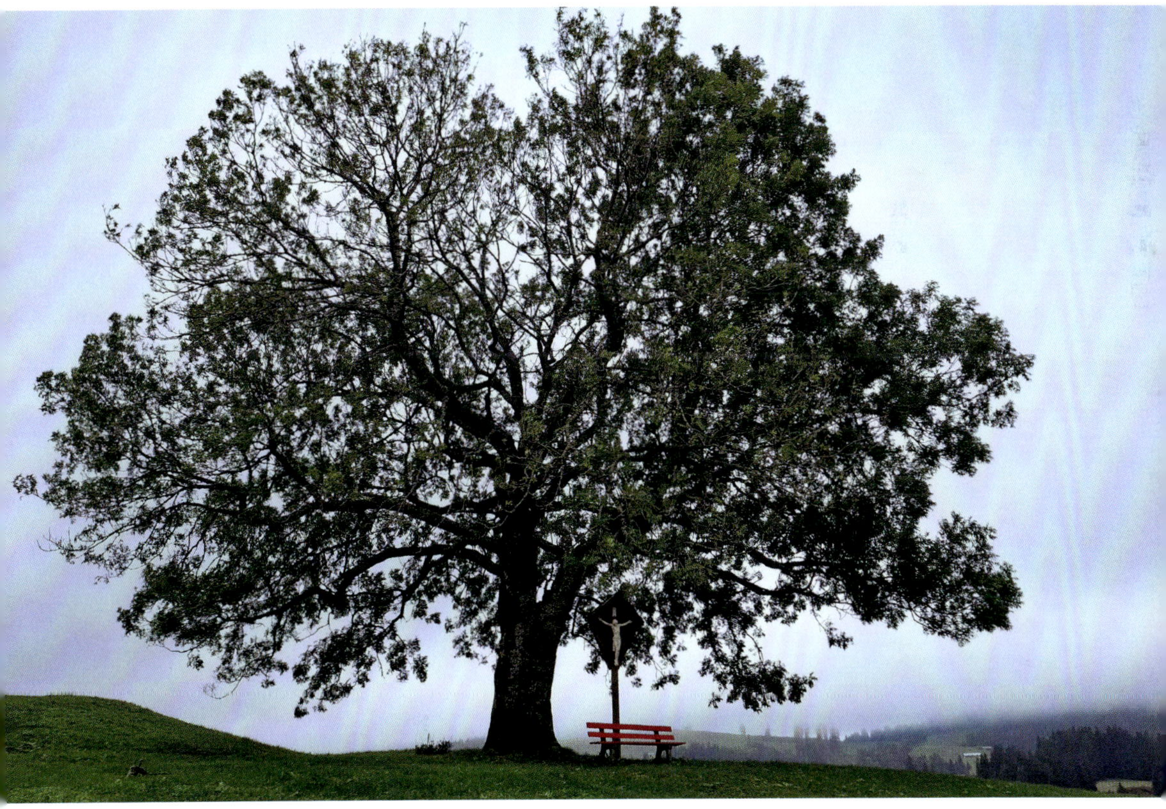

▲ Die mächtige Esche lädt zum Innehalten ein.

DIE VERBINDUNG VON KÖRPER, SEELE UND GOTT

Für Hildegard ist eine ganzheitliche Betrachtung des kranken Menschen selbstverständlich. Es war immer das seelische Heil, das an erster Stelle stand. Wichtig war ihr der ganze Mensch und sein Wohlergehen. Nahezu modern mutet ihre Einsicht an, dass äußere Beschwerden verborgene innere, seelische Konflikte sichtbar machen. Sie wusste bereits zu ihrer Zeit, dass ein unsichtbares inneres Ungleichgewicht zu einer sichtbaren Krankheit des Körpers führt. Eine optimistische Lebenseinstellung auf der Basis von 35 positiven Heilmitteln (Tugenden) stärkte schließlich auch die seelischen Abwehrkräfte.

Hinter allem steht immer wieder die Erkenntnis, dass niemand gesunden könne, wenn Gott es nicht zuließe. So schreibt Hildegard: „*In allen Geschöpfen, den Tieren, den Vögeln, den Fischen, den Kräutern und den Fruchtbäumen liegen geheimnisvolle Heilkräfte verborgen, die kein Mensch wissen kann, wenn sie ihm nicht von Gott selber geoffenbart werden.*“

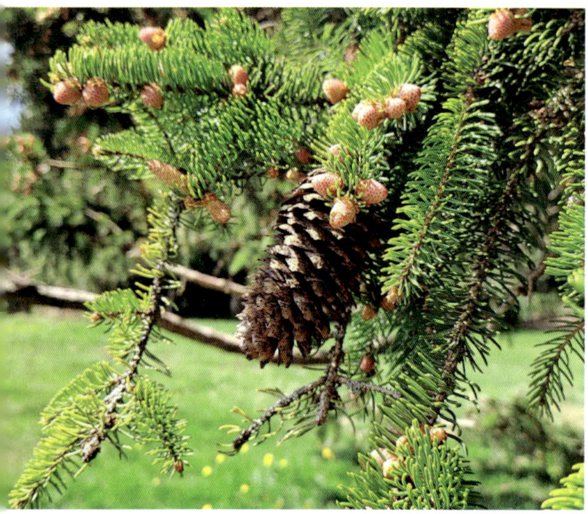

◂ Nicht mehr zu halten: die jungen Zapfen einer Fichte im Frühjahr

DIE WEISHEIT DER BÄUME – SINNBILD FÜR SEELE UND HEILUNG

Hildegards naturkundliches Interesse ist offensichtlich, und die Wahrscheinlichkeit ist groß, dass sie in ihrem Wirken als Äbtissin eines benediktinischen Klosters, das die Krankensorge zur vornehmsten Aufgabe hat, mit den Heilslehren und der Medizin ihrer Zeit eingehend in Berührung gekommen ist. Diese Medizin aber war die „Viersäftelehre“, die Humoralpathologie (siehe S. 142), die ihre Wurzeln in der Antike bei Hippokrates von Kos (ca. 460–370 vor Christus) und dem römischen Arzt Galen von Pergamon (ca. 129 – ca. 199 nach Christus) hatte, der sie weiterentwickelte und für Jahrhunderte zur Grundlage der westlichen Medizin machte.

Hildegards Lebenswelt war gleichzeitig sehr naturverbunden, ihre Heimat war durchzogen von dichten, weithin unberührten Wäldern, die sie von klein auf kannte und die ihr tief vertraut waren. Bäume müssen als Nährstofflieferanten und Rohstoff eine überragende Rolle in ihrem Leben gespielt haben. Es liegt nahe, dass sie in den beeindruckenden Baumgestalten mächtige Begleiter des Menschengeschlechts erkannte, die sie mit ihren schöpferischen, theologischen Visionen in Verbindung gebracht hat: Sie sah die Verbundenheit allen Seins im Kosmos, die von der Grünkraft getragen wurde und die natürlich auch in den Bäumen wallte. Diese haben ihr so viel bedeutet, dass sie sie sogar mit dem Menschen verglich.

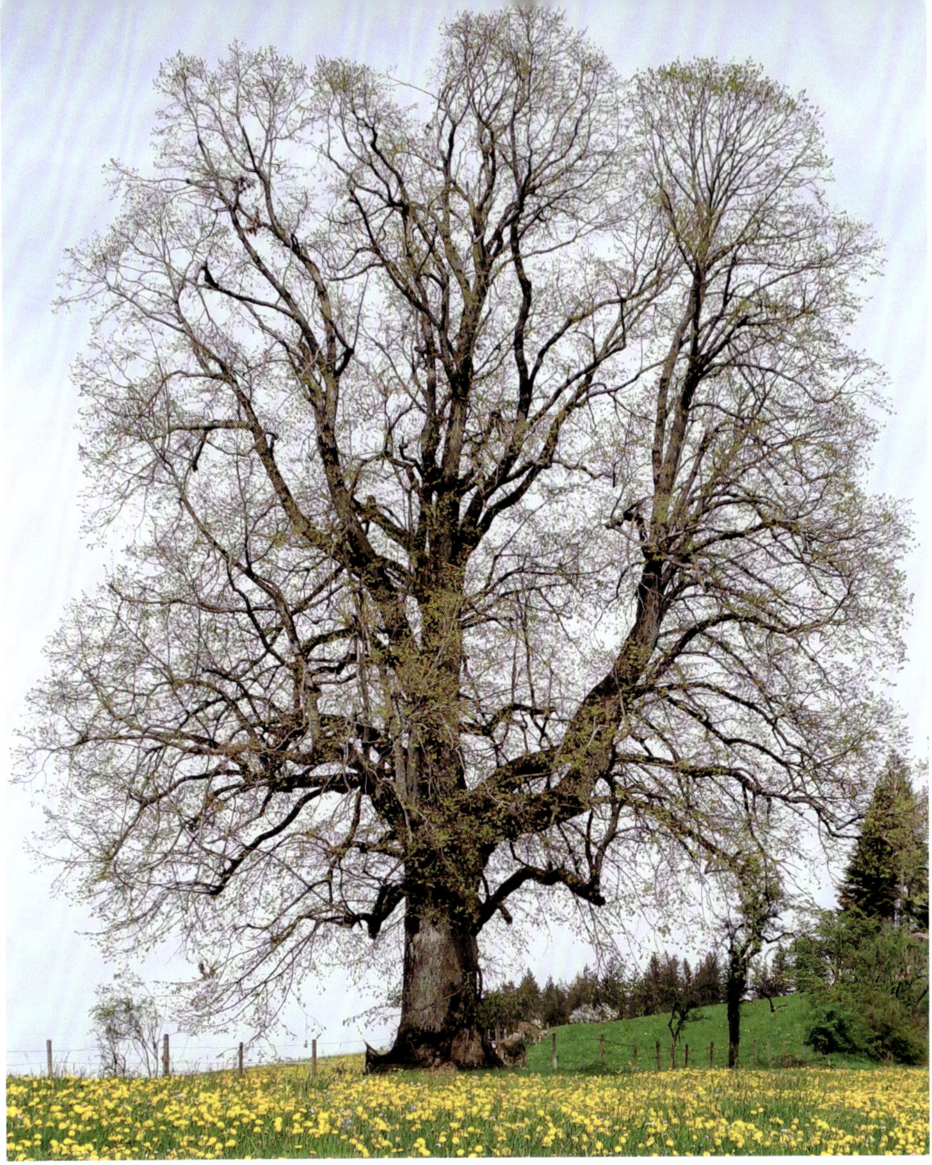

▲ Die Linde bereitet sich im Stillen auf den Frühling vor.

Was der Saft im Baum ist, das ist die Seele im Körper, und ihre Kräfte entfalte sie wie der Baum seine Gestalt. Die Erkenntnis gleicht dem Grün der Zweige und Blätter, der Wille den Blüten, das Gemüt ist wie die zuerst hervorbrechende Knospe, die Vernunft wie die voll ausgereifte Frucht. Der Sinn endlich gleicht der Ausdehnung des Baumes in Höhe und Breite. So ist die Seele der innere Halt und die Trägerin des Leibes.

HILDEGARD VON BINGEN

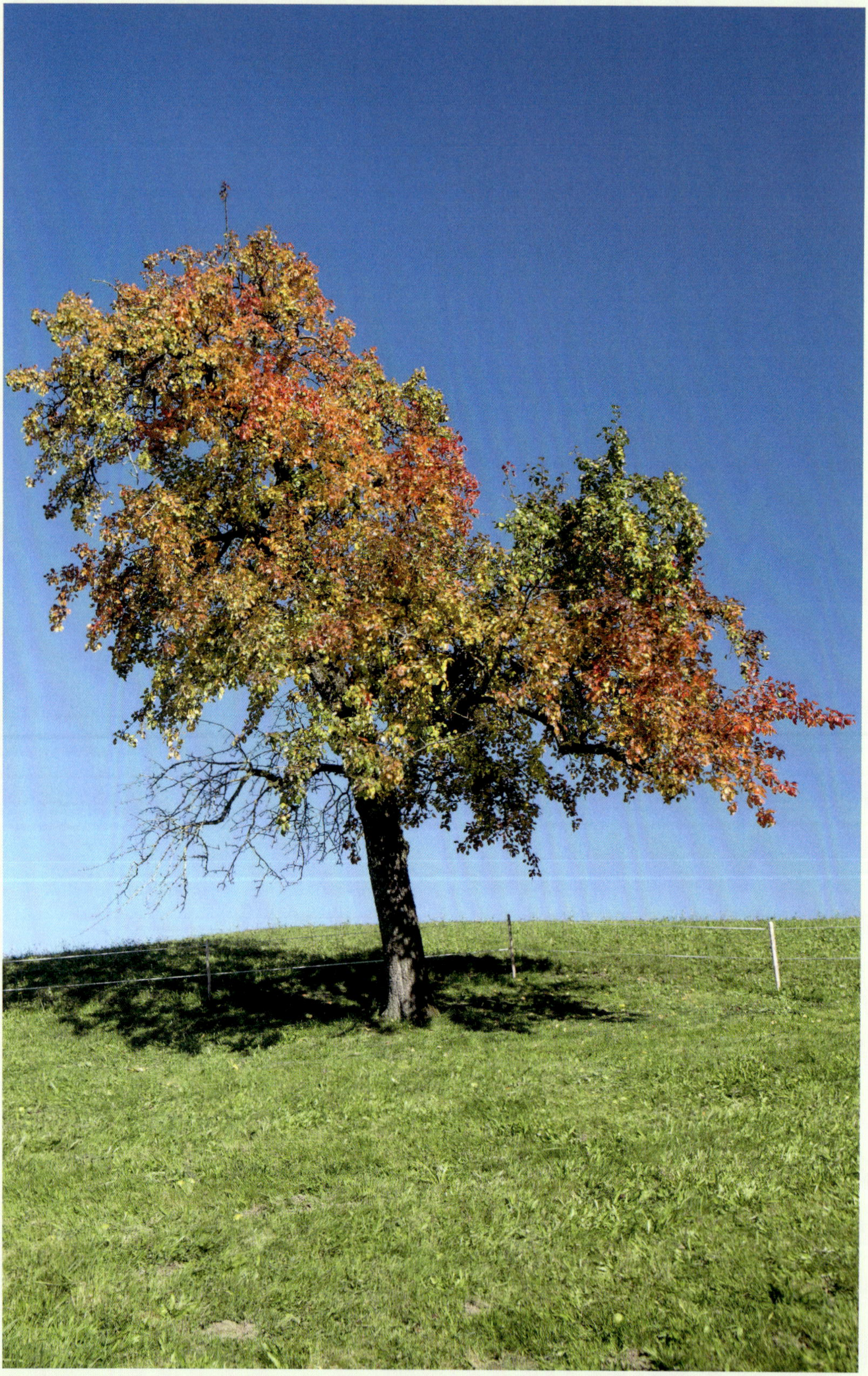

Die Geistnatur des Apfelbaums

Eigenschaft nach Hildegard von Bingen: keine

Lateinischer Namx: *Malus domestic*

Familie: Rosengewächse

Andere Namen: Affoldra – Surappe – Apfelboum – Holzapfel (wilder Apfel, *Malus sylvestris*)

Botanische Merkmale

Sommergrüner Laubbaum

Höhe: bis zu 10 m

Alter: bis zu 100 Jahre

Austrieb: April, Mai

Blatt: eiförmig-oval, leichte Spitze, Rand gesägt

Knospen: dunkelrot bis braun, klein und eiförmig. Spiralförmig um den Zweig herum angeordnet und mehrschuppig. Schuppen entweder kahl oder locker behaart, vor allem am Rand der Schuppe. Endknospe ist deutlich größer als die restlichen Knospen

Blütezeit: April–Juni

Blüten: zweihäusig – entweder männliche oder weibliche Blütenstände an einem Baum. Die weiß-rosa Blütenkelche haben auffällige, gelbe Staubbeutel, duften sehr angenehm und liefern viel Nektar. Jede einzelne Blüte blüht nicht länger als fünf Tage. Die Kronblätter sind meist kahl oder nur unten leicht behaart. Die Bestäubung findet durch Insekten statt. Blüht ab einem Alter von etwa 15 Jahre.n

Früchte: die bekannten Äpfel. Beim Holzapfel etwa 2–3 cm Durchmesser, gelbgrüne Äpfelchen, oft rotwangig und immer sehr herbsauer schmeckend. Die Frucht besitzt einen langen und dünnen Stiel. Die Kelchgrube ist kaum oder nur sehr flach ausgeprägt, auch die Stielgrube ist flach. Die Früchte reifen zwischen September und Oktober.

Borke/Rinde: grau, rissig und rau

SEIN WESEN

Er ist eine lebendige Kraft, die uns freundlich empfängt und sanft umhüllt, wenn wir ihm auf dem Feld begegnen. „Erlauscht" man den Baum, so vermeint man fast, seinen Herzschlag zu vernehmen, der ihn und seine Umgebung durchpulst wie ein warmer Strom. Es scheint, als würde sich der Baum in seiner Hingabe verströmen wollen, als möchte er in der Liebe schier zerfließen, die er uns gibt und die er uns bedeutet. Doch solange er vom Wachstum des Frühjahres erfüllt ist, geben ihm seine überaus fruchtbaren seelischen Kräfte feste Form und Standhaftigkeit und halten ihn geborgen im Sein.
Erst im Blick eines herannahenden Winters fügt er sich; wenn er anmutet wie ein bald zu Ende gehendes Wiegenlied und uns in seiner wehmütigen Schönheit sein zerfurchtes, wettergegerbtes Gesicht zuwendet. Dann ist der Herbsttag nicht weit, an dem er sich leise aushaucht und in einen tiefen Winterschlaf fällt wie eine stumme Träne. Doch auch in den trostlosen Winterwochen weckt sein Anblick eine Erinnerung an Wärme und Licht, an Halt und gute Gedanken. Sein Wesen ist unverstellt und freundlich wie ein warmer Laib Brot.

DIE BOTSCHAFT

Tief in der menschlichen Kultur und Mythologie verwurzelt, trägt der Apfelbaum das Geheimnis der inneren Wandlung und Reifung in sich. Wie in einer Heldenreise symbolisiert er im Kreis des Jahres Verführung und Veränderung, denn er steht in der Schönheit seiner Blüte für reichen Überfluss und im Herbstnebel mit verfallenden, fast zerfließenden Äpfeln für brüchige Vergänglichkeit. Gleichzeitig erfüllt uns dieser Anblick mit der Melancholie des Abschieds und dem tröstenden Urvertrauen in die Ewigkeit des Seins. In aller Stille zeigt uns dieser Baum, das Leben in all seinen Wechseln und Wandlungen zu umarmen – die Fülle und das Vergehen gleichermaßen, das Nehmen und das Geben wie das Kommen und das Gehen. Denn in diesem Kreislauf liegt die wahre Kraft des Lebens verborgen. *Veränderung.*

HEILANWENDUNGEN

Nach Hildegard hilft der Apfelbaum bei folgenden Beschwerden:

- **Augenleiden:** Zu Lebzeiten Hildegards waren Augenleiden wie Katarakte (Grauer Star) und verschiedene Formen von Entzündungen wie die Bindehautentzündung (Ophthalmie) weit verbreitet. Trübungen der Augenlinse (Katarakte) wurden seit dem islamischen Arzt Avicenna (ca. 980–1037 nach Christus) und davor bereits operativ behandelt. Zweifellos muss dies auch Hildegard von Bingen bekannt gewesen sein. Solche Eingriffe waren jedoch riskant und oft nicht von langfristigem Erfolg geprägt, weswegen sie eher dem Einsatz des Apfelbaumes vertraute.
- **Leber- oder Milzverstimmungen:** Die Leber galt in der Humoralpathologie, der bestimmenden medizinischen Lehre, die auch Hildegard vertrat, als zentrales Organ zur Produktion und Regulation der Körperflüssigkeiten (Humores), insbesondere des Blutes. Diese Theorie sah die Leber sogar als Sitz der „vegetativen Seele", die für die gesunde Ernährung des Körpers verantwortlich war. Eine „Milzverstimmung" hingegen wurde oft als Ursache für Depression und schlechte Laune (Melancholie) angesehen, da die Milz als Speicherorgan für das schwarze Gallenfluid diente. Eine Fehlfunktion der Milz konnte also nach Hildegards Verständnis sowohl körperliche als auch seelische Leiden hervorrufen. Insgesamt war die Behandlung dieser Organe

MEDITATION

MEDITATION ZUR SELBSTHEILUNG UND INNENSCHAU

Suche dir in der Natur einen Apfelbaum, den du magst und mit dem du dich ungestört „unterhalten" kannst. Wenn gerade kein Apfelbaum in der Nähe ist, kannst du auch ein Foto nehmen (oder die Abbildung in diesem Buch). Beobachte zunächst das ganze Wesen des Baumes: Wie sieht er aus, was spricht dich an, was fällt dir auf, was ist ungewöhnlich? Begrüße ihn und berühre seine Rinde, ertaste die Borke mit deinen Fingern, umarme ihn vielleicht und öffne alle deine Sinne. Vielleicht bleibst du in der Umarmung oder vielleicht setzt du dich zu seinen Wurzeln und lehnst dich mit dem Rücken an seinen Stamm.

Der kugelrunde Apfel in deiner Hand erzählt dir seine ganze Geschichte. Viele Monate lang ist er gewachsen und gereift. Glatt fühlt er sich an – und erfrischend. Seine roten Backen erinnern an die Strahlen der Sonne, die ihn gewärmt und begleitet haben. Seine ganze Apfelweisheit war schon enthalten in den Knospen, mit denen der Baum den letzten Winter überdauerte. Darin steckte – gut geschützt – das Rüstzeug für ein ganzes Apfelbaumleben. Da war das Wissen, wie er Blüten wachsen lassen konnte, ihnen Duft und Farbe mit auf den Weg gab, wie er die Bienen lockte, damit sie seine Liebe teilten. Und dann spürte er, wie ein kleines grünes Kügelchen mithilfe von Sonne, Regen und Wind in ihm wuchs und wuchs und wuchs und alles Gute, was Erde, Wasser und Luft zu bieten hatten, in sich aufnahm.
Gut und sicher und schmackhaft verpackte er es so lange, bis es genug war und die Apfelgöttin diesen Apfel mit Freude anfüllte. Sie hat diesen Apfelweg von Anfang an begleitet, unsichtbar und immer gegenwärtig. Sie hat dem Apfelbaum all die Liebe geschenkt, die er brauchte. Und so gibt er jetzt diese Liebe in jedem Apfel in die Welt. Auch für dich ist diese Liebe, die dich ganz und heil und rund macht.

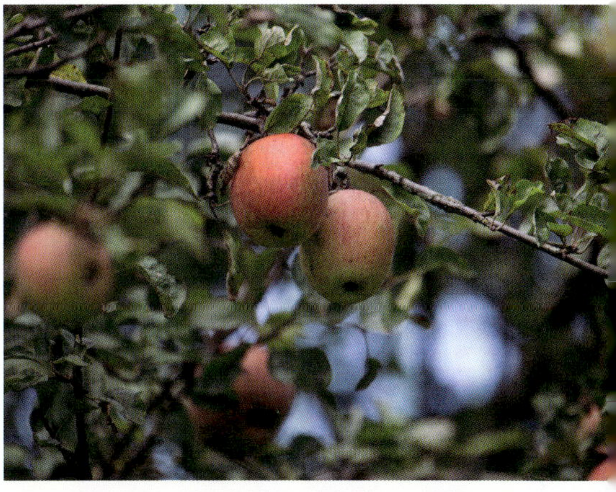

stark von pflanzlichen Heilmitteln geprägt, die helfen sollten, das Gleichgewicht der Körpersäfte wiederherzustellen.

- **Kopf- und Bauchschmerzen:** Diese galten in der Humoralpathologie oft als Folge eines Ungleichgewichts der Körpersäfte, insbesondere der gelben Galle, die mit dem Verdauungssystem in Verbindung gebracht wurde. Galen, dessen Lehren im Mittelalter weit verbreitet waren, wies darauf hin, dass Kopfschmerzen oft durch Magenprobleme verursacht wurden, insbesondere wenn sich gelbe Galle im Magen sammelte. Das Erbrechen konnte oft Linderung verschaffen. Zur Behandlung wurden oft Kräuter, Salben, Umschläge oder pflanzliche Abkochungen angewendet

Der Apfelbaum ist warm und feucht, und zwar von so großer Feuchtigkeit, dass er sogar zerflösse, wenn er nicht durch Wärme zusammengehalten würde.

HILDEGARD VON BINGEN

Wie den allermeisten Bäumen und Kräutern mit außerordentlicher Heilwirkung schreibt Hildegard dem Apfelbaum die Qualität der Wärme zu. An anderer Stelle erläutert sie: *„Jede Pflanze ist aber warm oder kalt und wächst entsprechend, weil die Wärme der Pflanzen die Seele bedeutet und die Kälte den Körper, und damit wirken sie ihrer Art gemäß, wenn sie entweder an Wärme oder an Kälte Überfluss haben."*
Zwar schreibt Hildegard dem Apfelbaum keine bestimmte Charaktereigenschaft zu, wie den meisten anderen Baumarten, nichts, was er symbolisieren würde. Doch sie sieht bei ihm eine andere Eigenschaft: Die hohe Feuchtigkeit, die ihn unverwechselbar mache. *„Und ein Mensch, sei es Greis oder Jüngling, der an seinen Augen auf irgendeine Weise eine Verdunklung spürt, der soll die* ***Blätter*** *dieses Baumes in der Frühlingszeit nehmen …"*
Mit der solchermaßen hergestellten Tinktur sollen die Augenlider des Abends vor dem Zubettgehen eingerieben werden: *„Das soll er oft machen und es wird die Dunkelheit der Augen vertreiben und er wird klarer sehen."* Einfühlsam und besonders ist ihre Beschreibung, wie dieses Augenöl aufgetragen werden soll, nämlich *„… abends, wenn er schlafen geht, salbe er damit die Lider und die Augen mit einer (darin) eingetauchten Feder ein wenig, wie wenn der Tau auf das Gras fällt, und so, dass nichts ins Auge gelange."*
Wer aber *„… infolge einer Migräne Kopfschmerzen hat, soll die ersten* ***Knospen*** *vom Apfelbaum nehmen, sie in Olivenöl einlegen und in der Sonne in einem kleinen Gefäß erwärmen. Und wenn er zur Nacht schlafen geht, soll er sein Haupt mit diesem Öl einreiben und das oft tun und es wird ihm am Kopf besser gehen."*
Damit ist die Seherin ihrer Zeit weit voraus und verwendet die Knospen lange vor der Entwicklung der Gemmotherapie.
Ferner beschreibt Hildegard den Umstand, dass der Baum seine guten Kräfte aus der **Erde** ziehe, weswegen sie die *„… am Feuer aufgewärmte Erde …"*, die mit dem Wurzelwerk in Berührung war, als warme Wickel zur Schmerzbehandlung an Schultern, Lenden oder Bauch empfiehlt. Über die **Frucht** aber, den Apfel, schreibt sie: *„Die Frucht dieses Baumes ist zart und leicht verdaulich und schadet roh keinem Gesunden. Denn die Äpfel wachsen und erquicken sich am Tau der Nacht vom ersten Schlaf bis fast vor Tagesanbruch. Deshalb sind sie roh von Gesunden gut zu essen, weil sie aus starkem Tau gekocht sind. Kränklichen aber schaden rohe Äpfel etwas, weil diese eben schwächlich sind. Gekocht und gebraten sind sie gut für*

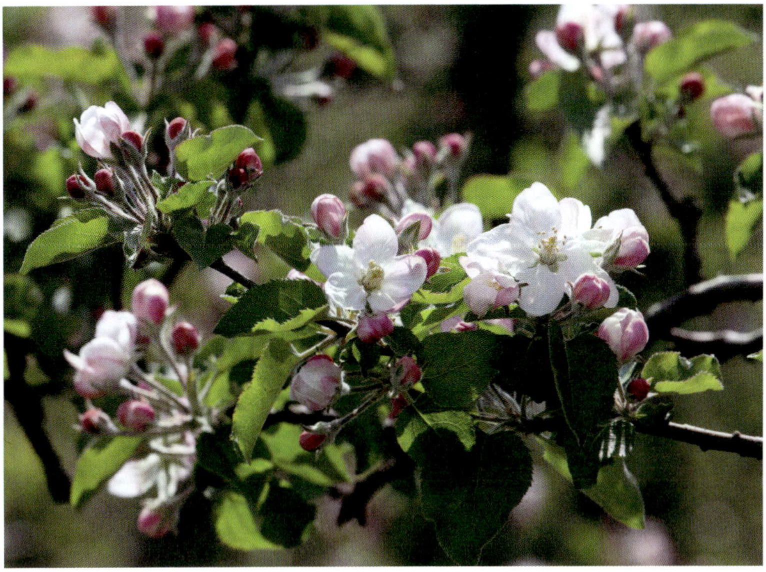

◂ Wie ein zartes Versprechen prangen die Apfelblüten.

Starke und Sieche. Wenn die Äpfel alt und runzelig geworden sind, also im Winter, können Gesunde und Kranke sie gut roh essen.“

ANWENDUNGEN HEUTE

Knospen, Blüten, Blätter, Früchte, Asche und Rinde – alle Teile des Apfelbaumes werden auch heute noch in unterschiedlichen Verarbeitungsformen genutzt. Ungewöhnlich für uns heute liest sich die Empfehlung Hildegards für einen Umschlag gegen „Schmerzen in Schultern, Lenden oder Bauch“. Dazu sollte der Kranke **die Erde nehmen, die im Frühling zwischen den Wurzeln eines Apfelbaumes zu finden ist.** Sie sei in dieser Zeit von der Kraft des Baumes durchdrungen und eine wahrhafte Heilerde. Sie wird am Feuer erwärmt und dient dann als warme Auflage. Wenn du von solchen Schmerzen geplagt bist, kannst du diese Anwendung gut ausprobieren. Wenn aber die Äpfel anfangen dicker zu werden, haben Erde und Baum ihre Kräfte in die Früchte gesteckt und die Erde ist nicht mehr tauglich als warme Auflage bei den genannten Beschwerden.
Die im Apfel enthaltene Apfelsäure macht den Apfel auch zu Hildegards Zeiten schon zu einer natürlichen Arznei gegen Rheuma oder Gicht, denn sie löst Harnsäure auf, die sich in den Gelenken ablagert und dort Schmerzen verursacht.

DIE KNOSPENESSENZ – EIN TATKRÄFTIGER ALLESKÖNNER

Hildegard von Bingen war auch hier ihrer Zeit voraus und verwendete die **Knospen** in einem Ölauszug bei Migräne. In der Gemmotherapie sind die ersten Knospen, die im Frühjahr an den Zweigen zu sehen sind, die besten. Du kannst dir diese Essenz nach der Anleitung auf S. 144 selbst herstellen. Die Apfelknospenessenz **regt den gesamten Stoffwechsel** an, aktiviert Leber, Milz und den Darm. Sie **senkt Cholesterin und Triglyceride** im Blut und vertreibt gleichzeitig die Melancholie. Sie unterstützt die Nieren, verbessert die Fließeigenschaften von Blut und Lymphe und fördert ganz allgemein die Reinigung. Viel zu wenig bekannt ist, dass sie auch bei der Nikotinentwöhnung hilft.

In der Frauenheilkunde reguliert sie den Hormonhaushalt. Wenn sich nach Absetzen der Pille der normale Menstruationsrhythmus noch nicht wieder einstellen will, unterstützt diese Essenz besonders die 2. Zyklushälfte (*Rubus idaeus,* die Himbeere, ist für die erste Zyklushälfte zuständig). Auch bei **prämenstruellem Syndrom** sorgt sie für Ausgleich, begleitet fürsorglich die ersten Monate einer Schwangerschaft und später im Leben auch die Wechseljahre. Außerdem ist die Essenz ein kraftvolles **Antioxidans**, das Entzündungen hemmt und das Immunsystem stabilisiert, z.B. auch bei Allergien. Zwei bis drei Sprühstöße beruhigen die Nerven, lösen Krämpfe, helfen bei **Erschöpfung und Überforderung** und verbessern auch noch das Gedächtnis.

Und wenn jemand das Gefühl hat, die Weichen in seinem Leben falsch gestellt zu haben, dann hilft die Essenz dabei zu akzeptieren, was daraus geworden ist, und die sich neu ergebenden Möglichkeiten zu nutzen. Sie **versöhnen den Menschen mit sich selbst** und seiner Vergangenheit.

REZEPTE

REZEPTE

Tee aus der Rinde zur Stärkung von Lunge- und Herz: Koche 500 ml Wasser auf, gib 2 EL klein geschnittene Rinde eines jungen Astes hinzu und lasse alles 15 Minuten köcheln. Dann lasse ein wenig abkühlen, filtriere die harten Bestandteile ab, füge 1 EL Honig hinzu und verrühre alles gut. Trinke 3-mal täglich eine kleine Tasse voll davon und beobachte, wie du dich fühlst.

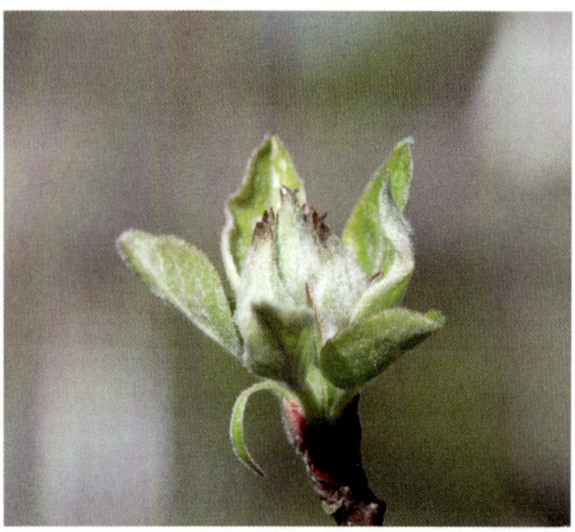

Rinde bei unreiner Haut: Koche 1 Handvoll Rinde von jungen Zweigen und die Schale von einem Apfel in 1 Liter Wasser etwa 10 Minuten lang, lasse abkühlen und mache damit ein Gesichtsdampfbad. Der Dampf bessert das Hautbild und stärkt gleichzeitig die Atemwege.

Apfelknospen-Öl bei Kopfschmerzen und Migräne: Übergieße 2 TL Knospen in einem Weithalsglas mit 100 ml Mandel- oder feinem Olivenöl und lasse den Ansatz etwa 1 Woche an einem sonnigen Platz ausziehen. Nach dieser Zeit filtrierst du von den festen Bestandteilen ab und bewahrst das Öl kühl und dunkel auf. Reibe abends die Kopfhaut damit ein. Laut Hildegard hilft dieses Öl bei Leber-, Milz- und Darmleiden und bei Migräne.

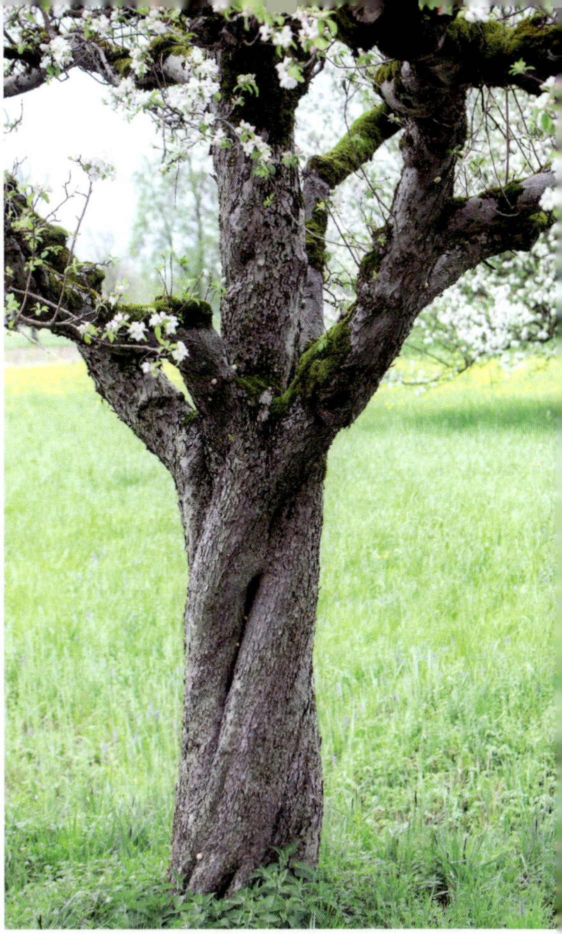

Die Bachblüte zur inneren Reinigung: Als Dr. Edward Bach in den 30er-Jahren des 20. Jahrhunderts die nach ihm benannten Blüten erforschte, ging er davon aus, dass die Blüten feinstoffliche Schwingungen aussenden, die direkt auf die menschliche Seele einwirken. Er schrieb: „Sie heilen nicht dadurch, dass sie die Krankheit direkt angreifen, sondern dadurch, dass sie unseren Körper mit den schönen Schwingungen unseres höheren Selbst durchfluten, in deren Gegenwart Krankheit hinwegschmilzt wie Schnee in der Sonne.“
Edward Bach bereitete aus den Blüten des ursprünglichen Holzapfelbaumes eine Essenz für körperliche, geistige und seelische Reinheit – Crab Apple. Diese Essenz hilft, sich in der eigenen Haut wohl zu fühlen, und bringt inneren Frieden.

Oxymel aus Blättern und Schale: Das Oxymel kannst du aus den jungen Blättern im Frühling machen, die sich kurz nach der Baumblüte zeigen. Verwende außerdem die Schale eines Bioapfels, schneide beides klein und übergieße sie mit der Essig-Honig-Mischung (z. B. im Verhältnis 1 Teil Essig und 1 Teil Honig) und lasse sie 2 Wochen bei Zimmertemperatur ausziehen. Dann absieben und in Ansteckungszeiten 2- bis 3-mal täglich 1 EL voll auf ein Glas warmes Wasser geben und langsam trinken. Dieses Oxymel reinigt von Überflüssigem, stärkt die Abwehrkräfte und weckt Lebensgeister und Leichtigkeit.

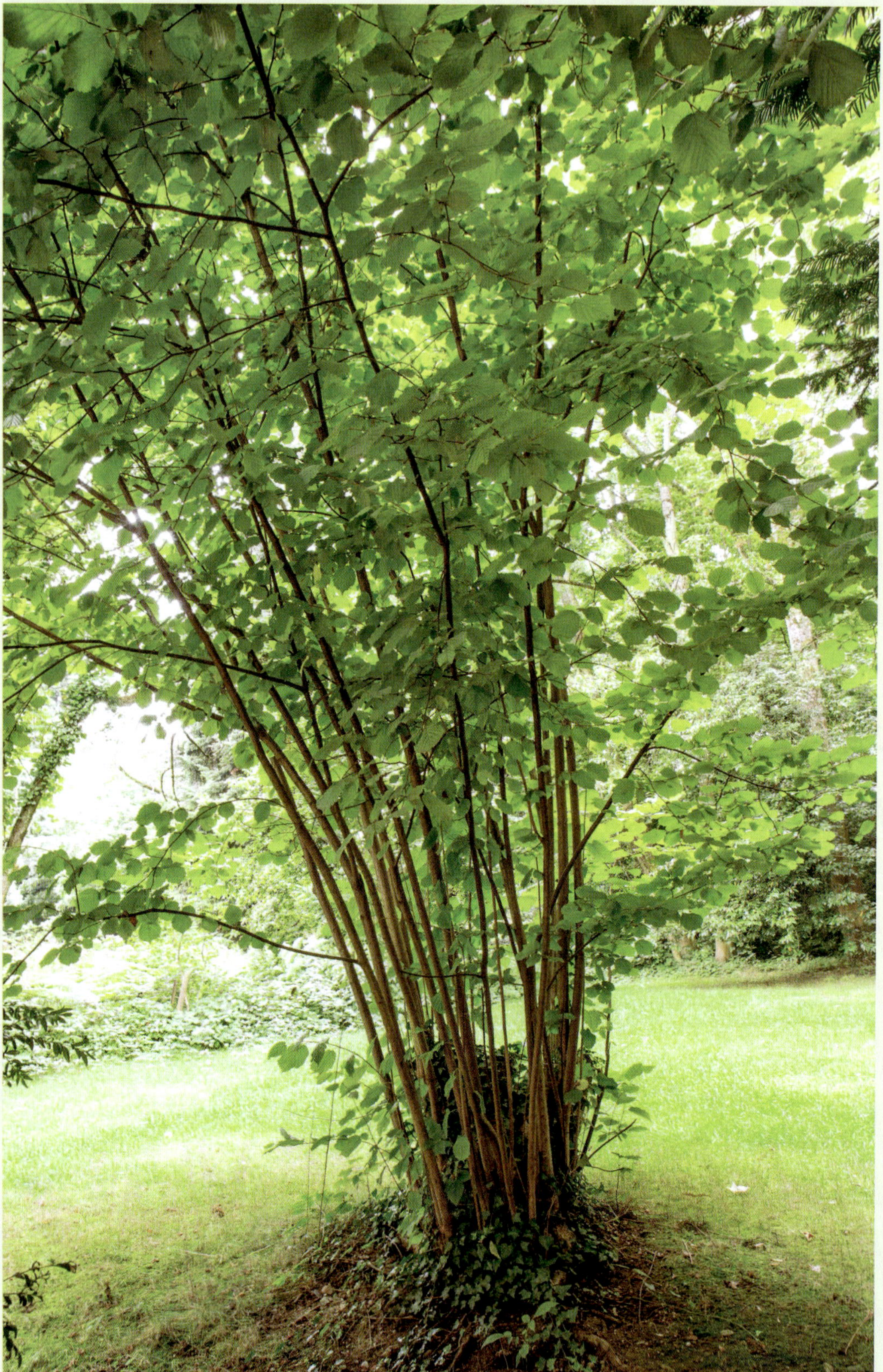

Die Geistnatur des Haselstrauchs

Eigenschaft: Baum der Zügellosigkeit *(lascivia)*

Lateinischer Name: *Corylus avellana*

Familie: Birkengewächse

Andere Namen: Augstnuss – Klöterbusch – Hasilboum (Hildegard)

Botanische Merkmale

Sommergrüner Laubbaum/Busch

Höhe: bis zu 10 m

Alter: 80–100 Jahre, aufgrund von Stockaustrieb jedoch weit darüber hinaus

Austrieb: April

Blatt: handtellergroß, stark gezähnt, umgekehrt eiförmig mit markanter Spitze

Knospen: dunkelrot bis braun, klein und eiförmig. Spiralförmig um den Zweig herum angeordnet und mehrschuppig. Schuppen entweder kahl oder locker behaart, vor allem am Rand der Schuppen. Die Endknospe ist deutlich größer als die restlichen Knospen.

Blütezeit: Februar/März

Blüten: einhäusig – männliche und weibliche Blütenstände an einem Baum. Die windblütigen Blüten erscheinen Februar bis Anfang März. Die weiblichen Blüten sind unscheinbar, muten an wie kleine Knospen, die mit roten Blütenblättern in die Umgebung züngeln. Dies unterscheidet sie von den Knospen am augenfälligsten. Die männlichen Kätzchen werden bis zu 10 cm lang. Das Blühalter erreicht die Hasel mit etwa 10 Jahren.

Früchte: Nussfrüchte (Haselnüsse), sehr ölhaltig, entwickeln sich aus den weiblichen Blütenständen (s. o.), bis zu 2 cm lang, in kleinen Gruppen bis zu drei beieinanderliegend, Nüsse ragen aus dem Fruchtbecher, einer laubigen Hülle. Reifen September bis Oktober. Am besten nur die am Boden liegenden Nüsse aufsammeln, diese sind sicher reif.

Borke/Rinde: grau, rissig und rau

IHR WESEN

Man begegnet ihr oft am Waldesrand oder auf einer lichtdurchfluteten Lichtung, aber natürlich auch in ungezählten Gärten und Parks, denn die Hasel zählt zu den Gehölzen, die der Mensch am liebsten um sich hat. Die Hasel ist uns fast immer willkommen, denn sie steckt voller guter Energie und vieler positiver Überraschungen, deren tiefe Bedeutung sich jedoch nicht einfach erschließt. Sie fordert uns heraus, sie möchte mit uns spielen. Sie trägt in sich eine wilde, ungezähmte und pure Lebendigkeit, ungebändigt und mitreißend wie ein sprudelnder Wildbach, der sich durch nichts zurückhalten lassen will.

Ausdrucksstark, gesellig und extrovertiert geht sie aus sich heraus und macht aus ihrem Herzen keine Mördergrube. Kann sie sich ungehindert entwickeln, wölben sich ihre sehr biegsamen Zweige über dem Boden und laden dazu ein, diesen Raum zu betreten, der energetisch aufgeladen von ihrer vitalen Kraft fast zu vibrieren scheint. Ihre tatzenförmigen Blätter rascheln dabei so gesprächig und heiter im Wind, als wollten sie all jenen ihre tausendfachen Geschichten erzählen, die zu hören wissen. Mit geschlossenen Augen und geöffnetem Herzen können wir in ihrer unverwüstlichen Lebenskraft ein erfrischendes Seelenbad genießen.

DIE BOTSCHAFT DER HASEL

Diese überschäumende Lebenskraft hat Hildegard von Bingen gesehen, als sie der Hasel die *lascivia*, die „Zügellosigkeit" zuschrieb. Zunächst scheint dies eine eher negative Bewertung ihrer Eigenschaften zu sein – spürt man dem Wort und seinem Ursprung jedoch genauer nach, so ändert sich dies bald. Die Zügellosigkeit der Hasel rührt von ihrer unbändigen Kraft, ihrer ungezähmten und wilden Grünkraft, die manches Mal schwer beherrschbar sein mag, voller Überschwang und Fülle. Denn in dieser Zügellosigkeit ruht das Potenzial, sie ist der Kern und die Grundlage dafür, aus der unerschöpflichen Zahl ihrer Möglichkeiten Gutes zu schaffen. Wie in der Knospe die Idee der Pflanze geboren wird, jedoch erst Licht, Nahrung und Wärme das ganze Wunder reifen lassen, braucht reine Energie die rechte Willenskraft, um die ihr innewohnende, segnende Wirkung zu entfalten.

Ihren seelischen und physischen Nutzen entfaltet diese formbare Urkraft, wenn sie gebändigt und in gesunde Bahnen gelenkt wird. Liebevoll eingehegt wendet die Haselkraft dann seelische Müdigkeit in agile Aufmerksamkeit und wandelt körperliche Abgeschlagenheit in frische Schübe verspielter Energie. *Lebenswille.*

HEILANWENDUNGEN

Nach Hildegard hilft die Hasel bei folgenden Beschwerden:

- Halsdrüsengeschwulst, „Skrofeln"
- Zeugungsunfähigkeit bei Männern

> *Nimm seine Knospen (...), trockne sie an der Sonne und mach sie zu Pulver. Und trage dieses Pulver dort auf, wo am Menschen Skrofeln sind, und er wird geheilt werden.*
>
> HILDEGARD VON BINGEN

Umstritten ist der Ausdruck „Skrofeln", der zu Zeiten Hildegards viele verschiedene Leiden wie chronische Entzündungen der Nasenschleimhäute oder der Bindehaut meinte. Die Skrofulose erstreckt sich von dort über Hauterkrankungen bis hin zu geschwollenen Hals-

MEDITATION

MEDITATION ZUR SELBSTHEILUNG UND INNENSCHAU

Betrachte einen Haselnussstrauch mit offenem Herzen und dem unschuldigen Blick eines Kindes. Lass das Bild zu dir sprechen, lass es auf dich wirken, bis es einsinkt. Nun setze dich unter seine schützenden Zweige, schließe die Augen und nimm mit allen Sinnen wahr. Der Geruch der kräftigen grünen Blätter belebt deinen müden Geist, er kühlt und erfrischt. Eine gesunde Leichtigkeit breitet sich in dir aus, macht dich fröhlich, unternehmungslustig, jung. Dein Herz möchte hüpfen und die Liebe verschenken, die es in sich spürt, sie weitergeben wie ein verschüttender Brunnen, der das überbordende Wasser bedachtsam in die nächste Schale gibt. Vergiss, was dich in der Vergangenheit davon abhielt – hier und jetzt will diese Liebe deiner Sehnsucht folgen und dein ganzes Sein erfüllen, bis es überfließt. Die „Hasel der Weisheit" spürt deine tiefen Sehnsüchte und wird dich in Zukunft liebevoll inspirieren und deinen Weg begleiten. Sie wird dir zeigen, dass du das Beste für deinen Lebensweg in dir selbst findest, den Weg zu innerer Ruhe, zu Freude und Geborgenheit, genährt durch die Quelle der Liebe in dir.

Dein Baumtagebuch möchte wissen, wie er wohl aussieht – dieser Weg der Hasel der Weisheit ...

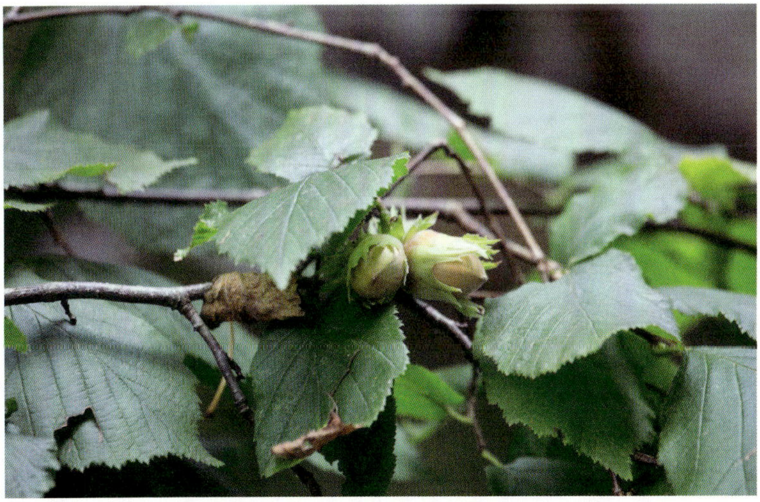

drüsen, an all dem litten die Menschen früher viel häufiger. Hildegard entdeckt auch hier die heilende Kraft der **Knospen, „... trockne sie an der Sonne und mach sie zu Pulver."** Das Auftragen des Pulvers auf die Skrofeln werden sie heilen. Die Nüsse der Hasel allerdings, *„... nutzen einem gesunden Menschen nicht sehr zum Essen, schaden ihm aber auch nicht viel."* Auch wenn Hildegard dem „Hasilboum" attestiert, mehr kalt als warm zu sein und *„... nicht viel zur Arznei zu taugen ..."*, so gibt sie doch die recht genaue Beschreibung einer Rezeptur zur Herstellung von Mitteln gegen männliche Zeugungsunfähigkeit in Folge von *„... Samen von zerfließender Natur ..."*. Eine Zubereitung aus **Haselkätzchen**, Mauerpfeffer, Acker- oder Zaunwinde unter Zugabe *„... der Leber eines jungen Bocks ..."* und *„... fetten Schweinefleisches ..."* würde den Mann *„... zur Nachkommenschaft erblühen (lassen), wenn Gottes gerechter Ratschluss nicht verbietet, dass das geschieht"*.

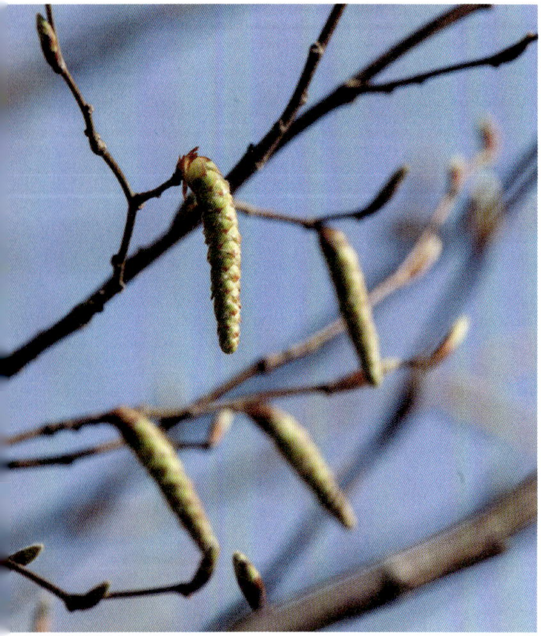

▲ Bis zu 5 Millionen Pollen pro Haselkätzchen freuen sich auf die Welt.

ANWENDUNGEN HEUTE

Haselnüsse sind wahre Energiespender in allen Lebenslagen. Sie enthalten bis zu 70 % Öl mit einfach und mehrfach ungesättigten Fettsäuren. Zusammen mit den Vitaminen E und A beeinflussen sie die Blutfettwerte positiv. Zahlreiche aktuelle Studien belegen, dass regelmäßiger Verzehr von Haselnüssen den **Cholesterinspiegel deutlich senkt** und damit das Risiko für arteriosklerotische Veränderungen mindert. Haselnüsse sind auch ein schmackhaftes Nervenfutter und gleichzeitig Nahrung fürs Gehirn, denn sie liefern eine große Menge an B-Vitaminen und ermöglichen einen souveränen Umgang mit Stress. Sie stärken **Gedächtnis und Konzentration**. Beides macht das Leben leichter. Deswegen steckt in dem Wort *lascivia*– mit dem Hildegard die Hasel charakterisiert – nicht nur Zügellosigkeit, sondern auch eine gute Portion Ausgelassenheit und Fröhlichkeit.

Wichtig ist zudem die Verwendung der **Haselzweige** im Alltag. So ein Haselbusch ist äußerst vital, treibt wieder aus, selbst wenn er kurz über dem Boden abgeschnitten wird. Pro Jahr kann er 2–3 m wachsen. Aus den langen, glatten und sehr geraden Stecken wurden Pfeil und Bogen, Zäune, Wände, Körbe und ganz viel Nützliches erschaffen. Kinder lieben es, mit einem Taschenmesser schöne Muster in die Rinde zu schnitzen.

Radiästheten schätzen die Verzweigungsstellen der Haselzweige als **Wünschelruten** und schneiden sie zu magischen Zeitpunkten aus dem Busch. So ein Zeitpunkt ist auch die Mittagsstunde am Karfreitag. Sie nutzen diese Ruten als Vermittler zwischen den Welten und

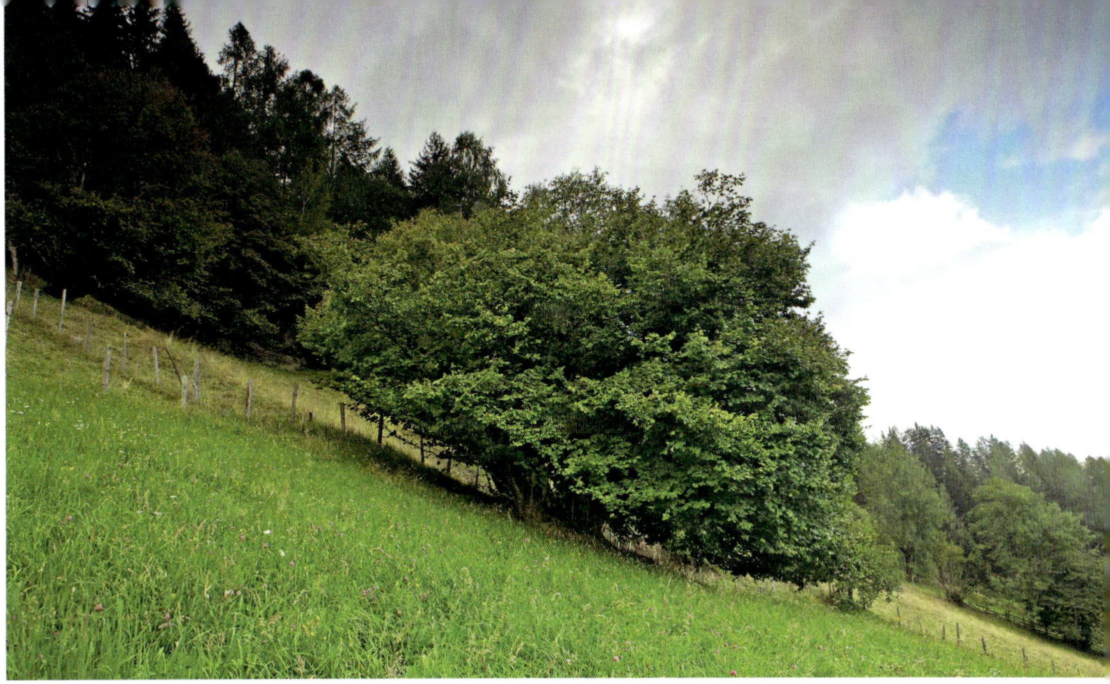

▲ Mächtige Haseln wie diese lassen erahnen, weswegen sie unseren Vorfahren heilig waren.

finden so unterirdische Wasserläufe, Erze und manchmal sogar verborgene Schätze.

KNOSPENESSENZ BRINGT ZUVERSICHT

Mit der Anwendung der **Knospen** und ihrer heilenden Wirkung auf die oben erwähnten Skrofeln ist Hildegard wieder einmal ihrer Zeit voraus. Sie macht zwar keine Essenz daraus, sondern empfiehlt, die Knospen zu trocknen, zu Pulver zu zerreiben und bei Hautirritationen direkt auf die Haut zu streuen. Auch so kann die ganze regenerierende und heilende Kraft des Meristems zugänglich gemacht werden.
Nach der Anleitung auf S. 144 kannst du deine eigene Gemmoessenz anfertigen. Verwende die frischen endständigen und seitlichen Knospen, die manchmal schon an den allerersten Frühlingstagen zu finden sind. Wenn du sie wie ein Kaugummi zerkaust, solange sie ganz frisch sind, wirst du merken, dass sie schon jetzt ein wenig nach jungen Nüssen schmecken.

Dieses Gemmopräparat hilft dir bei Erkrankungen **der Lunge, der Leber und des Blutkreislaufs**. Besonders wenn der **Husten** nicht weichen will, die Leber Ermunterung braucht und der Blutkreislauf ins Stocken gerät, wird die Hasel dir helfen. Sie hilft auch bei der Entsäuerung von entzündeten Gebieten des Nervensystems wie zum Beispiel einem **Hexenschuss**. Und was dann bleibt, ist reine Lebensfreude. Die äußert sich in Leichtigkeit, in der Lust zu spielen und kindliche Freude zu empfinden. So bringt diese Essenz Zuversicht und tiefes Vertrauen in den Lauf des Lebens – verbunden mit all dem Zauber, der darin verborgen ist.
Spiele doch einmal mit dem Satz: **„Ich mache es einfach.“** Wenn du die vier Worte viermal anders betonst, bekommst du vier verschiedene Bedeutungen. Eine passt sicher für dich gerade heute!
Ich mache es einfach.
Ich **mache** es einfach.
Ich mache **es** einfach.
Ich mache es **einfach**.

REZEPTE

REZEPTE

Ein Tee aus den **Kätzchen** vertreibt den Winter. Er enthält Flavonoide und ätherisches Öl und hilft auch heute noch bei Erkältung und Grippe, Husten und manchmal auch Übergewicht. Wenn keine Allergie auf Haselnusspollen besteht, entfaltet er diese Wirkung, treibt den Schweiß und senkt das Fieber. Die Kätzchen können auch mit Holunder- oder Lindenblüten gemischt werden und wirken dann noch stärker fiebersenkend.

Ein wässriger Aufguss von **Blättern, Rinde junger Zweige oder Wurzeln** bessert als Umschlag die Beschwerden bei **Venenleiden und Krampfadern**. Die im Aufguss enthaltenen Gerbstoffe wirken zusammenziehend, gefäßverengend, blutstillend und fiebersenkend. Da dieser Tee auch den Stoffwechsel von Leber und Darm anregt, trinken ihn alle, die gerne ein paar Kilo abnehmen wollen.

Junge Blätter enthalten außer den Gerbstoffen noch ätherisches Öl und helfen bei der **Blutreinigung** oder äußerlich angewandt als Auflage bei Hautentzündungen.

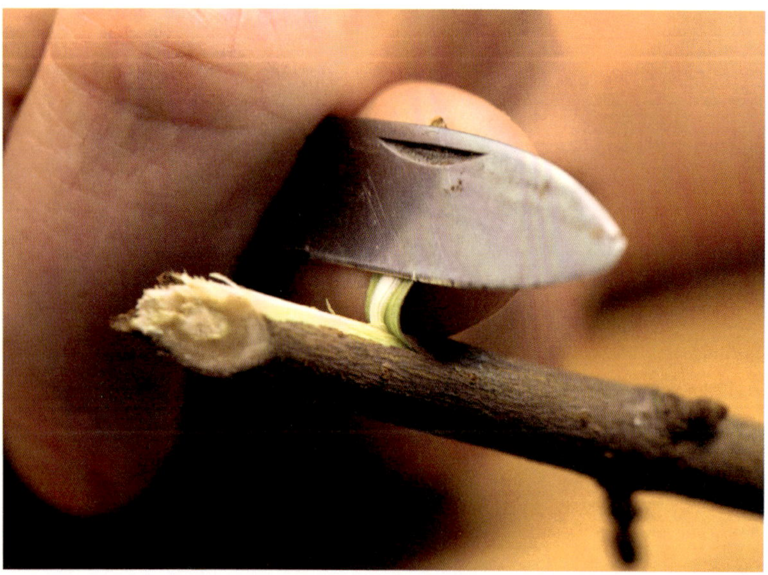

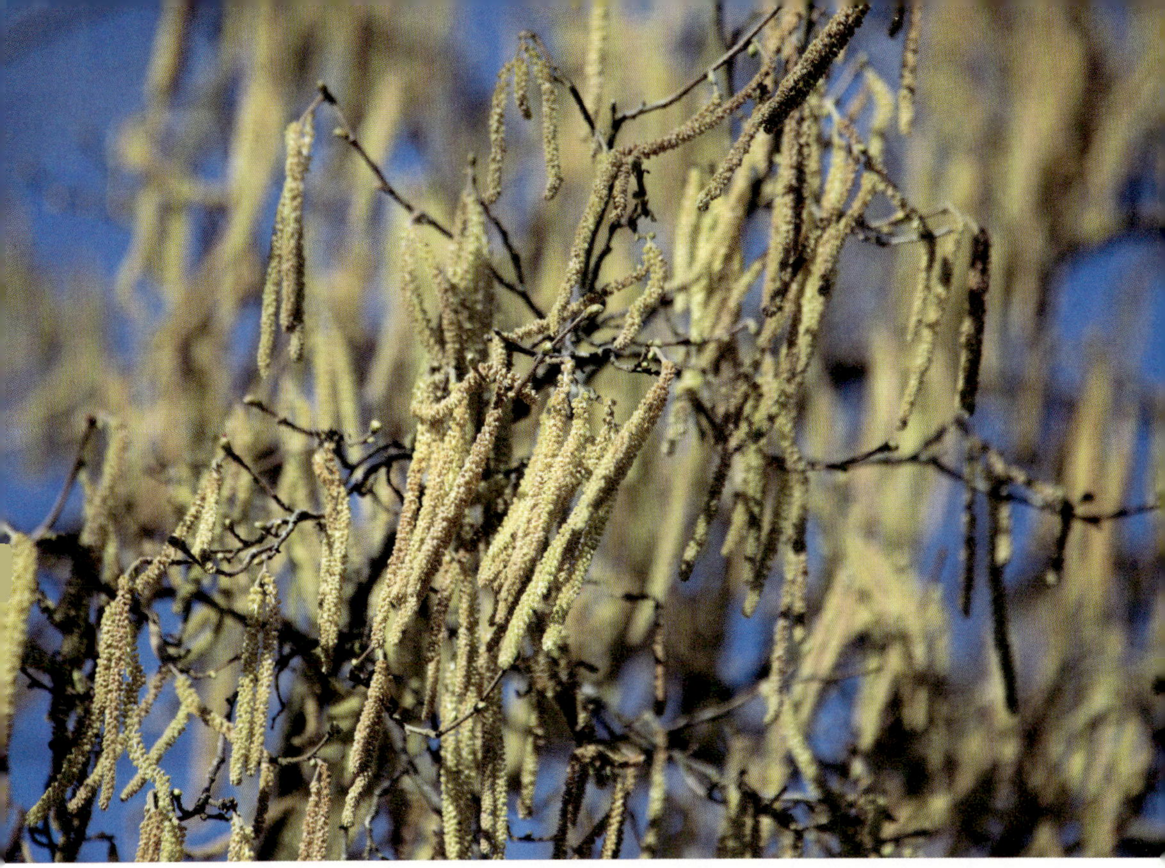

Haselwein weckt **Frühlingsgefühle**. Erhitze doch einmal die **männlichen Kätzchen** für 10 Minuten in gutem Bio-Weißwein und verwende diesen Extrakt bei Nasenbluten. Auch bei mangelnder Potenz soll dieser Wein schon geholfen haben, so zumindest beschreibt es die heilige Hildegard.

Das **Oxymel** öffnet für den Frühling. Aus **Blättern und Rinde** kannst du es selbst herstellen. Die Anleitung dazu findest du auf S. 147. Verwende für den Ansatz etwa 2 Handvoll Blätter und 1 Handvoll Rinde. Am besten nimmst du die frischen Blätter im April und fügst die klein geschnittene Rinde von jungen Ästen hinzu. Wähle eine Mischung aus 100 g Honig und 100 ml Apfelessig und übergieße damit die zuvor in klarem Wasser gewaschenen, klein geschnittenen Pflanzenteile in einem Glas mit Schraubdeckel. Lasse den Ansatz 2 Wochen lang bei Zimmertemperatur stehen und schüttle regelmäßig sanft um. Nach dem Abfiltrieren ist das Oxymel gebrauchsfertig.

Haseloxymel senkt das **Fieber**, hilft bei **Schmerzen von Rheuma, Gicht und Arthritis**, reinigt den Körper von der Trägheit des Winters und öffnet Geist und Sinne für die Frühlingsluft. Du wirst sie spüren – **die Lust am Spielen, Tanzen, Sich-bewegen.**

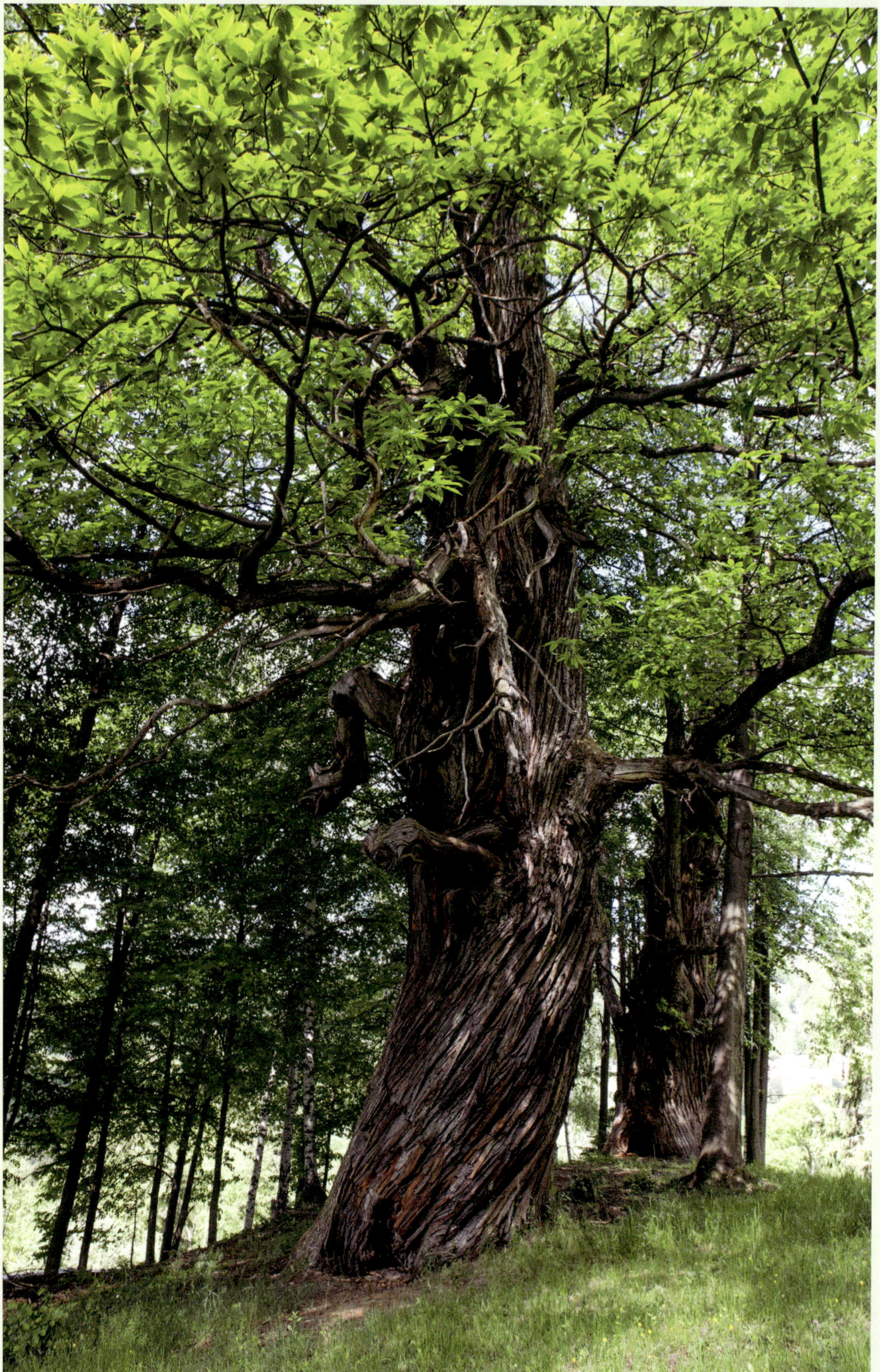

Die Geistnatur der Edelkastanie

Eigenschaft: Baum der weisen Unterscheidung *(discretio)*

Lateinischer Name: *Castanea sativa*

Familie: Buchengewächse

Andere Namen: Esskastanie – Keste – Kestenbaum – Castane – Maronenbaum

Botanische Merkmale

Sommergrüner Laubbaum

Höhe: bis zu 30 m

Alter: bis zu 500 Jahre

Austrieb: Ende April/Anfang Mai/Mai

Blatt: länglich-eiförmig, am Blattrand gezahnt. Der Blattstiel ist kurz, die Blattspitze ist lang auslaufend, Blätter werden bis zu 25 cm lang und 10 cm breit. An der Blattoberseite glänzend dunkelgrün, die Blattunterseite blassgrün.

Knospen: eiförmig und stumpf. Die braunen Schuppen sind unterschiedlich groß, kurz behaart und haben oft einen dunklen Rand

Blütezeit: Mitte Mai, nach dem Laubaustrieb

Blüten: einhäusig – männliche und weibliche Blütenstände an einem Baum. Die unscheinbaren, grünlichen weiblichen Blüten erscheinen an der Basis der männlichen „Kätzchen" in Gruppen von zwei bis drei Blüten.

Früchte: reifen meist ab September, im Herbst des Blühjahres. Fruchtstände sind hellgrüne, stachelige Kegel und beinhalten zwei bis drei große Nüsse, die bekannten Esskastanien oder Maronen. Die Verbreitung findet durch Tiere statt.

Borke/Rinde: bei jungen Bäumen eher glatt mit vielen weißen Lentizellen, im Alter rotbraun

IHR WESEN

Wie eine mächtige Heilerin gibt uns die Edelkastanie bei jeder Begegnung das beruhigende Gefühl, beschützt und geborgen zu sein – oder zumindest die Aussicht darauf. Tief verwurzelt ist sie fest mit dem Erdreich verbunden, ihr Stamm, ihre Äste, die Blätter, ihr ganzer knorriger Körper scheint dabei bis hinauf zur ausladenden Krone von einer lebendigen Energie durchzogen. Von einer stachligen, wehrhaften Hülle geborgen, reifen ihre Früchte, die Kastanien, gut behütet heran. Wenn die Zeit gekommen ist, öffnen sich die Schalen und geben ihr Inneres preis: braune, glatte und nahrhafte Nüsse, glatt wie junge Äpfel, die jeder Hand schmeicheln, egal wie alt sie sein mag. Als hätten sie die lebendige Energie ihres Mutterbaumes in jeder Nuss gespeichert, liegt in ihnen eine stille Kraft, die nährt und stärkt, die man so gerne berührt und streichelt. Die Kastanie verschenkt sich vieltausendfach in ihren Nüssen, sich und ihre heilende, kräftigende Essenz. Ihr anspruchsloses Wesen lässt sie auch auf kargen Böden gut gedeihen, und mit erstaunlicher Ausdauer wird sie zur nährenden Mutter ihrer Umgebung, eine stille Hüterin des Lebens.

DIE BOTSCHAFT DER EDELKASTANIE

Die Lebenskraft der Edelkastanie zeigt sich in ihrer bewahrenden Stille und beeindruckenden Präsenz. Die wehrhaften Hüllen ihrer Früchte schützen ihre wertvollste Fracht und geben sie erst frei, wenn die Zeit reif ist; nicht hastig, drängend, sondern in der absoluten Gewissheit verharrend, dass dieser Moment kommen wird, Stück für Stück, ganz eigen und selbstbestimmt für jede einzelne Frucht. Dabei gibt sie sich nicht am Ende fast selbst auf wie der Apfelbaum. Sie bleibt sich selbst treu und gibt nur das, was ihr selbst zuteilwurde – wie die überfließenden Schalen eines verschüttenden Brunnens. *Sich selbst genug.*

HEILANWENDUNGEN

Nach Hildegard hilft die Edelkastanie bei folgenden Beschwerden:

- „Gicht" und damit verbundener Zorn
- Generelles Stärkungsmittel
- Kopfschmerzen
- Traurigkeit („Herzbeschwerden")
- Beschwerden der Innereien – Leber, Milz, Magen

Der Kastanienbaum (...) hat eine Mischung von großer Wirkkraft (...) und er bedeutet das Unterscheidungsvermögen. Alles, was an ihm ist, ist nützlich, und auch seine Frucht ist nützlich gegen jede Krankheit, die im Menschen ist.

HILDEGARD VON BINGEN

Welchen Platz dieser Baum in Hildegards Wahrnehmung eingenommen haben muss, wird daran deutlich, dass sie ihm die Tugend zudachte, die sie selbst am höchsten einschätzte: *discretio*, das weise Urteilsvermögen. Die Gabe, Wichtiges von Unwichtigem zu unterscheiden. *„Wer am Herzen Beschwerden hat, sodass sein Herz nicht in gewohnter Weise dient, und der dadurch traurig wird, der esse oft diese **Kerne roh** (...) und er wird seine Freude zurück erhalten ...",* empfiehlt die Heilerin und lässt dabei unerwähnt, dass roh verzehrte Kastanien schwerer zu verdauen und kulinarisch kein Zugewinn sind. 1–3 TL Kastanienmehl haben eine ähnliche Wirkung.

MEDITATION

MEDITATION ZUR SELBSTHEILUNG UND INNENSCHAU

Stelle dir vor, du hältst einen Spazierstock aus dem Holz der Edelkastanie in deinen Händen. Seine Oberfläche ist glatt und warm wie eine Kastanie, er stützt dich bei jedem Schritt, nicht nur körperlich, sondern auch innerlich. Die stille, starke Energie des Holzes begleitet dich, nimmt deine Unsicherheit auf und erfüllt dich mit seiner Zuversicht. Atme tief ein, der feine, kaum bemerkbare Duft des Kastanienholzes steigt in deine Sinne. Mit jedem Atemzug werden deine durcheinanderrufenden inneren Stimmen leiser, und eine besänftigende Milde breitet sich in dir aus.

Dein Herz wird leichter, während du weitergehst. Sanft unterbricht es den Strom deiner Gedanken, fast flüsternd spürst du den Impuls deines atmenden Herzens, das du so lange vermisst hast. Wie ein befreiter, innerer Fluss spürst du eine tiefe Freude in dir aufkommen, die nach oben sprudeln will, an die Oberfläche, hinaus in die Welt. Dein Geist kommt zur Ruhe, und die Welt um dich herum beginnt sich zu klären – du siehst klarer, was in deinem Leben Veränderung braucht und was du in Frieden akzeptieren kannst.

Dein Weg bleibt ein Fluss und du bist ein Teil von ihm. Er trägt dich, so, wie der Stock aus Kastanienholz dich stützt.

Dein Baumtagebuch möchte wissen, wie dieser Spazierstock wohl aussieht?

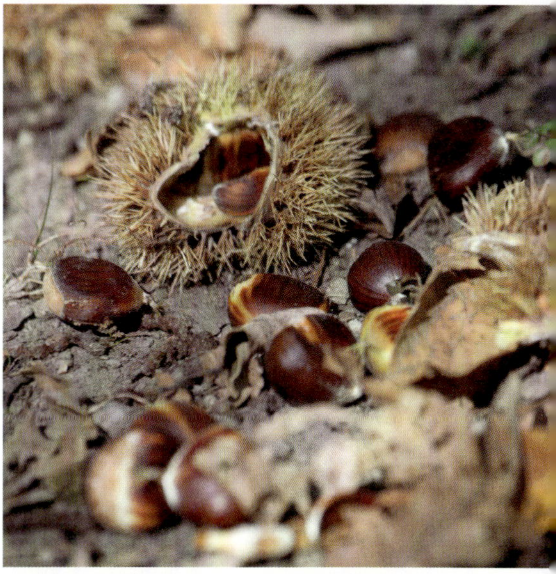

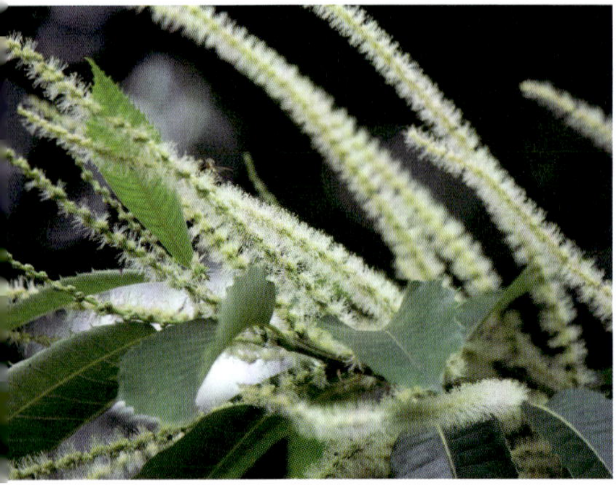

▲ Die Kastanienkätzchen stecken voller heilender Energie.

Und *„… auch, wer an der Leber Beschwerden hat, soll diese Kerne vorsichtig zerstoßen und sie so zerrieben in Honig einlegen und oft mit diesem Honig essen, und seine Leber wird geheilt werden …"*, fährt Hildegard fort und meint sicherlich die gegarte Frucht, da sie sich roh nicht zerstoßen ließe.

Sie hob die Wirkung gegen Gicht und Zorn besonders hervor und betont auch hier wieder den Zusammenhang mit Jähzorn (s. a. Ahorn, S. 107). *„Der Mensch aber, der gichtbrüchig ist und davon jähzornig wird, weil die Gicht immer Zorn verbunden ist, soll die Blätter und Hülsen der Frucht in Wasser kochen und sich mit diesem Wasser oft ein Dampfbad bereiten: Die Gicht in ihm wird nachlassen und er wird ein sanftes Gemüt bekommen."*

Ein Spazierstock aus **Esskastanienholz** in der Hand wärmt sie und stärkt die Gefäße – und damit auch alle Kräfte im ganzen Körper. Bereits der Duft würde dem Kopf Gesundheit bringen.

Und wem *„… das Gehirn vor Trockenheit leer ist und der deshalb im Kopf krank wird …,"* der solle **Kastanien in Wasser kochen** und nüchtern und nach dem Essen zu sich nehmen, und *„… der Schmerz im Kopf wird weichen"*. Mit *„Hirnleere infolge Trockenheit"* meint Hildegard Gedächtnis- und Merkschwächen, die nach regelmäßigem Verzehr von drei bis vier gekochten Kernen für ca. 4–8 Wochen lang besser werden soll.

Am Feuer geröstete Früchte werden bei Milzschmerzen warm gegessen – *„und die Milz wird warm und strebt nach Fortschreiten der Gesundheit, weil die gute Wärme (der Kastanien), angeregt durch die Wärme des Feuers, jenem Schmerz Grenzen setzt."*

Mus aus zerkleinerten gekochten Kernen zusammen mit Mehl, Süßholzpulver und Engelsüßwurzel aufgekocht helfen gegen Magenschmerzen.

Da **Blätter, Schalen, Kerne und Rinde** der Edelkastanien als Heilmittel dienen konnten, war für Hildegard dieser Baum ein Universalheilmittel, der für den Menschen ohne Einschränkungen gesund ist.

ANWENDUNGEN HEUTE

Nicht nur in Notzeiten waren die **Früchte** (Maroni) ein willkommenes Nahrungsmittel, noch heute wird das aus den getrockneten Kernen gewonnene Mehl von Menschen mit Glutenunverträglichkeit in Brot und Backwaren sehr geschätzt. Die Früchte enthalten bis zu 42 % leicht verdauliche Kohlehydrate, nur 2 % Fett (das ist sehr viel weniger als in anderen Nüssen) und 3 % hochwertiges Eiweiß (u. a. Tryptophan, eine Vorstufe des „Glückshormons" Serotonin). Sie liefern viel Kalium, versorgen damit die Muskeln und helfen der Niere beim Entwässern. Darüber hinaus stecken die Nüsse voller Phosphor, Magnesium, Eisen und Kalzium. Sie stärken die Nerven mit B-Vitaminen. Beta-Carotin und viel Vitamin C wirken antioxidativ und unterstützen das Immunsystem.

Ballaststoffe sorgen für ein gesundes Mikrobiom im Darm und einen niedrigen Cholesterinspiegel. Kochen und Rösten locken das süße Aroma der Früchte hervor.

Da die **Blätter** der Edelkastanie sieben Mal mehr Gerbstoffe enthalten als die der Eiche, dienten auch sie als blutstillende Wundauflage. Ein Tee aus den Blättern hilft bei Bronchitis und Keuchhusten. Auch bei Durchfall und ähnlichen Magen-Darm-Erkrankungen haben sie sich seit Jahrhunderten bewährt. Das Rezept von Hildegard für das **Wasser von ausgekochten Kerne**n als Hilfe gegen Kopfschmerzen und Traurigkeit hat sich gehalten und hilft auch heute noch bei nachlassendem Erinnerungsvermögen.

KNOSPENESSENZ FÜR GESUNDE GEFÄSSE

Die hell gelblich-grünen **Knospen** drängeln sich rund um den Zweig und erwecken den Eindruck, als würden sie sich gegenseitig wärmen. Ihre kurze Behaarung wirkt wie ein kuscheliges Jäckchen für kalte Frühlingstage. Noch ist nichts zu ahnen von den igeligen Stacheln, die im Herbst ihre Früchte schützen werden, und doch steckt auch dieses Wissen schon in den kleinen Kraftwerken.

Daraus wird eine Essenz, die den Menschen Mut und Initiative bringt, sich selbst so zu akzeptieren, wie sie sind. Sie erfahren, wie es ist, sich auf ureigene, individuelle und originelle Art ihren Raum zu nehmen und sich in den Alltag einzubringen. Neue Kraft und Freude, die **Zukunft zu gestalten**, stellen sich wieder ein.

Auf der körperlichen Ebene stärkt diese Essenz das lymphatische und venöse System. Sie kräftigt die Wände der Gefäße von Lymphe, Venen und Kapillaren, sodass die Lymphe ihre Aufgabe der „Müllabfuhr“ leichter erfüllen kann. Oft wird damit auch die Haut reiner und strahlender. Besonders in den Beinen, bei Krampfadern und bei Cellulite werden Ödeme ausgeschwemmt. Die Essenz kann eine Lymphdrainage sehr effektiv unterstützen.

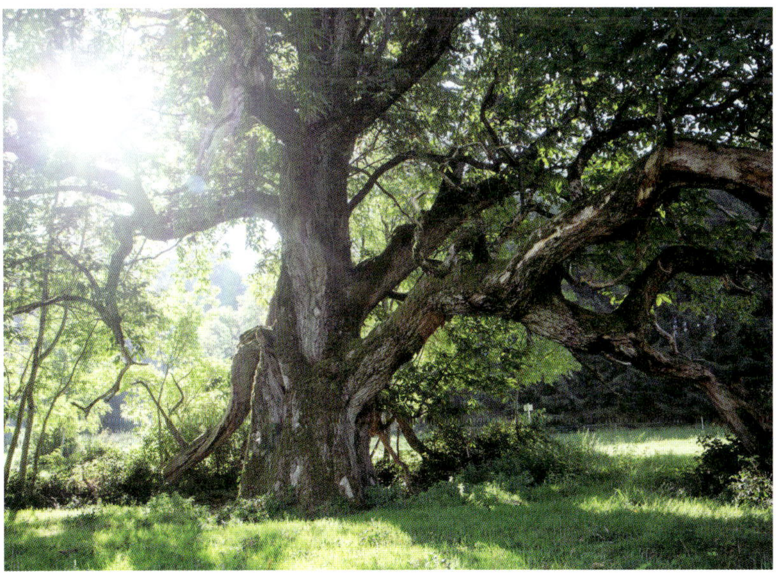

◂ Jahrhunderte haben sie geformt.

REZEPTE

REZEPTE

Der **Edelkastanienhonig** ist nicht nur leicht herzustellen, er schmeckt auch gut und sorgt für starke Nerven. Siebe 50 g Maronimehl durch ein feines Sieb in eine Schüssel, sodass auch die zusammengeklumpten Mehlnester sich lösen können. Nimm 200 g eines flüssigen Honigs und rühre ihn teelöffelweise nach und nach in das Mehl. Es kommt darauf an, Mehl und Honig sehr glatt miteinander zu verrühren und alle Klümpchen fein zu zerreiben. Das gelingt in vielen kleinen Schritten.

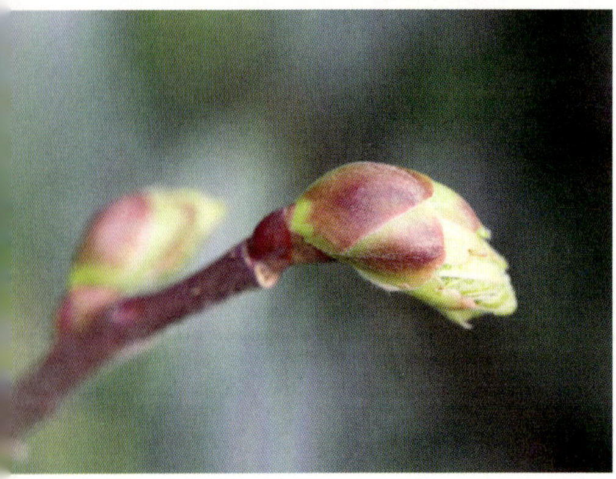

Erst wenn du die eine Portion glatt gerührt hast, gibst du mehr Honig hinzu und rührst erneut. Wenn dann eine einheitliche Creme entstanden ist, füllst du sie in Gläser, verschließt die gut und beschriftest sie mit einem schönen Etikett. Lagere diese Honigmischung kühl und dunkel, dann hält sie mindestens 1 Jahr (falls du sie nicht vorher aufgebraucht hast). Du kannst damit auch eine 4- bis 6-wöchige Kur machen. Sie stärkt dich in deinem Umgang mit Stress und unterstützt das Immunsystem und die Leber. Dazu lässt du abends oder morgens 1–2 TL voll im Mund zergehen oder streichst ihn direkt auf ein Butterbrot und genießt diesen Energieschub.

Ein Saunabesuch im **Edelkastaniendampf** aktiviert die Selbstheilungskräfte. Koche reichlich Blätter zusammen mit vielen stacheligen Samenhülsen und Früchten auf, lasse 15 Minuten ziehen und verwende diesen Extrakt als Aufguss in der Sauna. Dabei empfiehlt Hildegard, mehrere Saunaanwendungen durchzuführen. Sie legte Wert darauf, in der Sauna Natursteine zu verwenden. Es ist auch möglich, den Extrakt direkt in das Badewasser zu sieben. Ein guter Schlaf danach trage zur Heilung bei, denn dann könnten die regenerierenden Selbstheilungskräfte während der Nacht wirken.

Edward Bach schuf aus den **Blüten** eine Essenz, die er **Sweet Chestnut** nannte. Sie ist ein Hilfsmittel für all jene Menschen, die das Gefühl haben, kurz vor einem Zusammenbruch oder Burnout zu stehen und in Seelenqual, großer Trauer oder Depression festzustecken. Diese Essenz löst seelische Blockaden, stärkt den Lebenswillen und schenkt wieder **neue Perspektiven**.

Für das **Oxymel** aus **Blüten, Blättern und gemahlenen Früchten** brauchst du 300 g Edelkastanienhonig, 100 g Weißweinessig, 1 Prise Salz, 1 Handvoll Blüten, 1 Handvoll Blätter und 50 g Esskastanienmehl. Als besondere Zutat verwendest du für dieses Rezept einen Honig aus den Blüten der Edelkastanien. Wenn der nicht zu bekommen ist, kannst du auch normalen Honig verwenden. Vermische zunächst Honig und Essig und gib eine Prise Salz dazu. Gib alle Pflanzenteile in ein Glasgefäß mit gut schließendem Deckel und vermische sie gleichmäßig. Darüber gießt du die Mischung aus Honig und Essig. Lasse das Gemisch 2 Wochen lang im Dunklen bei Zimmertemperatur extrahieren und schüttle immer wieder vorsichtig um. Nach dieser Zeit filtrierst du das Oxymel durch einen Kaffeefilter, füllst es in eine braune Glasflasche und bewahrst es lichtgeschützt und kühl auf. Es ist mindestens 1 Jahr haltbar. Beschriften nicht vergessen.

Dieses Oxymel sorgt für eine gesunde Darmflora, ein tatkräftiges Mikrobiom, wirkt antioxidativ und stärkt so das Immunsystem. Auch das Gedächtnis freut sich darüber und erinnert sich sehr viel lieber und leichter an Gelerntes.

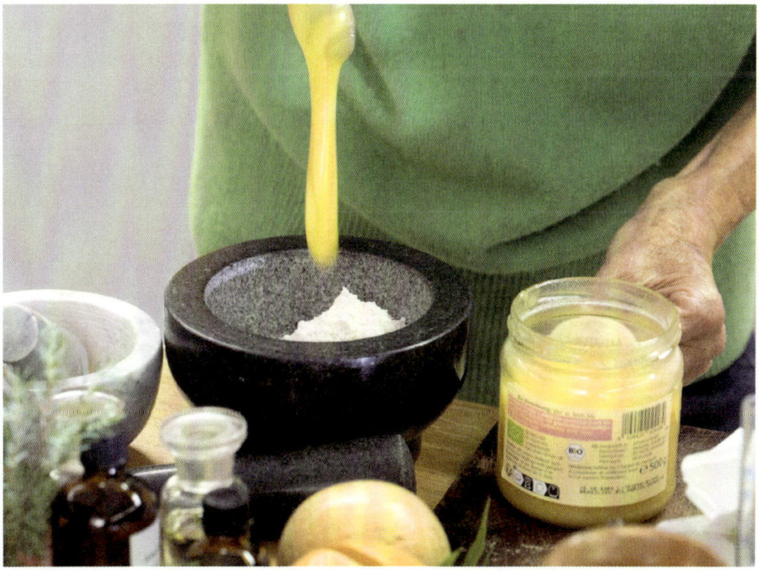

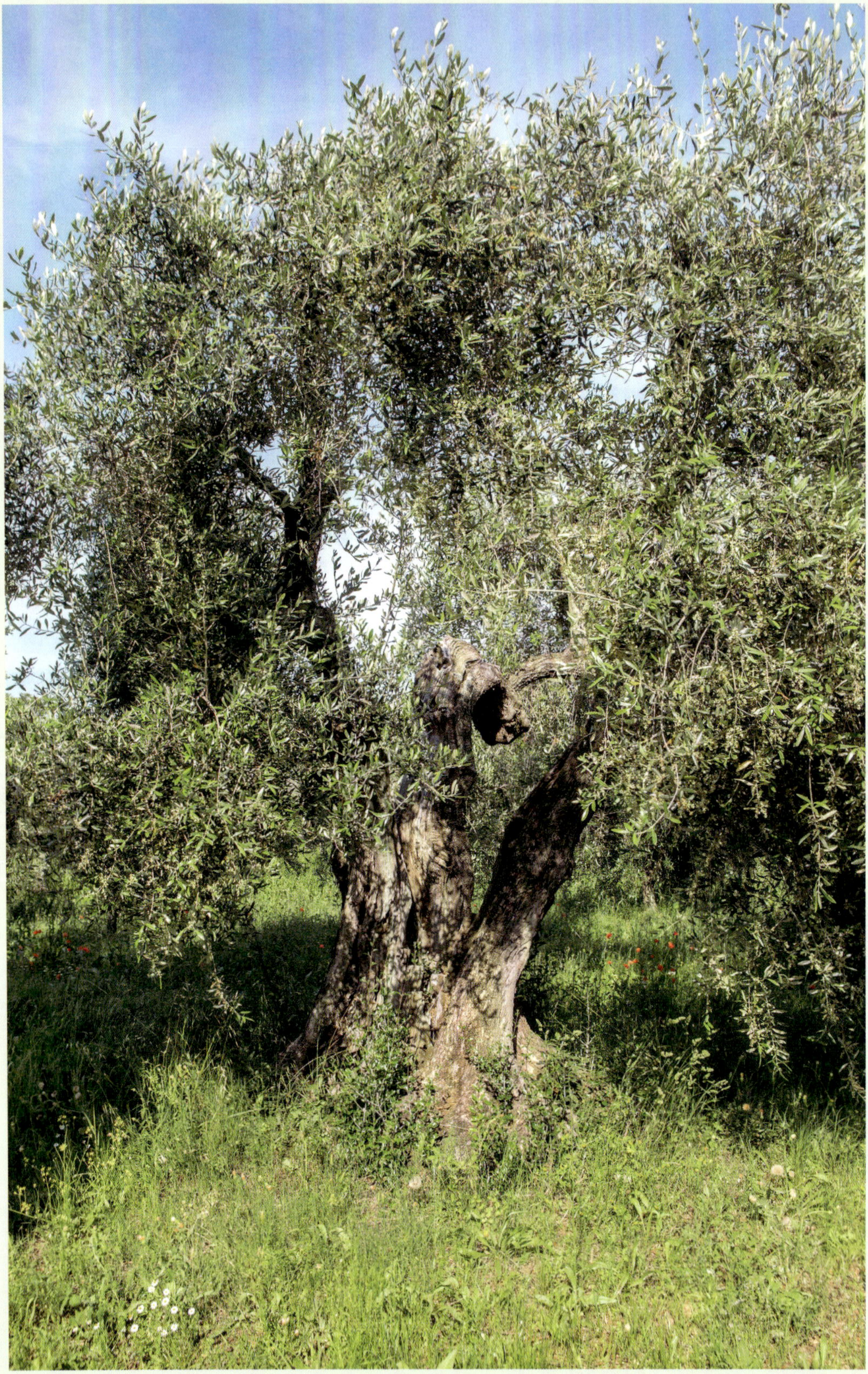

Die Geistnatur des (Öl-) Olivenbaums

Eigenschaft: Baum der Barmherzigkeit *(misericordia)*

Lateinischer Name: *Olea europaea*

Familie: Ölbaumgewächse

Andere Namen: Oelvrucht – Oleyboum – Baumoleum (Hildegard)

Botanische Merkmale

Immergrüner Laubbaum

Höhe: bis zu 20 m, oft jedoch zwischen 5 und 10 m

Alter: bis zu 1000 Jahre oder mehr (manche Exemplare über 2000 Jahre alt)

Austrieb: ganzjährig immergrün, Blätter erneuern sich kontinuierlich

Blatt: schmal, lanzettlich, bis zu 10 cm lang, oberseits dunkelgrün, unterseits silbrig und leicht behaart, ledrig und fest

Knospen: kleine, unscheinbare Knospen, die sich vor allem in den Blattachseln bilden

Blütezeit: April bis Juni

Blüten: klein, weiß bis gelblich, in rispigen Blütenständen, meist zwittrig, jedoch teils auch eingeschlechtlich

Früchte: Oliven (Steinfrüchte), anfangs grün, reifen zu schwarz oder violett heran, ölhaltig und essbar

Borke/Rinde: graubraun, rau, rissig und oft knorrig, mit zunehmendem Alter spiralförmig verdreht

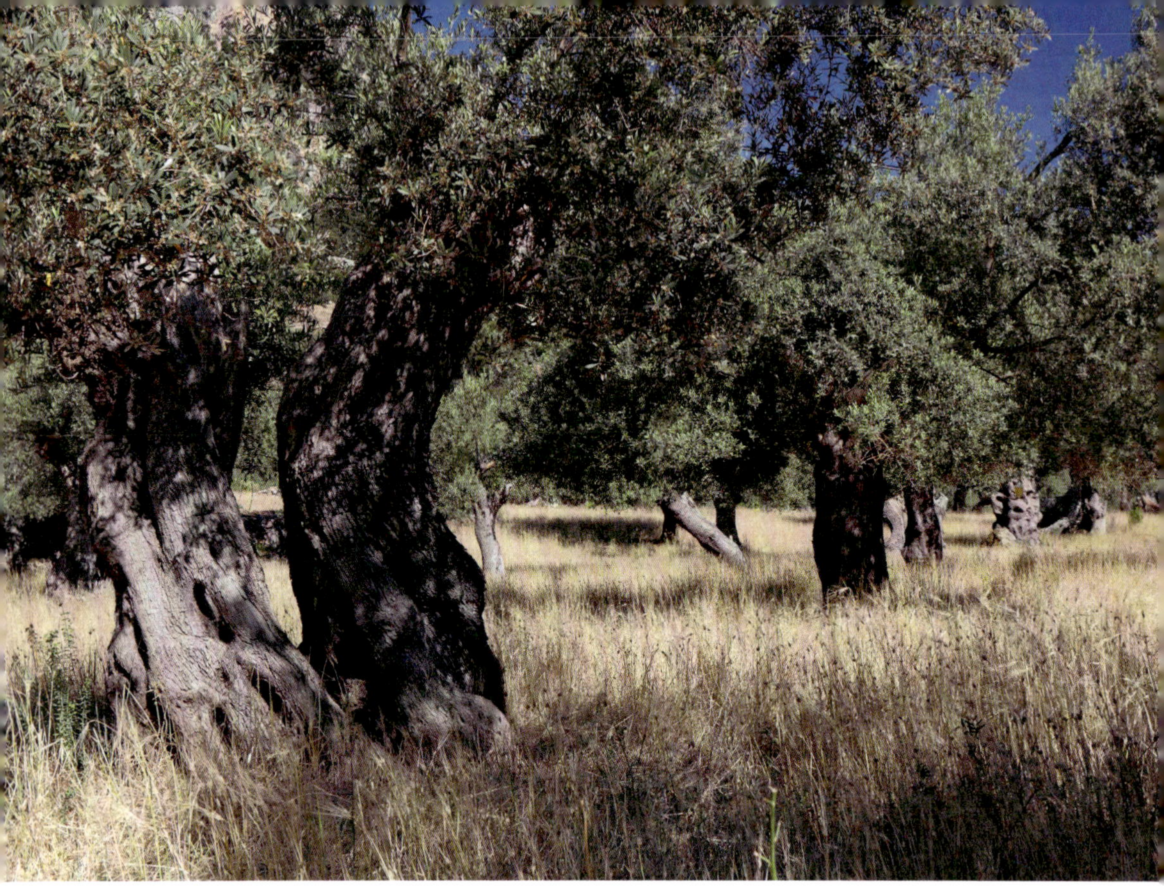

▲ Die alten Ölbäume erzählen vom Leben auf dürrem Grund.

SEIN WESEN

Der Ölbaum muss für die christliche Mystikerin und Seherin eine sehr große Bedeutung gehabt haben, obwohl sie ihm vermutlich niemals tatsächlich begegnete. Jesus betete vor seiner Verhaftung im Garten Gethsemane, einem Olivenhain. In der Bibel ist der Ölbaum die am häufigsten erwähnte Baumart – und immer in einem sanftmütigen, erlösenden Sinn –, da er nicht nur ein Symbol für Frieden, Wohlstand und göttliche Gnade war, sondern auch wegen seines praktischen Nutzens geheiligt wurde. Der Ölzweig, den eine weiße Taube nach der Sintflut zu Noah brachte (Genesis 8:11) steht hierfür genauso wie der aus Olivenholz errichtete Tempel des König Salomo (1. Könige, 6:23–35).

Als Gabe der Göttin Athene wurde er bereits in der Antike verehrt wie keine andere Baumart. Zum Kranz geflochtene Olivenzweige zeichneten die Helden aus und wurden gleichzeitig zum Sinnbild eines sehnsüchtig erwarteten, kommenden Friedens. Diese Bedeutung hat er bis heute behalten und findet sich auch im kraftvollen Symbol der Vereinten Nationen wieder: Zwei Olivenzweige halten die Welt zusammen. Unauslöschlich wurzelt der Ölbaum tief im kollektiven Menschheitsgedächtnis.

Dabei ist er ein Baum von sanfter, beständiger Kraft, der in einer Art und Weise Harmonie, Seelenruhe und Einklang ausstrahlt, wie es kein anderes Wesen, kein anderes Geschöpf vermag. Jenseits von Zeit und Zahl wächst er sehr langsam, wurzelt tief auch in dürrem, steinigem Boden und überdauert in aller Stille

MEDITATION

MEDITATION ZUR SELBSTHEILUNG UND INNENSCHAU

Schließe deine Augen und achte ein paar Augenblicke nur auf deinen Atem – wie er von allein kommt und geht. Sinke mit jedem Atemzug etwas tiefer in deine Mitte.

Und dann stell dir vor, dass es ein Morgen im Frühling ist. Du bist gerade irgendwo am Mittelmeer und bist frei. Du sitzt mitten in einem Olivenhain – umgeben von alten, knorrigen Stämmen, die doch so junge Blätter hervorbringen, silberzarte Blätter in seidigem Mattgrün, die mit dem Sonnenlicht spielen. Um dich herum funkelt es wie Diamanten. Der Himmel, der hindurchscheint, schimmert blau – und auch ein bisschen rosa.

Unter diesem Blätterdach und doch über der Erde schweben die Farben der Frühlingsblumen. Leuchtend rot und gelb und weiß spielen sie mit den alten Stämmen und bringen ihnen die Leichtigkeit und die Freude der Jugend. Ein sanfter, kühler Wind trägt das Rauschen des Meeres herüber. Die Elemente tanzen miteinander, und du bist mittendrin in diesem Tanz, in diesem Schweben, in diesem Glitzern. Du hörst einen wunderschönen Klang, deinen Klang.

Tanze und singe und klinge, solange du magst. Irgendwann atmest du wieder tiefer durch, spürst den Raum, in dem du bist, den Stuhl, auf dem du sitzt – und öffnest deine Augen, sobald du dazu bereit bist.

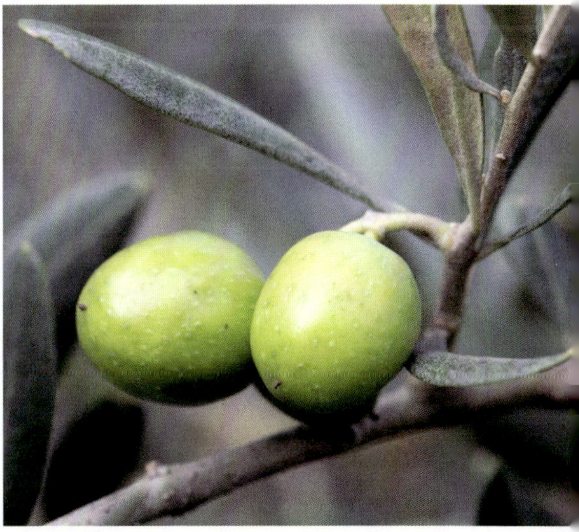

Generationen, Geschichten und Geschicke. Sein Harz, sein Holz und sein Öl tragen fühlbar eine schützende und heilende Kraft in sich. Mit dem Wohlwollen eines uralten, weisen Wesens blickt er uns mit seinen knorrigen Ästen tief in die Seele.

DIE BOTSCHAFT DES ÖLBAUMS

Sein Öl heilt Wunden, es nährt Körper, Seele und Geist und leuchtet in der Dunkelheit. Was er hat, gibt er gerne und ohne Gegenleistung, fürsorglich und nährend. Als Quelle von Speise, Heilung und Harmonie harrt er geduldig auch in schwierigen Zeiten aus. In einem Olivenhain hütet die Zeit hingebungsvoll Geist und Seele wie ein liebender Hirte seine Schafe. *Friede sei mit Dir.*

HEILANWENDUNGEN

Nach Hildegard hilft der Ölbaum bei folgenden Beschwerden:

- Durch „Gicht" bedingte Schmerzen in den Eingeweiden, aber auch an Augen, Kopf, Nieren oder Lenden (siehe auch Esche, Apfel, Linde, Hasel, Ahorn)
- Magenbeschwerden, „erkalteter Magen" (Hildegard): Appetitlosigkeit, Blähungen, Verdauungsbeschwerden
- Akutes oder wiederkehrendes, periodisches Fieber
- Kopfschmerzen (siehe auch Apfel, Linde, Weiß-Tanne)
- Geschwüre, Pusteln, Furunkel und Erysipel, „segena" (Hildegard) – Wundrose, eine bakterielle Entzündung der oberen Hautschichten (siehe auch Buche)
- Dieser Hinweis erscheint auch in ihrem weiteren Werk *Causae et Curae*, Ursprung und Behandlung der Krankheiten (Art. 357)
- Krämpfe, Krampfanfälle

Wenn das Öl frisch bereitet wird, soll es am Feuer gekocht werden und dann lege man Rosen und Veilchen hinein, und so wirkt es gegen verschiedene Fieber.

HILDEGARD VON BINGEN

Hildegard von Bingen sieht eine eher warme und trockene Qualität im Ölbaum in der Wirkung. Die Heilkraft des Baumes ist überaus vielfältig und wirksam, vom Genuss des **Öls in der Küche** hält sie jedoch wenig. „*Aber das Öl aus der Frucht dieses Baumes taugt nicht viel zum Essen, weil es, wenn es gegessen wird, Übelkeit hervorruft und andere Speisen schlecht genießbar macht. Aber es ist brauchbar für viele Heilmittel.*" Zu ihrer Zeit war es in ihrer Heimat fast unmöglich, an frisches Olivenöl zu kommen, und sicherlich wurde es schnell ranzig und ungenießbar. Dennoch ist ihr Urteil über den Ölbaum durchweg positiv, hätte sie ihm sonst die Eigenschaft der Barmherzigkeit verliehen?

„*Wenn ein Geschwür oder eine Pustel heftige Schmerzen verursacht, bevor es aufbricht, so überziehe man ein Leinentuch mit neuem Wachs, tauche es in Olivenöl und lege es über das Geschwür*", schreibt Hildegard und verspricht: „*Dadurch wird das Geschwür erweicht und geht leichter auf, die Säfte werden herausgezogen und es kommt leichter zur Heilung.*"

Wenn ein Mensch dagegen unter Krämpfen leide, so **„... nehme er Olivenöl und reibe sich kräftig an genau der Stelle, wo es wehtut, ein"**. Wird aber jemand von der „Gicht" heimgesucht, „*... soll er Rosen in dieses Öl einlegen, und wo am Körper ihn die Gicht quält, dort soll er sich einreiben, und es wird ihm besser gehen.*"

Wenn jemand am Herzen oder im Rücken und in der Seite, den Lenden oder an den Nieren von der Gicht Beschwerden habe, so „... *koche die **äußere Rinde** und die **Blätter** dieses Baumes und dann mach mit Wasser und altem Fett eine Salbe...*“ und „... *salbe ihn dort mit dieser Salbe und sie durchdringt seine Haut wie das Schmalz einen neuen Topf, wenn es in diesem ans Feuer gestellt wird, und es wird ihm besser gehen.*“

Hildegard beschreibt für die gleiche Anwendung eine Salbe aus Blättern und Rinde des Olivenbaumes zusammen mit Harz und Myrrhe bei „erkaltetem“ Magen. Beide Salben sind besonders dann angezeigt, wenn bei dem Erkrankten „Mitleid oder Barmherzigkeit“ eine Rolle spielen, seien sie zu stark oder zu schwach ausgeprägt.

ANWENDUNGEN HEUTE

Die Völker, die rund um das Mittelmeer zu Hause sind, schätzten die immergrünen **Blätter** des Olivenbaumes schon immer als wertvolles Geschenk der Götter. Fast wie ein Allheilmittel wendeten sie sie an bei Fieber, Erkältungen, kleinen Verletzungen, Bluthochdruck, Husten und Darmerkrankungen. Auch die Soldaten behandelten ihre Wunden mit Abkochungen aus den Blättern und ließen sie schneller heilen.

KNOSPENESSENZ MIT JUNGEN TRIEBSPITZEN

Da es ganz schwierig ist, einen Olivenbaum zu finden, der gerade blüht, kannst du für das Gemmomazerat die jungen Triebspitzen im Frühjahr schneiden. Wenn du allerdings das Glück hast, genau rechtzeitig zu kommen und Olivenblüten zu finden, kannst du natürlich auch einige kugelige Blütenknospen dazu nehmen. Folge der Anleitung auf S. 144.

Diese Essenz birgt in sich all die Qualitäten des Olivenbaumes, seiner Früchte, seines Harzes und Holzes und seiner Blätter. Auf der körperlichen Ebene hilft sie bei **Herz-Kreislauf-Erkrankungen,** bei Bluthochdruck und Arteriosklerose, bei zu hohen Blutfetten und bei Diabetes mellitus. Sie wirkt auf die Arterienwände und die Kapillaren und verbessert im Alter die Gedächtnisleitung.

Auf der seelischen Ebene bringen diese Tropfen verloren gegangene Energie zurück und stellen die Verbindung zu deiner Quelle wieder her. Urvertrauen und bedingungslose Liebe sind diese Quellen. Sie helfen dir, das Schöne im Alltag zu sehen, Sonne, Wärme und Licht zu finden, zu leben und weiterzugeben. Das führt zu einem langen Atem und bringt viel Geduld mit sich. Geduld, die einfach da ist und ganz selbstverständlich allem Geschehen innewohnt. Sie gibt dir genau die Zeit, die du brauchst.

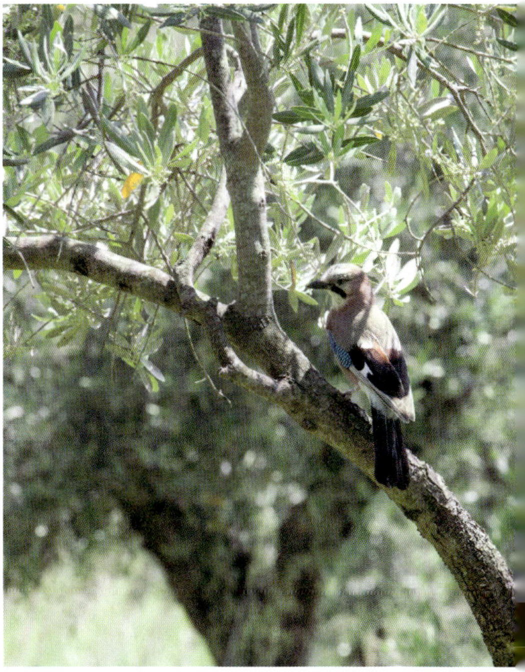

▲ Ölbaum und Eichelhäher – alte Weggefährten unter sich

REZEPTE

REZEPTE

Tee aus Olivenblättern gilt noch heute als **blutdrucksenkend**. Übergieße 2 TL zerkleinerte Blätter mit ¼ Liter kochendem Wasser und lasse 10 Minuten ziehen. Trinke diesen Tee abends vorm Schlafengehen, dann hilft er dir beim Abschalten von den Ereignissen des Tages, entspannt, beruhigt und beseitigt Schlafstörungen und Nervosität.

Ein **Kaltauszug** schmeckt milder, stärkt das Immunsystem und bewahrt vor zu hohem Blutdruck. Dafür übergießt du am Abend zuvor die Olivenblätter mit kaltem Wasser und erwärmst erst am nächsten Morgen den Tee auf Trinktemperatur und genießt ihn. So mobilisiert er Kräfte für einen neuen Tag.

Hildegard empfiehlt reines **Olivenöl** zur Einreibung bei Muskelkater und unterschiedlichen Krämpfen. Werden Rosenblüten in Olivenöl extrahiert, helfe es bei Gicht und Rheuma. Und zusammen mit Veilchenblüten nehme es die Kopfschmerzen.

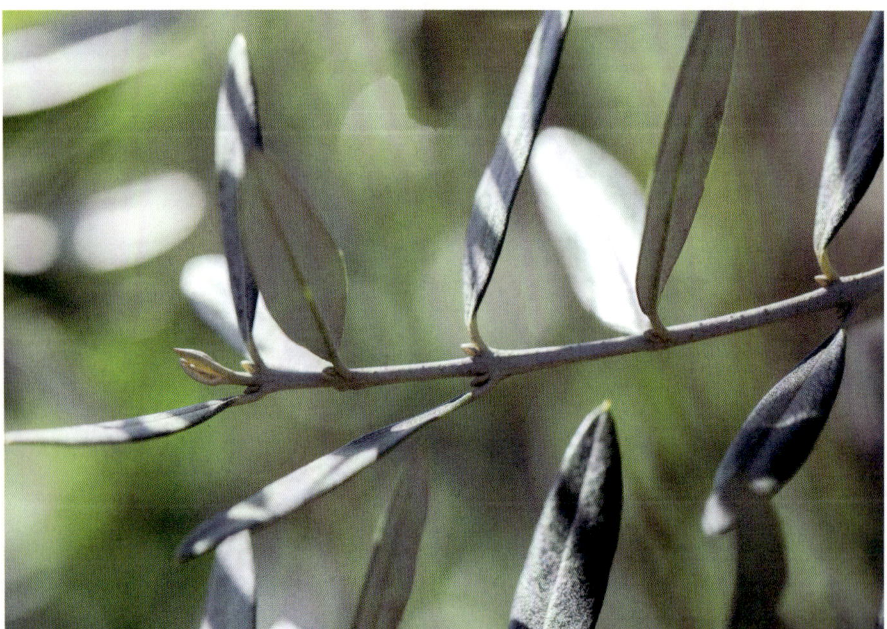

Die **Veilchensalbe** nach Hildegard von Bingen wird noch heute sehr geschätzt. Sie ist auch als Fertigpräparat im Handel zu erhalten und wird immer wieder verwendet. Sie hilft bei der Pflege schuppender Haut, OP-Narben, Zysten, Sehnenreizungen und Verletzungen mit Schwellungen. Du kannst die Salbe auch selbst herstellen und brauchst dafür:

- 40 g blühende Märzveilchen (Blüten und Blätter)
- 40 g Olivenöl
- 20 g Johanniskrautöl
- 10 g Bienenwachs
- eventuell 2–3 Tropfen ätherisches Rosenöl

Ernte die Veilchen am besten an einem sonnigen Tag im Frühling. Schneide sie klein oder mörsere sie ein wenig an, übergieße sie in einem Schraubdeckelglas mit dem Olivenöl und lasse diesen Ansatz 2 Wochen bei Zimmertemperatur stehen. Es sollte ein helles Plätzchen sein, nicht aber in direktem Sonnenlicht. Nach 2 Wochen siebst du den Ansatz in ein größeres Glas, fügst das Johanniskrautöl hinzu, erhitzt alles zusammen im Wasserbad auf etwa 50 °C und schmilzt darin das Bienenwachs. Wenn alles geschmolzen und die Temperatur wieder unter 40 °C gesunken ist, kannst du die 2–3 Tropfen ätherisches Rosenöl hinzugeben und alles zusammen durch sanftes Umschütteln vermischen. Fülle dann die noch flüssige Salbe in kleine Salbendöschen und lasse sie abkühlen. Erst, wenn der Inhalt vollständig ausgekühlt ist, verschließt du die Döschen. Vorher deckst du sie mit einem Küchentuch ab, dann fallen keine Schwebstoffe hinein und eventuelles Kondenswasser kann entweichen.

Eine **Ölzieh-Kur** bindet körperfremde Erreger und Schadstoffe und stärkt dadurch dein **Immunsystem** und deine Gesundheit auf angenehme und leichte Art und Weise. Dazu nimmst du morgens nach dem Aufstehen einen Teelöffel voll gutem Olivenöl in den Mund (du kannst es später bis zu 1 EL steigern), „kaust" dieses Öl, ziehst es durch die Zähne und bewegst es etwa 10–20 Minuten lang im Mundraum hin und her. Nichts davon hinunterschlucken! Je länger das Öl im Mund ist, desto mehr wird es zu einer weißen, milchigen Flüssigkeit, die viele öllösliche Ausscheidungsprodukte enthält. Spucke sie in das Waschbecken, putze die Zähne und spüle Mund und Waschbecken gründlich aus. Das Ölziehen kannst du als Kur für 3–4 Wochen lang durchführen. Mit dieser Kur wird der gesamte Mund- und Rachenraum von Krankheitserregern befreit, die Immunkraft der Mundschleimhäute verbessert, die Mundflora saniert und die Selbstheilungskräfte des Körpers aktiviert. Besonders chronische Beschwerden bessern sich dadurch, so auch Allergien, Gelenkbeschwerden, Infektanfälligkeiten, Verdauungsbeschwerden oder Hauterkrankungen. Ein Versuch lohnt sich immer.

Eine **Kompresse mit Olivenöl** auf der Leber kann diesen **Entgiftungsprozess** unterstützen. Lege sie über Nacht auf das rechte untere Ende deines Brustkorbes und befestige sie vielleicht mit einem engen T-Shirt oder einem alten Wollschal. Mache das regelmäßig für 2–3 Wochen. Das reinigt und stärkt die Leber und regt die Galle an. Die beste Zeit dafür ist die Mittagspause, denn nach der Organuhr aus der TCM können in dieser Zeit Leber und Galle die zugeführte Energie am besten verwerten. Trinke zur Unterstützung Tee aus Olivenblättern.

Bevor das Olivenöl seinen Platz in der Küche einnahm, wurde es vor allem zur **Körperpflege** verwendet. Die alten Griechen rieben nach dem Bad immer ihren Körper mit Olivenöl ein, um ihn zu wärmen, zu aktivieren und der Austrocknung der Haut vorzubeugen. Neuere Untersuchungen haben gezeigt, dass dieses preiswerte Öl geradezu ideal für unsere Haut ist, denn die einfach ungesättigten Fettsäuren sind unserem Hautfett sehr ähnlich. Dadurch wird es von der Haut leicht aufgenommen und vermischt sich gut mit dem körpereigenen Hautschutzmantel. Es dringt auch in tiefere Hautschichten ein, bindet dort die Feuchtigkeit und beugt so gleichzeitig Falten vor.

Zusammen mit einer Avocado wird eine **Gesichtsmaske für die trockene Haut** daraus. Püriere eine reife Avocado und verrühre sie mit Olivenöl zu einer Creme. Gib das Olivenöl in kleinen Schritten in die pürierte Avocado und achte darauf, dass die Masse nicht zu dünnflüssig wird. Den fertigen Brei trägst du auf die Gesichtshaut auf und lässt ihn 20 Minuten einwirken. Mit warmem Wasser abwaschen. Zur Nachtpflege ist reines Olivenöl eine Wohltat.

Die Bachblüte Olive als Verbindung zur Kraftquelle: Die **Blüten** der Olivenbäume sind klein und zart, weißlich grün, sie duften mild und erinnern an die Blüten des Ligusters, mit denen sie verwandt sind. Die Essenz daraus, die Edward Bach in den 30er-Jahren des 20. Jahrhunderts schuf, ist immer dann hilfsbereit zur Stelle, wenn Geist und Körper sich in einem völligen **Erschöpfungszustand** befinden. Olive stellt die Verbindung zur inneren Kraftquelle wieder her, unterstützt dabei, den Tiefpunkt zu überwinden und neue Kraft und Vitalität zu finden. Sie hilft dabei, die eigenen Energien ökonomisch einzusetzen, und beugt somit weiterer Erschöpfung vor.

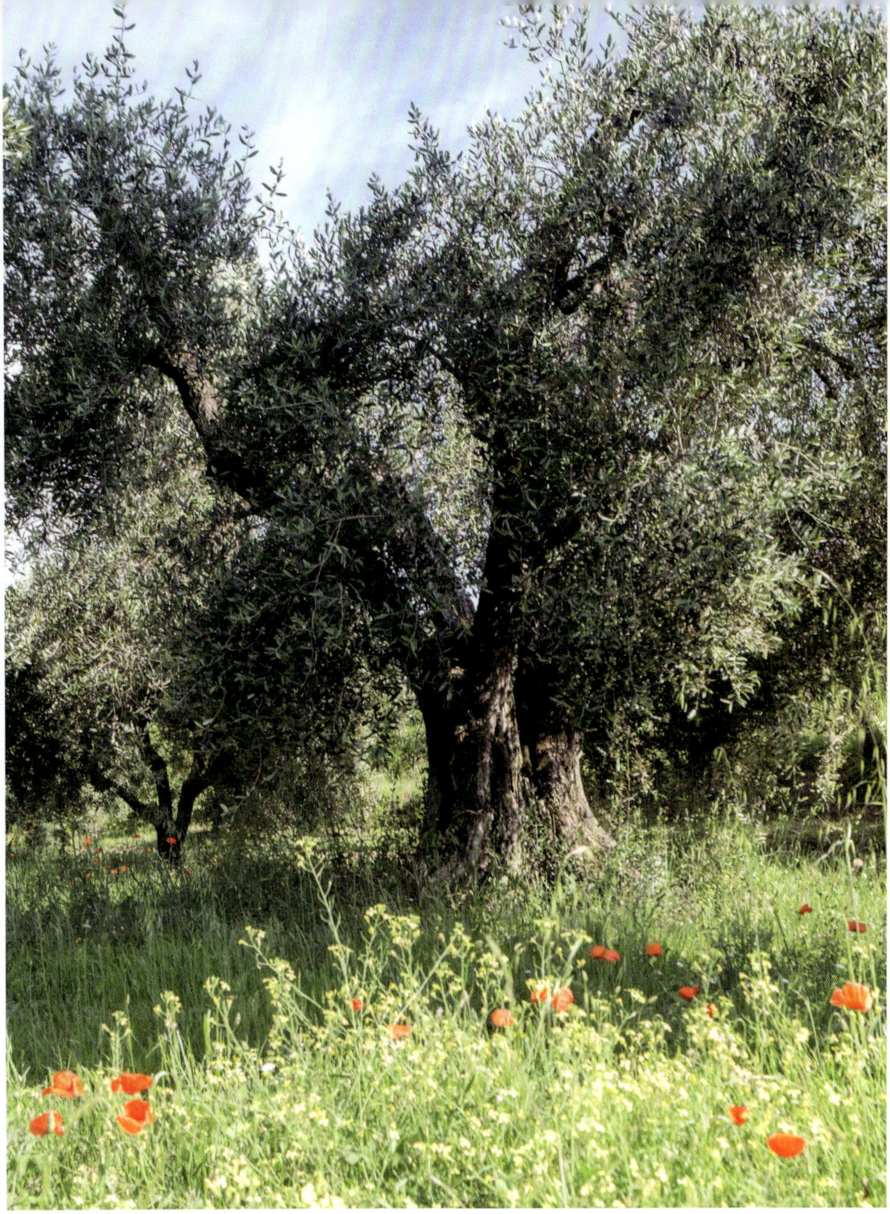

Das **Oxymel** aus den **Blättern** kannst du nach der Anleitung auf S. 147 selbst herstellen. Dazu brauchst du 2 Handvoll getrocknete Olivenblätter. Vielleicht bringst du sie dir von einem Urlaub im Mittelmeerraum mit oder du findest bei uns ein (ungespritztes) Prachtexemplar in einem großen Blumenkübel oder du erstehst sie im Kräuterhandel.

Dieses Oxymel dient zur allgemeinen Kräftigung, stärkt dich bei **Stress, Erschöpfung** und/oder gereizten Nerven. Es bringt dir die Sonne und ihr Strahlen zurück und lässt dich die Wolkenlöcher entdecken.

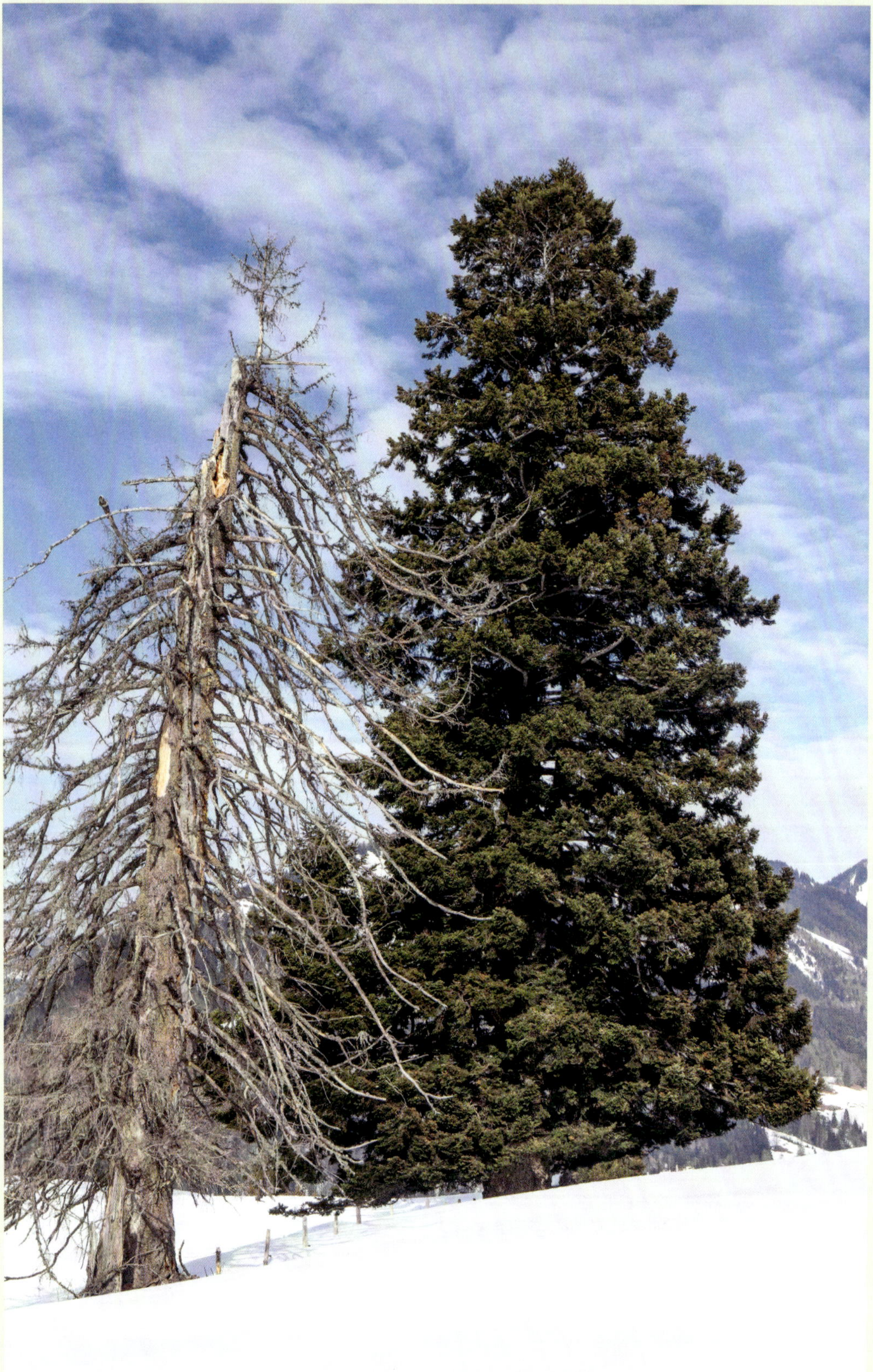

Die Geistnatur der Weiß-Tanne

Eigenschaft: Baum der Tapferkeit *(fortitudo)*

Lateinischer Name: *Abies alba*

Familie: Kieferngewächse

Andere Namen: Edeltanne – Silbertanne – Danne (Hildegard)

Botanische Merkmale

Immergrüner Nadelbaum

Höhe: bis zu 60 m

Alter: bis zu 600 Jahre

Austrieb: Nadeln erneuern sich alle 7–9 Jahre

Blatt: dünne, immergrüne, 2–5 cm lange, ledrige Nadeln, Oberseite dunkelgrün glänzend, Unterseite mit zwei schmalen, blauweißen Bändern

Knospen: stumpf, eiförmig und hellbraune, harzfreie, bis zu 5 mm große Knospen; oftmals Endknospen (Terminalknospen) an der Triebspitze. Auf der Oberseite der Triebe entstehen die Knospen mit den Blütenzapfen, die männlichen Knospen befinden sich in den Nadelachseln auf der Unterseite.

Blütezeit: April–Mai

Blüten: einhäusig – männliche und weibliche Blütenstände an einem Baum. Sie werden durch den Wind bestäubt. Die Weiß-Tanne blüht ab einem Alter von etwa 30–60 Jahren erstmals. Die weiblichen Blütenstände stehen als aufrechte Zäpfchen im oberen Kronenbereich. Häufiger sind die männlichen Blütenzapfen, sie finden sich aber nur selten zusammen auf einem Trieb mit den weiblichen.

Früchte: anfangs grünliche Zapfen, später rotbraun, etwa 10–15 cm lang und 5 cm breit stehend am Baum (im Gegensatz zur Fichte, an der sie hängen)

Borke/Rinde: Die Borke junger Tannen ist hellgrau und bleibt lange glatt. Im blühfähigen Alter mit 50–60 Jahren entwickelt sich eine schuppige, raue Borke.

IHR WESEN

Bis weit ins Mittelalter hinein wurden die hierzulande vorkommenden Nadelbäume selbst von Heil- und Naturkundigen selten voneinander unterschieden. Aus dem althochdeutschen Wort *tanna*, das einst alle Nadelbäume umfasste, entwickelte sich die Bezeichnung „Tann", das einen dunklen, immergrünen Nadelwald beschreibt, in dem die individuellen Baumgestalten ineinander verwischen und zu einem einzigen mystischen Wesen zu verschmelzen scheinen, in dem sich jedes *Ich* verliert.
In den tiefen Wäldern ihrer Heimat überragte *Abies alba*, die „hochgewachsene Weiße", sicherlich zahlreicher als heute die meisten anderen Bäume. Mit unbeugsamer Zuversicht begegnet die Tanne dem Rhythmus des Jahreskreises, sommers wie winters vermittelt ihre mächtige Gestalt eine stille, majestätische Präsenz, die im Verborgenen wirkt. Wer sich ihrem Einfluss hingibt, kann unter seinen Fußsohlen die Tiefe ihrer Wurzel erspüren, die ihr sicheren Halt bei Wind und Wetter verleiht und ihn demjenigen verspricht, der an sie glaubt. Trotz ihrer beeindruckenden Höhe scheint sie sich wie die meisten Nadelbäume zusammenzuziehen und der Welt möglichst wenig Angriffsfläche bieten zu wollen. Sie ist nach innen gewandt, und wenn sie nicht alte Wunden und Narben trägt, kann ihre symmetrische Struktur an den Aufbau von klaren Wasserkristallen erinnern. Ein Gefühl von Gleichmaß und Stabilität breitet sich im Gemüt aus, das von der Verwirrungsindustrie unserer Zeit ständig durcheinandergewirbelt werden will. Innere Klarheit ordnet die Gedanken wie eine tiefe Meditation und Erinnerungen an ewige geistige Wahrheiten werden deutlich.

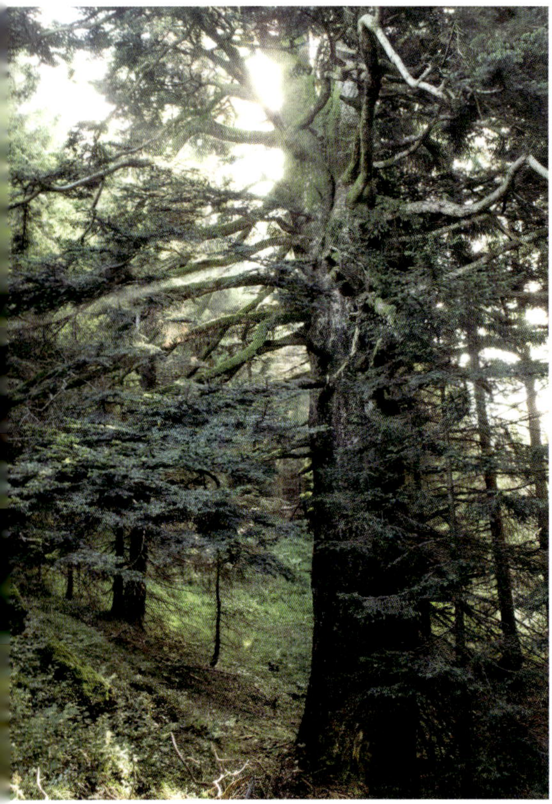

▲ Mächtige Weißtanne im Bergwald

DIE BOTSCHAFT DER TANNE

Die inneren, geistigen Anteile der Tanne sind größer als die Summe ihrer Teile, ihrer Zweige, Zapfen und Äste, mehr als die Schuppen ihrer Borke und die Ringe ihres Stammes. Sie ist bis in die letzte Nadelspitze durchdrungen von vitaler Lebenskraft, die sich in vielen Facetten zeigt. Hildegard von Bingen erkannte den inneren Zustand dieses mächtigen Baumes als *Tapferkeit*, einem Mut, der sich in unbeirrtem Glauben, Vertrauen und in festgeformter Geisteskraft zeigt. Nicht die strahlende Heldenkraft ist gemeint, nicht das schlagende Schwert, sondern Tapferkeit als gelassener Gemütszustand und innere Haltung, die nicht zuletzt auch in der wohlgeformten, stolzen Gestalt

MEDITATION

MEDITATION ZUR SELBSTHEILUNG UND INNENSCHAU

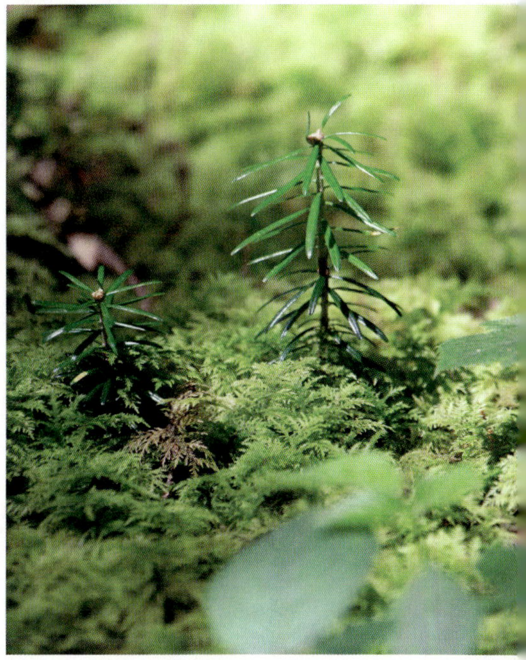

Heute führt dich dein Spaziergang in einen Wald aus lauter Tannen. Hier drinnen ist es still, grün, ruhig. Du spürst, wie allein das Einatmen von diesem köstlichen Duft unendlich erholsam ist für Körper und Seele. Lärm, Aufregung, Unruhe fallen von dir ab und bleiben draußen. Du atmest diese Ruhe in jede deiner Körperzellen, wieder und wieder lässt du deinen Atem und diese Luft durch dich strömen, so lange, bis du das Gefühl hast, alles in dir ist miteinander verbunden, alles in dir ist eins. Du genießt dieses Gefühl, dieses Fließen, und spürst, wie sich auch deine äußeren Grenzen darin auflösen und du eins wirst mit den Bäumen um dich herum, eins mit der Natur.

Ein kleiner Same mit einem leichten, braunen Flügel dreht seine Spiralen in der Luft, fliegt zu dir hinunter und legt sich federleicht in deine Hand. Er duftet noch ein bisschen mehr nach Wald, nach Frische, nach Tatkraft und nach einem Hauch Zitrone. Du spürst die Wärme, die er mitbringt, du ahnst das Wissen, das er in sich trägt – Wissen um ein ganzes Tannenleben. Millionen Jahre hat er schon so gelebt und dieses Wissen Generation um Generation weitergegeben. Jetzt schenkt er dir seine Weisheit, seinen Mut und sein Licht. Dieses Licht wird auch in Zukunft immer von seinem höchsten Ast leuchten.

Betrachte die Tannennadeln, rieche daran und schmecke sie. Schreibe deine Eindrücke in dein Baumtagebuch. Such ein paar Samen, schmecke auch sie und klebe sie in das Buch.

des Baumes ihren Ausdruck findet. Das reine und heilsame Tannenholz vermag einen Ort von Grund auf zu wandeln, es wirkt belebend und segensreich auf seine Umgebung, und alles dem Leben Abträgliche muss weichen und trocknet in seiner Nähe aus. *Standhaftigkeit.*

HEILANWENDUNGEN

Nach Hildegard hilft die Tanne bei folgenden Beschwerden:

- „Zauberei": Jeder Winkel der Welt im ausgehenden Frühmittelalter war belebt, jeder Ort war guten oder bösen Mächten ausgesetzt. Mit der Ausstrahlung bestimmter Stoffe und Materialien konnte man die Energie eines Ortes jedoch zum Guten oder zum Schlechten wenden – Tannenholz gehörte zu den so genannten apotropäischen Hölzern, mit deren Hilfe man Luftgeister vertreiben konnte, durchaus vergleichbar mit unseren heutigen Bakterien oder Viren (siehe auch Hainbuche).
- Kopfschmerzen (siehe auch Apfelbaum, Linde)
- Magen- oder Milzverstimmungen: Wenn von Milzverstimmung die Rede war, kann dies als chronische Müdigkeit und Kraftlosigkeit verstanden worden sein, da man zu Hildegards Zeiten in der Milz den Sitz der „Schwarzen Galle" vermutete, Zentrum von Schwermut und Melancholie (siehe auch Esche, Hainbuche).
- Husten (siehe auch Linde)
- Herpes

> *Die Tanne hat auch einen starken Duft, und dieser Duft schreckt die Körpersäfte, die im Menschen sind, auf, sodass sie in eine gewisse Wallung geraten …*
>
> HILDEGARD VON BINGEN

Hildegard vermutet viele verschiedene (Heil-) Kräfte in dem Baum, die er durch seine eher warme Qualität zur Wirkung bringen kann. Eine der sehr bekannten Rezepturen der Hildegard-Medizin ist die **Tannencreme**, die aus den Frühlingsnadeln der Tanne, Salbeiblättern und Mai-Butter besteht. Der Salbe wird eine gute Wirkung bei seelisch bedingten Kopfschmerzen nachgesagt, aber auch gegen nervöse Magenbeschwerden, Milzleiden und sogar Schwäche der Bauchspeicheldrüse. Auch die magische Wirkung des Baumes beschreibt Hildegard: „Luftgeister" würden Orte meiden, an denen Tannenholz ist, denn das Holz sei rein und nicht schädlich.

„Und wem in der Brust eng ist und wer hustet und auch an der Lunge Beschwerden hat …", dem rät sie zur Herstellung eines Lautersafts aus der Asche frischen Tannenholzes, Bibernelle und Zimt sowie gutem Wein und Honig.

Wenn sie dagegen von *„Krebsen"* spricht, die den Menschen verzehren, so sind damit sicher nicht die Tiere gemeint, auch keine Parasiten: Dann geht es vielmehr um auszehrende innere Leiden, langsam zersetzende Krankheiten, die viel Kraft kosten. Nach Hildegards Denken helfen hier die getrockneten, zu Pulver zerriebenen Samen der Tanne, die sehr heiß äußerlich angewendet werden.

Auch *„wenn Deine Lippen von irgendeiner Krankheit anschwellen und sich aufblähen …"*, empfiehlt Hildegard, die nicht über direktem Feuer stark erhitzten Samen der Tanne auf den Mund zu legen, *„… und die Schwellung und die Blasen werden verschwinden"*.

ANWENDUNGEN HEUTE

Ein Spaziergang durch einen Tannen- oder Nadelwald lässt dich die Grünkraft (*Viriditas* s. S. 22) spüren und Heilung einatmen – Heilung an Körper, Geist und Seele. Schon kleinste

Mengen der ätherischen Öle in der Waldluft reinigen die Lunge und stärken die Nerven.

KNOSPENESSENZ – FÜR KLEIN UND GROSS

Wenn du das Gemmopräparat aus der Tanne selbst herstellen willst, gehst du nach der Anleitung auf S. 144 vor. Um die Knospen zu ernten, kneifst du sowohl eine der Endknospen und auch die darunter liegenden 2–3 Seitenknospen von einem Zweig ab. Denke daran, dass du nur wenig Material für deinen Ansatz brauchst. Du kannst auch noch eine junge, frische, hellgrüne Astspitze mit den daran sitzenden Knospen und wenigen Nadeln hinzunehmen. Damit hast du schon ausreichend Ausgangsmaterial.

Dieses Gemmomazerat wird überwiegend bei Kindern in der manchmal schmerzhaften Wachstumsphase und nach Knochenbrüchen eingesetzt. Auch ältere Menschen mit Gelenkschmerzen oder Osteoporose profitieren davon. Es aktiviert den Knochenstoffwechsel und hemmt die abbauende Tätigkeit der Osteoklasten. Auch bei Zahnkaries unterstützt es die Mineralisierung und Remineralisierung der Zahnsubstanz. Außerdem kräftigt die Essenz die Atemwege und -organe, löst zähen Schleim und regt sowohl das Lymph- wie auch das Immunsystem an.

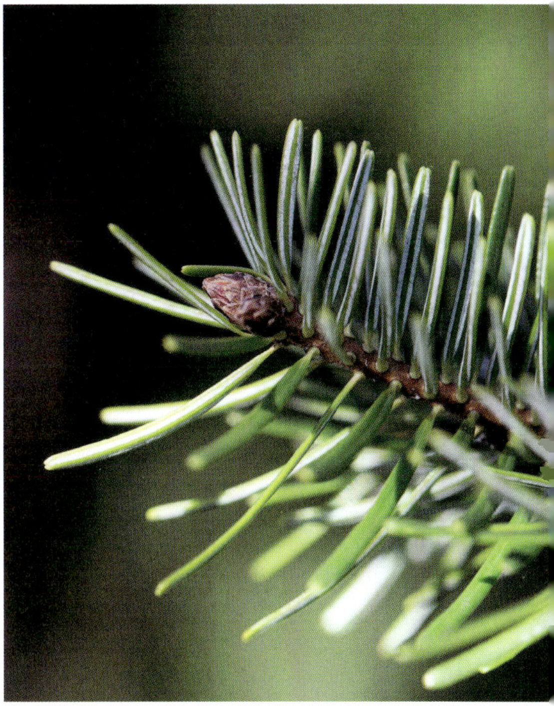

▲ An den zwei weißen Wachsstreifen auf der Unterseite der Nadeln sind die Tannen zu erkennen.

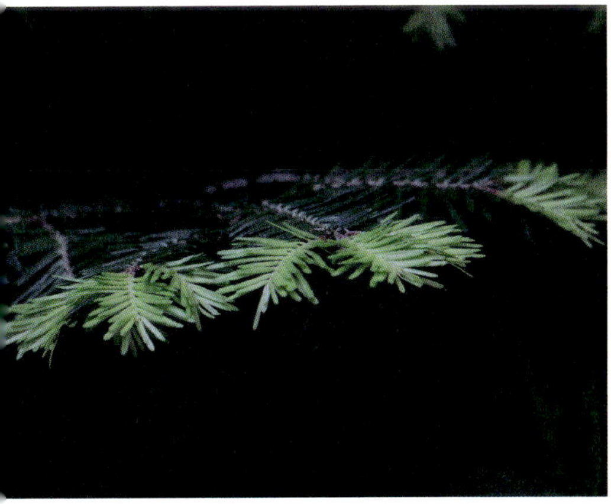

▲ Auch am Frühlingstrieb sind die Nadeln flach angeordnet.

Die Weiß-Tanne – und genau das vermittelt auch ihre Knospenessenz – wächst einerseits sehr zielstrebig gerade nach oben in den Himmel und kann andererseits sehr geduldig auf den dafür richtigen Zeitpunkt warten. Diese Fähigkeit überträgt sie auch auf alle, die sie umarmen. Sie klärt ein mögliches Durcheinander und löst jene Gedanken auf, die der Klarheit im Wege stehen. Was übrig bleibt, ist persönliche Eigenart und Stärke. Dieser Weg richtet innerlich auf, und du wächst dem Licht entgegen.

REZEPTE

REZEPTE

Bereite dir einen Tee aus den jungen, hellgrünen und noch weichen **Trieben** von Fichte, Tanne oder Kiefer am besten im Mai. Doch sei aufmerksam, schau dir den Baum genau an, damit du die Nadeln von der Tanne nicht mit denen der giftigen Eibe verwechselst (s. unten). Pflücke von dem frischen Grün nur so viel, wie du auch verarbeiten kannst, und nur von Stellen, die den Baum nicht schädigen. Es steckt voller Vitamin C, antibakteriellen und schleimlösenden Stoffen. Zusammen vertreiben sie den letzten Hustenrest aus den wintermüden Lungen. Der Tee daraus reinigt das Blut von Frühjahrsmüdigkeit und hilft bei Husten und Bronchitis.

Auf einem Spaziergang oder beim Ernten kannst du die weichen Nadeln als saftige und säuerliche Erfrischung kauen und sogar einen gemischten Frühlingssalat damit bereichern.

Für die Zubereitung des Tees gib 1 Teelöffel klein geschnittene Tannentriebe in 250 ml Wasser und koche beides zusammen zugedeckt auf, lasse 5 Minuten ziehen, siebe ab und genieße schluckweise.

Ein Tipp für alle Gärtner, die sich über hungrige Schnecken ärgern: Koche Tannenzweige und Zapfen mit reichlich Wasser aus und gieße mit diesem nach Wald duftenden Sud die jungen Pflänzchen. Schnecken mögen diesen Geruch gar nicht, er bedeutet für sie Trockenheit und Nahrungsfreiheit unter den Nadelbäumen.

Tanne oder Eibe? Nicht verwechseln!

Die Nadeln der Eibe sind sehr giftig, daher ist höchste Vorsicht geboten! Sie sind flach, sehr weich, nicht stachelig und 2–3 cm lang. Am vorderen Ende tragen sie eine deutliche Spitze. Auf der Oberseite sind sie dunkelgrün, auf der Unterseite gelblich-grün mit undeutlichen hellen Wachsstreifen. Die Eibe hat keine Zapfen, sondern rote Früchte an den weiblichen Bäumen.
Die Weißtanne hat flache und biegsame Nadeln, die an der Spitze stumpf und eingekerbt sind. Auf der Oberseite sind die Nadeln dunkelgrün, auf der Unterseite laufen zwei weiße Wachsstreifen.

Im Gegensatz zur Fichte sitzen die Zapfen aufrecht am Baum und fallen nicht als Ganzes ab, sondern nur als einzelne Schuppen.

Dieser Duft macht die Atemwege frei. Die **ätherischen Öle** von Tanne und Fichte werden aus Nadeln und Zweigspitzen destilliert. Aus 100 kg von diesem Ausgangsmaterial wird 1 Liter ätherisches Öl gewonnen, das entspricht sage und schreibe rund 5 000 000 Nadeln. Du kannst einige wenige von diesen kostbaren Tropfen direkt aus dem Fläschchen in eine Duftlampe geben. Schon kleinste Mengen davon durchdringen die Schleimhäute, **hemmen Bakterien und Viren** in ihrem Wachstum und üben einen heilsamen, kräftigenden Reiz auf die Atemwege aus. Festsitzender **Husten** löst sich und der Schleim lässt sich leichter abhusten. Damit die Nase nachts frei bleibt und du auch bei einer Erkältung ungestört schlafen kannst, träufelst du einige Tropfen Öl auf ein Papiertaschentuch und legst es neben dein Kopfkissen. Dieser Duft vertieft gleichzeitig den Schlaf.

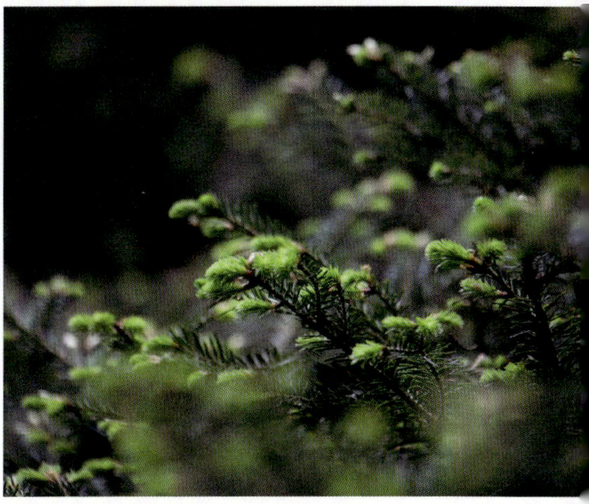

Wenn Neben-, Kiefern- und Stirnhöhlen betroffen sind oder der Husten total festsitzt, hilft eine einfache Inhalation mit ätherischem Tannenöl. Lege dir ein großes Handtuch bereit, gieße 2 Liter heißes Wasser in eine Schüssel und füge 8–10 Tropfen ätherisches Tannenöl hinzu. Bedecke Kopf und Schüssel mit einem großen Handtuch, schließe die Augen und lasse deinen Kopf von diesem Waldduft durchströmen. Er verflüssigt zähen Schleim, tötet Viren und Bakterien und regt die Durchblutung – und damit die Selbstheilungskräfte – an und macht munter.

Räuchern öffnet die Sinne und erweitert die Wahrnehmungen des Bewusstseins. Der Wald selbst verschenkt das Harz der Nadelbäume, den **„Wald-Weihrauch“**. Wir alle haben gerne mit den Zweigen des Adventkranzes „gekokelt“, mit den grünen Nadeln, den Zapfen, dem Harz oder der Rinde. Unsere Vorfahren haben seit Urzeiten diese Harze als Räucherwerk genutzt und die Düfte des Waldes in ihre Wohnungen und Rituale geholt. Bei diesem Duft wird es gemütlich, Geschichten und Erinnerungen an Sommer, Sonne und Wärme sind darin gespeichert.

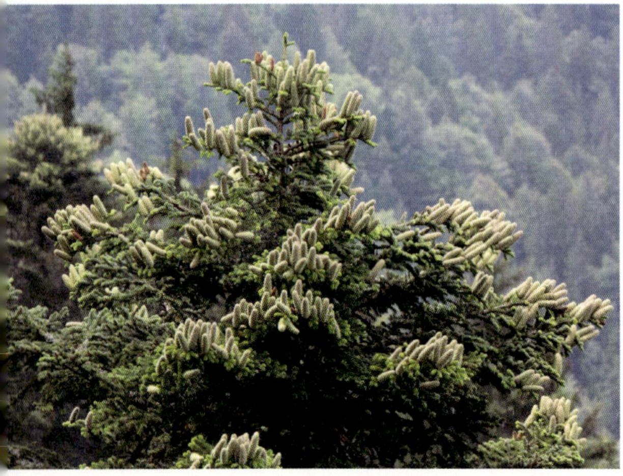

Und gleichzeitig riecht es nach Advent. Wie bei einem Waldspaziergang vertieft sich die Atmung, macht sich Entspannung breit, neue Lebensenergie taucht auf und Frische und Klarheit nehmen ihren Platz ein. Das hilft beim **Gesundbleiben**. In Erkältungszeiten, im Büro oder auch in Krankenzimmern reinigt Tannenduft die Luft, Viren und Bakterien verschwinden, die Ansteckungsgefahr sinkt. Als Saunaaufguss bringt es die Frische des Waldes in die heiße, feuchte Luft und als Bestandteil von Aftershaves und Parfüms spricht es besonders die Männer an.

Hildegard von Bingen verwendete die **Tannensamen** für eine wärmende Salbe, die auch bei „geschwollenen" Lippen hilft. Wenn im Frühling die Sonne auf die Tannenzapfen scheint, öffnen die Zapfen, die oben auf den Ästen stehen, ihre Schuppen und die kleinen geflügelten Samen segeln durch die Luft auf die feste Frühlingsschneedecke. Von hier lassen sie sich gut absammeln. Dann kannst du sie in ein Schraubdeckelglas füllen, mit Mandelöl übergießen und 3 Monate lang auf der Fensterbank ausziehen lassen. In Maßen verträgt dieses Öl sogar direktes Sonnenlicht. Um eine **Salbe** daraus zu machen, erwärmst du 100 ml von diesem Tannensamenöl, schmilzt 12 g Bienenwachs darin und füllst die Lösung in kleine Salbendöschen. Verschließe sie erst, wenn die Salbe völlig ausgekühlt ist, damit keine Kondenstropfen hineinfallen. Sie pflegt auch auf sehr angenehme Art die vorher kalten Füße nach einem wärmenden Bad. Die Salbe ist mindestens 1 Jahr haltbar.

Im Mai kannst du aus den hellgrünen Tannentriebspitzen einen aromatischen **Tannenwipfelsirup** herstellen. Die jungen Maitriebe sind auch essbar und schmecken sehr lecker. Sie haben ein säuerlich-zitroniges Aroma, das niemand bei einem Nadelbaum vermutet. Sie enthalten sehr viel Vitamin C und Provitamin A.

Um daraus einen Sirup zu machen, brauchst du 200 g frische, junge Tannensprossen und 400 g Rohrzucker. Ernte die frischen Triebspitzen zwischen März und Mai und schichte sie abwechselnd mit dem Zucker in ein Glas mit weiter Öffnung. Die Schichten mit den frischen Tannenwipfeln können etwa doppelt so dick sein wie die Zuckerschichten. Schließe mit einer Zuckerschicht ab und drücke alles noch einmal gut an. Verschließe das Glas und lasse es bei Zimmertemperatur – aber nicht in der Sonne – so lange stehen, bis der Zucker flüssig geworden ist. Das dauert ca. 2–3 Wochen. Die Nadeln sind jetzt braun und ein Sirup hat sich unten abgesetzt. Den siebst du ab und füllst ihn in dunkle Flaschen. Bei **Husten oder Erkältung** nimmst du davon 3- bis 4-mal täglich 1 Teelöffel voll.

Eine **Tannennadeltinktur** ist praktisch für unterwegs. Zu ihrer Herstellung gibst du 20 g zerkleinerte Tannentriebe und 150 ml 70 %igen Alkohol in eine dunkle Flasche, schüttelst vorsichtig um und lässt alles 3 Wochen ziehen. Dann filtrierst du ab, füllst die Tinktur in eine dunkle Flasche und bewahrst sie kühl und dunkel auf. Sie findet ihren Platz in deiner Haus- oder Reiseapotheke. Jedes Mal, wenn du Fieber oder Bronchitis hast, Herzbeschwerden dich beunruhigen oder Muskel- und Gelenksschmerzen dich plagen, gibst du davon 5 Tropfen in ein Glas Wasser und trinkst sie schluckweise.

Für die äußerliche Einreibung von schmerzenden Gelenken hilft ein **Tannenspiritus**. Dafür fügst du dem Ansatz von 2 Teilen frischen, jungen Tannensprossen noch 1 Teil zerquetschte Wacholderbeeren und 1 Teil Lavendelblüten hinzu und lässt alles zusammen 4 Wochen lang ausziehen. Verwende diesen Tannenspiritus als Einreibung bei Muskelkater, Rheuma, Gicht oder Hexenschuss. Wenn die Haut durch den Alkohol zu sehr austrocknet, kannst du sie mit ein wenig Oliven- oder Johanniskrautöl pflegen.

Oxymel für alle Fälle: Auch dieses Oxymel ist nicht nur wertvolle Medizin, es ist auch ein geschmackvoller Genuss. Vermische nach der Anleitung auf S. 147 300 g Honig und 100 ml Apfelessig und lasse sie sich einen Tag gut aneinander gewöhnen. Dann nimmst du 50 g getrocknete Tannennadeln, schneidest sie klein und übergießt sie mit der Honig-Essig-Mischung. 3 Wochen musst du warten und den Ansatz täglich sanft umschütteln, dann kannst du ihn durch einen Kaffeefilter abfiltrieren, in eine dunkle Flasche füllen und schon mal probieren. Wenn er dir später helfen soll bei einer **Erkältung oder bei Fieber**, bei Muskel- oder Rückenschmerzen, bei Problemen mit Blase oder Niere oder bei Magenschmerzen, nimmst du 3-mal täglich 1 Esslöffel voll davon und trinkst mindestens 1,5 Liter Wasser oder dünnen Kräutertee dazu.

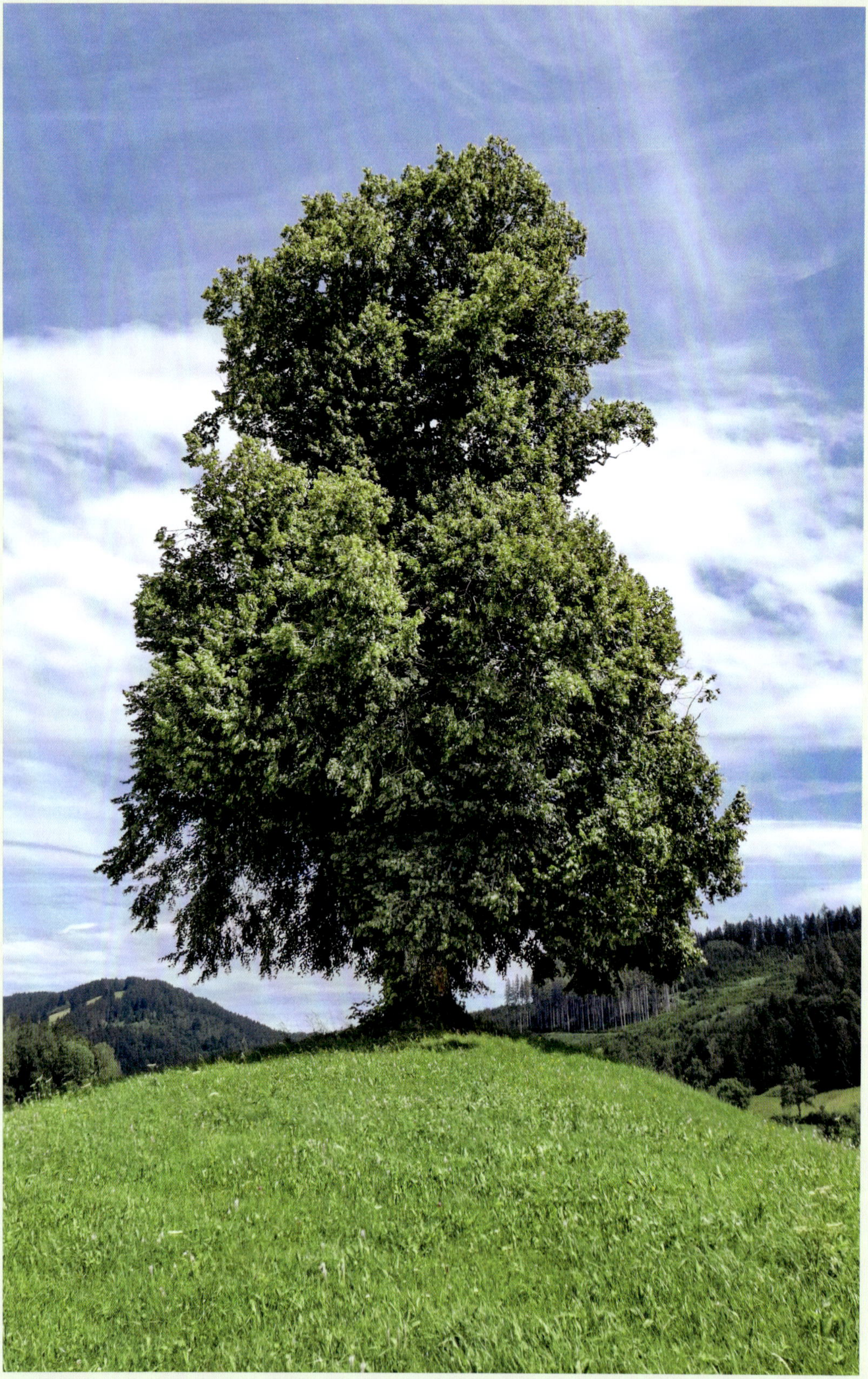

Die Geistnatur der Sommer-Linde

Eigenschaft: Baum der Zerbrechlichkeit *(fragilitas)*

Lateinischer Name: *Tilia platyphyllos*

Familie: Malvengewächse

Andere Namen: Leinbaum – Bast- und Gewandbaum – Graslinde – Wasserlinde

Botanische Merkmale

Sommergrüner Laubbaum

Höhe: bis zu 40 m

Alter: bis zu 1000 Jahre und darüber hinaus

Austrieb: Ende April, Mai

Blatt: unsymmetrisch herzförmig, bis zu 15 cm lang und 8 cm breit, langgestielt mit gesägtem Blattrand. Oben und unten das gleiche Grün, auf der Blattunterseite hervorstehende Blattnerven.

Knospen: länglich oval, etwa 6 mm lang, leicht behaart, meist drei deutlich sichtbare Knospenschuppen

Blütezeit: Juni, Juli

Blüten: einhäusig – männliche und weibliche Blütenstände an einem Baum. Nach dem Laubaustrieb erscheinen die nektarreichen, duftenden Blüten mit bis zu 5 hängenden, hellgelben Rispen.

Früchte: feste, holzige, 1–2 cm lange, kugelige Nussfrucht, die mit den Fingern nicht zu zerdrücken ist. Das Tragblatt dient der Verbreitung durch den Wind.

Borke/Rinde: braungrau, mit länglichen Furchen

IHR WESEN

Ihre oft weit ausladende Krone, die ihre Nachbarschaft und alles um sie herum mit dem zerbrechlichen Duft ihres süßen Nektars benetzt, erfüllt alle fühlenden Wesen mit einem jeweils eigenen, aber immer untrüglichen Gefühl: Im Glück gibt sie uns Gewissheit, in der Trauer den Trost. Es sind diese Momente, in denen die Linde Besitz von uns nimmt. Sie zieht uns mit ihrer Zartheit in den Bann und lädt uns ein in den geschützten Raum ihrer manchmal gewaltigen Gestalt.

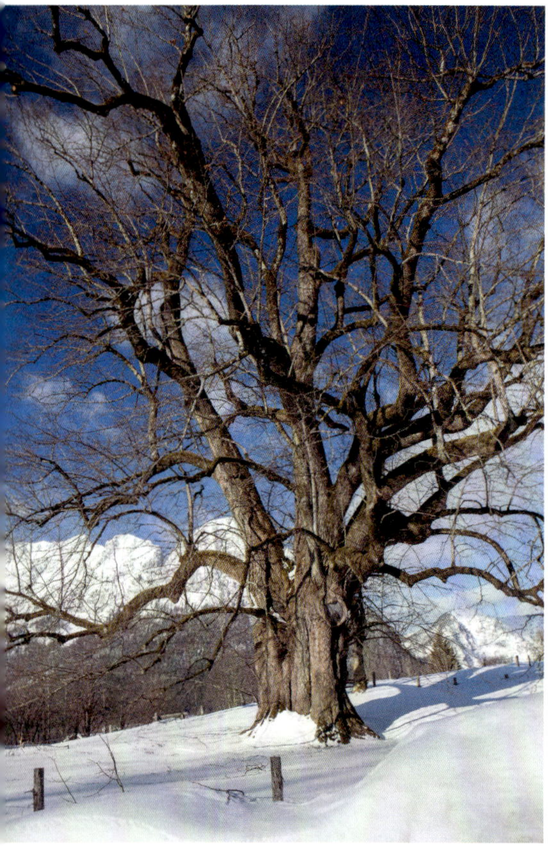

▲ Beeindruckende Gestalt einer Linde in Winterstille

Von tiefer Sanftmut erfüllt ist sie dennoch ein Sinnbild für den Kreislauf des Lebens, denn selbst im Hochsommer, auf dem Scheitelpunkt ihrer Kraft, schwingt in jedem Blatt, jeder Blüte ein fast melancholischer Hauch von der Wehmut des Abschieds mit. Ihr Wesen ist nicht starr, sie ist beweglich, biegsam und beugsam und deshalb wandelbar. Unter ihren Zweigen fühlen wir die friedvolle, mütterliche Verbindung zur Erde, die uns daran erinnert, dass wir ein Teil dieser natürlichen Rhythmen, dieses ewigen Flusses sind – gebunden an das Vergehen und Erneuern: *Sei und werde.*
Hildegard von Bingen muss in ihrer Empfindsamkeit und ihrem Einfühlungsvermögen von der Ausstrahlung dieses Baumes tief berührt gewesen sein, denn hier drückt die Schöpfung auf eigene, lebendige Weise kraftvoll aus, was in Hildegards Visionen zu Schriften, Bildern und Lehre wurde.

DIE BOTSCHAFT DER LINDE

Linden lieben die Menschen, und Menschen lieben die Linden. Linden wachsen – meist als Einzelbaum, in prächtiger, sich entfaltender Gestalt – dort, wo Menschen sich treffen, sich austauschen und Feste feiern, mitten auf dem Dorfplatz. Oft läuft eine runde weiße Bank um den starken Stamm herum und lädt ein, sich dort niederzulassen, den summenden Bienen zu lauschen, zu träumen, Frieden zu empfinden und Lindenkräfte zu spüren.
Manchmal steht die Linde auch an einer heiligen Quelle, an einem Brunnen oder Wallfahrtsort – immer ist es ein besonderer Platz, ein Kraftplatz, an dem schon ihr Anblick heilend wirkt und an dem sie manchmal über Jahrhunderte hinweg verehrt wird.
Schon lange vor Hildegards Zeiten war die Linde ein heiliger Baum. Sie galt als Manifestation göttlichen Wissens, göttlicher Wahrheit und

MEDITATION

MEDITATION ZUR SELBSTHEILUNG UND INNENSCHAU

Lies den Text zunächst, bevor du in die Meditation gehst.

Suche dir in der Natur eine Linde, die du magst und mit der du dich ungestört „unterhalten“ kannst. Wenn gerade keine Linde in der Nähe ist, kannst du auch ein Foto (oder die Abbildung in diesem Buch) nehmen. Beobachte zunächst das ganze Wesen des Baumes: Wie sieht sie aus, was ist ungewöhnlich, was spricht dich an, was fällt dir auf? Begrüße sie und berühre ihre Rinde, ertaste die zerklüftete Borke mit deinen Fingern, umarme den Stamm und öffne alle deine Sinne. Vielleicht möchtest du in der Umarmung verweilen oder du setzt dich zu ihren Wurzeln und lehnst dich mit dem Rücken an ihren Stamm.

Je länger du hier sitzt, umso mehr spürst du die Verbindung zwischen dem Baum und dir, fühlst seine Wärme und Liebe. Die Linde öffnet dein Herz und füllt es an mit Ruhe, Geborgenheit, Stille und Frieden, mit der Freude der Erde und der Kraft des Himmels.

Du erkennst deine innersten Herzensbedürfnisse, die du so lange versteckt hast. Du spürst die Freude in diesem Augenblick. Sie füllt dich an – und prickelt so schön in jeder Zelle deines Körpers. Du spürst, dass diese Freude dich weiter begleiten wird, dass grenzenlose Liebe Wirklichkeit ist. Vielleicht hast du Lust, dich zu verlieben, in den Augenblick, in dich selbst, in das Leben. Vielleicht magst du diese Liebe auf deine Art ausdrücken.

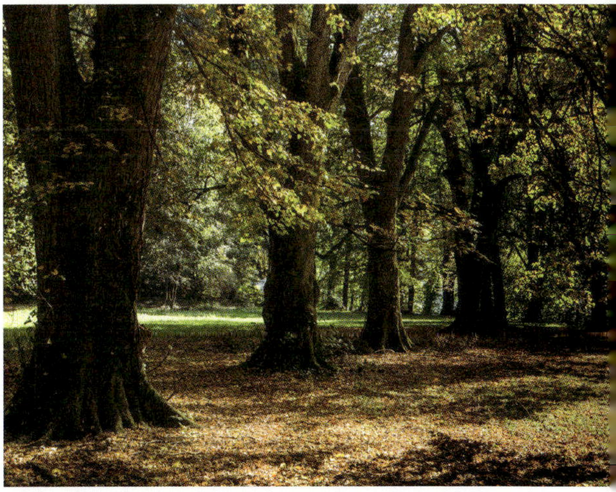

Gerechtigkeit. Feste Entschlossenheit und sanftes Mitgefühl hielten sich unter einer Linde die Waage.
In ihrem ruhigen, stetigen Wachstum und ihrem langsamen Loslassen im Alter liegt die stille Bitte, das Leben in all seinen Zerbrechlichkeiten zu umarmen und die Kraft der Vergänglichkeit als Teil des größeren Ganzen willkommen zu heißen.
Ja, wenn wir es hören wollen, gibt uns die Linde nicht nur das Gute und Schöne, sondern auch die reine Wahrheit ein. Doch sie tut das immer mit Liebe und nimmt uns unseren Schmerz. *Geborgenheit.*

HEILANWENDUNGEN

Nach Hildegard hilft die Linde bei folgenden Beschwerden:

- Herzbeschwerden: Zu Hildegards Zeiten und in der Humoralpathologie waren mit Herzbeschwerden auch oft seelische Störungen gemeint, ähnlich, wie wir es heute im übertragenen Sinne noch immer tun. Gebrochene Herzen, Liebeskummer und psychische Probleme können genauso gemeint sein wie körperliche Leiden.
- Augenleiden (siehe auch Apfelbaum und Kiefer)
- Gicht (siehe auch Esche)
- Abwehr von Krankheiten allgemein

Die Kraft des Baumes vergrößert und vermehrt sich in dem Maße, wie dieser Baum seine Äste ausbreitet ...

HILDEGARD VON BINGEN

Hildegard sieht in der Linde *„große Wärme“* in der Wirkung, und *„... diese Wärme ist ganz in der Wurzel und steigt in Äste und Blätter auf und sie bedeutet die Zerbrechlichkeit“.*
Sie legt Menschen mit Herzbeschwerden nahe, *„... das, was in der Mitte der Lindenwurzel ist, (zu) nehmen und zu Pulver zu machen“.* Dieses Pulver solle oft mit Brot gegessen werden, und es würde ihm bald *„... am Herzen besser gehen“.* Der Zusammenhang zwischen der Wärme der Linde und der von Hildegard konstatierten Wirkkraft warmer Substanzen auf die Seele des Menschen legt nahe, dass es ihr hier um seelische Belastungen gegangen ist.
Eine magische Wirkung zur Krankheitsabwehr attestiert sie dem Baum mit einer Anleitung, wie ein Ring mit einem Span des Lindenholzes in Gold zu fassen und herzustellen sei. Das Tragen des Ringes bewirke, *„... dass die Übel den Menschen fliehen“*, ja, es sei sogar *„... die stärkste Wirkung gegen alle gefährlichen Übel des Menschen“.*
„Und jener, der gichtbrüchig ist“, fährt sie an anderer Stelle fort, *„... soll von der Erde nehmen, die um die Wurzel der Linde liegt, und sie in Feuer legen“*, um sich damit ein Dampfbad zu bereiten. Nach neun aufeinanderfolgenden Heilbädern sei er geheilt.
Am einfachsten aber ist wohl folgendes Rezept bei Augenleiden zu befolgen: *„Und leg im Sommer, wenn Du schlafen gehst, frische Lindenblätter über Deine Augen und bedecke mit ihnen Dein ganzes Gesicht: Es macht Deine Augen klar und rein und vertreibt aufgrund seiner guten Grünkraft die verdorbenen Säfte.“*

ANWENDUNGEN HEUTE

Noch heute gehören **Lindenblüten** in jede Hausapotheke, denn sie senken bei Erkältungen und Husten das Fieber und stärken die Abwehrkräfte. Tee aus Lindenblüten macht schwitzen und heizt Viren und Bakterien aus dem Körper. Auch bei Blasen- und Nierenleiden hilft er. Er bessert außerdem Kopfschmerzen und beruhigt bei Stress, Nervosität, Aufregung

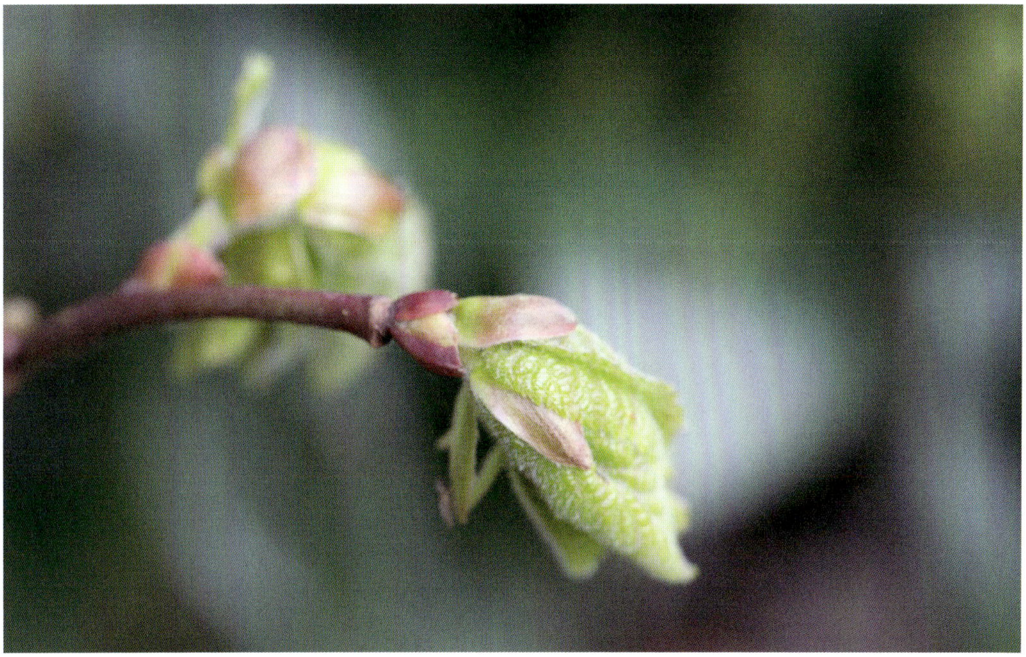

▲ Alles an der Linde ist mild, sanft und weich – auch die Knospen.

und Angst. An dunklen Wintertagen bringt das Trinken dieses Tees die Erinnerung an das Licht des Sommers zurück und hellt die Stimmung auf. Und er führt in einen erquickenden Schlaf. Deswegen ist er auch ein idealer Tee für unruhige oder überdrehte Kinder. Auch eine Inhalation des Dampfes bringt Erleichterung bei Husten, Kopfschmerzen, Stress und Schlafstörungen. Vorbeugend getrunken hält der Tee gesund, weil er die Schleimhäute im Atemtrakt feucht hält und damit vor Ansteckung bewahrt.

KNOSPENESSENZ – MACHT TOLERANT

In unseren Breitengraden finden wir drei verschiedene Lindenarten: Die Sommer-Linde *(Tilia platyphyllos)*, die Winter-Linde *(T. cordata)*, die 14 Tage nach der Sommer-Linde blüht, und die Silber-Linde *(T. tomentosa)* mit unterseitig silbrigen Blättern. Sie verkraftet Abgase und Umweltverschmutzung am besten und ist deswegen häufiger in den Städten zu finden. Die Knospen der Silber-Linde sind so wie ihre Ästchen flaumig behaart, die der Winter-Linde sind rot an braunen Ästchen und die Knospen der Sommer-Linde wachsen rot an leicht rötlichen Ästchen. Alle drei entfalten in der Gemmozubereitung ähnliche Wirkungen. Die mütterlich schützende Funktion dieser drei Lindenarten ist bei der Silber-Linde mit ihren silbrigen Blättern am meisten ausgeprägt.

Lindenknospen schmecken sehr milde und werden beim Kauen breiig. Das Mazerat aus den Knospen schmeckt süß und aromatisch. Die gerade austreibenden Knospen werden ab März/April von den Zweigen gepflückt.

Wenige Knospen reichen für einen Ansatz. Auf S. 144 findest du die genaue Anleitung.

Das Mazerat aus den Knospen wirkt in erster Linie auf Nervensystem und Psyche und regt gleichzeitig den gesamten Stoffwechsel an. Es **beruhigt** auf ebenso sanfte Art wie der ganze Baum. Es mindert Ängste und lindert Entzündungen, hilft bei Ein- und Durchschlafstörungen, beseitigt Unruhe und Nervosität und stärkt bei zu viel Stress und Burnout. Auch chronische Entzündungen und ihre Begleiterscheinungen bessern sich.

Das Knospenmazerat lenkt den Blick dorthin, wo etwas gelingt und harmonisch ist. Immer wieder stärkt und ermuntert es liebevoll das Herz. Diese Essenz tröstet bei Kummer, hellt die Stimmung auf und lässt die Seelenenergie wieder durchscheinen. Sie stärkt die Empathiefähigkeit, öffnet für die Vielseitigkeit der Menschen und führt zu mehr Toleranz. Friedvolle Bilder breiten sich aus.

Diese Gemmoessenz zeigt uns, was wir von Antoine de Saint-Exupéry und seinem kleinen Prinzen gelernt haben: *„Man sieht nur mit dem Herzen gut."* Sie wärmt das erstarrte Herz und hilft dabei, die eigenen Herzensbedürfnisse zu erkennen. Dabei vermittelt sie das warme Gefühl von Geborgenheit. Und macht Mut, sich selbst auszudrücken, sei es mit Worten, sei es singend, sei es in der Bewegung oder sei es im Tanz. Die Essenz wirkt belebend, prickelnd und lockt die Freude über das Erdendasein.

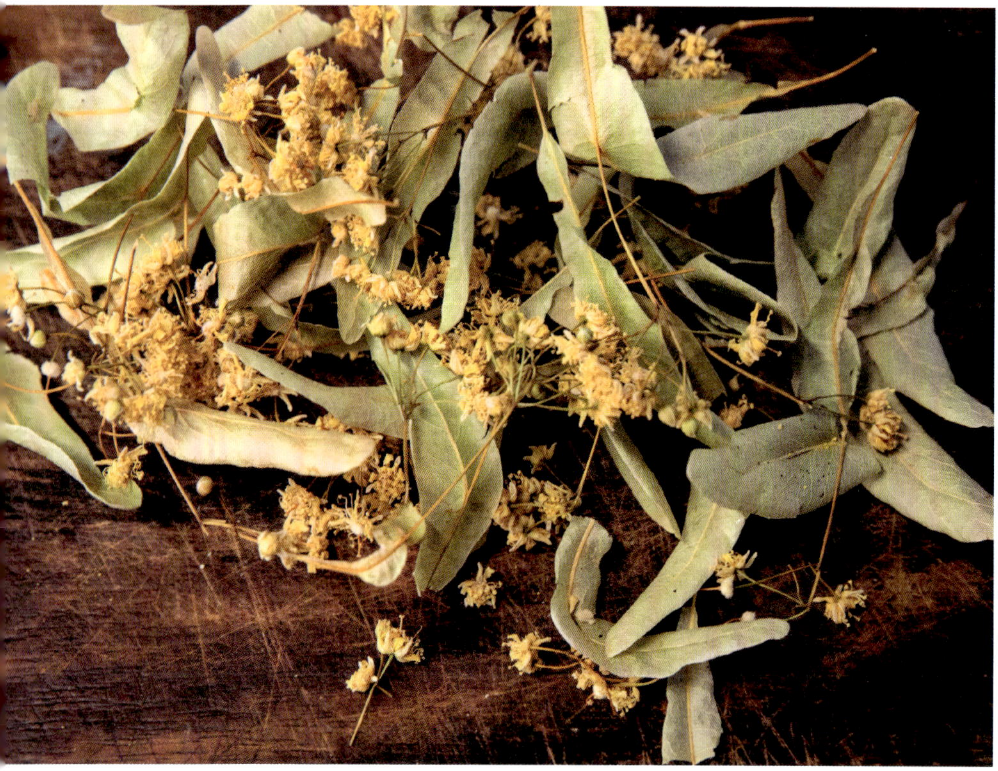

▲ Wertvoller Bestandteil einer jeden Hausapotheke – getrocknete Lindenblüten

REZEPTE

REZEPTE

Ungewöhnlich ist für uns heute die Vorstellung, die **innere Rinde** mit dem Bast zunächst im Mund zu kauen und danach auf Wunden zu legen, die damit gut abheilen. Das Pulver davon mit Wasser vermischt und zur Paste gerührt, war ein bewährtes Mittel bei Brandwunden und Verletzungen und leistete oft beruhigende „Erste Hilfe“.

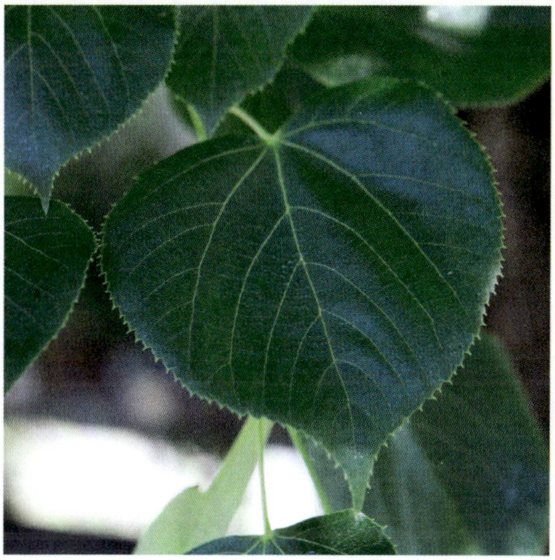

Ungewöhnlich ist auch, dass Hildegard die **Erde, die zwischen den Lindenwurzeln** zu finden ist, als Medizin verwendete. Sie sollte Herz und Gefäße stärken. Wer von Herzeleid geplagt sei, solle diesen Baum aufsuchen und seine Wärme und Kraft wirken lassen.

Noch ein ungewöhnlicher Tipp – vielleicht für die Mittagspause: Besonders bei trockenen Augen ist es eine Wohltat, sich eine Packung aus **frischen Lindenblättern** so auf die Augen zu legen, wie Hildegard es empfiehlt. Und dann damit zu ruhen. Achte sorgfältig darauf, ob du hinterher klarer siehst. Wie fühlen sich die Augen und wie die Gesichtshaut an?

Ein **Oxymel** aus Lindenblüten ist sehr lecker. Es ist schnell und einfach nach der Anleitung auf S. 147 zubereitet. Verwende für den Ansatz etwa 2 Handvoll Lindenblüten. Am besten nimmst du die frischen **Blüten** im Mai oder Juni. Auch dieses Oxymel erleichtert auf der körperlichen Ebene jede Erkältung mit oder ohne Fieber und bringt – selbst in stressigen Zeiten – neue Kräfte bei Erschöpfung. Am besten ist es, den Honig-Essig anzusetzen, wenn die Linden blühen, und ihn später in Erkältungs- oder anderen ansteckenden Zeiten als Vorrat zur Verfügung zu haben.

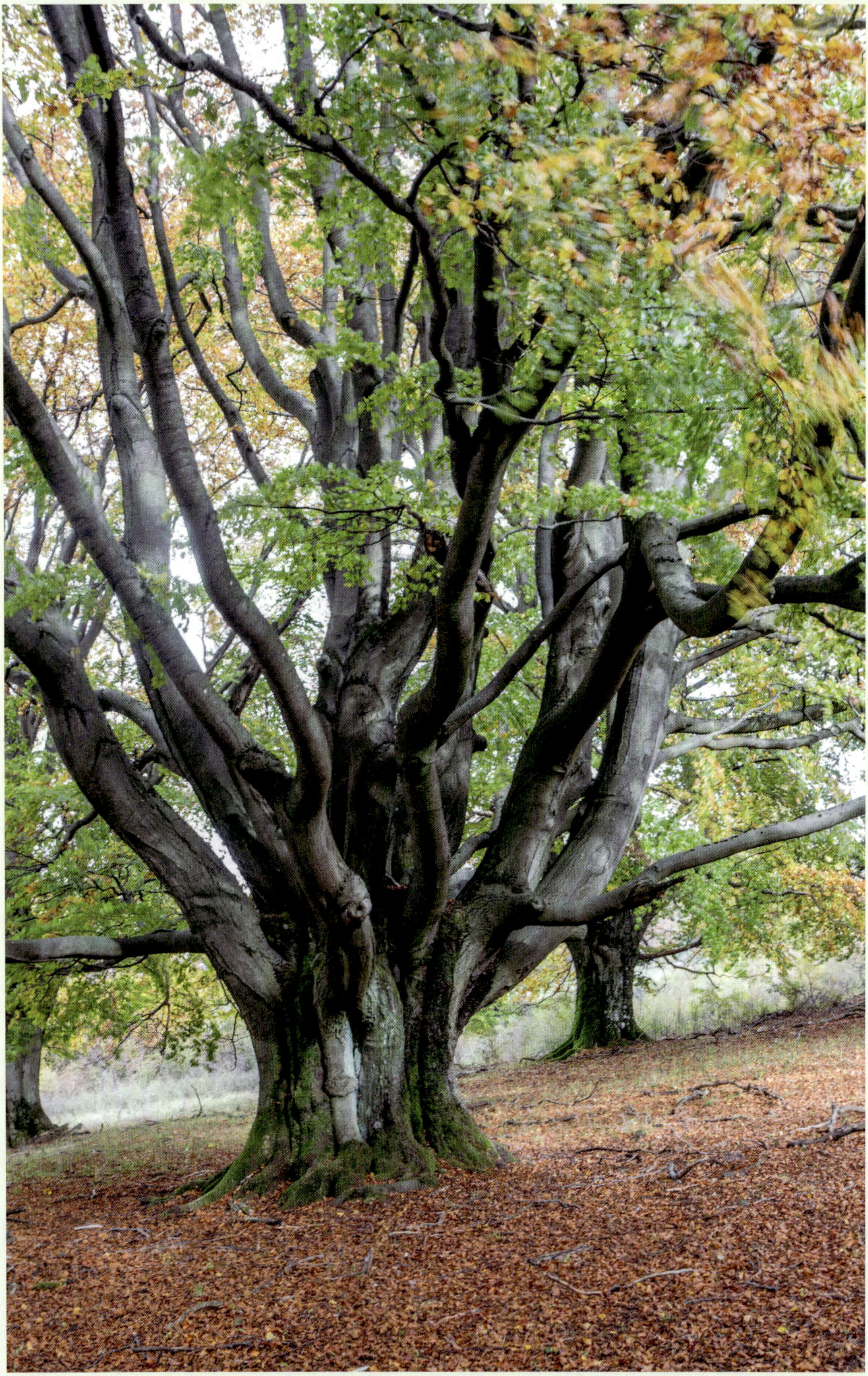

Die Geistnatur der Rot-Buche

Eigenschaft: Baum der Disziplin *(disciplina)*

Lateinischer Name: *Fagus sylvatica*

Familie: Buchengewächse

Andere Namen: Weiß-Buche – Berg-Buche – Ecker-Buche – Boiche (Hildegard)

Botanische Merkmale

Sommergrüner Laubbaum

Höhe: bis zu 40 m

Alter: bis zu 300 Jahre

Austrieb: März–April

Blatt: eiförmig, wellig, bis zu 10 cm lang und 8 cm breit

Knospen: etwa 3 cm lang und bis zu 4 mm dick, spindelartig spitz und lanzettenförmig. An der Basis kräftig rotbraun, an der Spitze heller werdend. Knospen an der Triebspitze werden oft zu schlafenden Knospen (Proventivknospen).

Blütezeit: April–Mai kurz nach dem Blattaustrieb

Blüten: einhäusig – männliche und weibliche Blütenstände an einem Baum. Eher unscheinbar, hellgrün meist an den Achseln der Kurztriebe. Männliche Blüten sind blassgelb, kugelig mit Staubfäden an einem bis zu 2 cm langen Stiel und fallen bereits Mitte Mai ab, sie blühen noch vor den weiblichen. Weibliche Blüten sitzen auf einem kürzeren, behaarten Stiel und sind an den grünen kugeligen Köpfchen zu erkennen. Die Blüten werden durch den Wind bestäubt. Die Buche blüht erst ab einem Alter von etwa 50 Jahren.

Früchte: Die dreieckigen, dunkelbraunen „Bucheckern" genannten Früchte fallen im Oktober/November zumeist mit ihrer stacheligen Hülle zu Boden. Die Samen, die dabei herausfallen können, keimen erst im Folgejahr.

Borke/Rinde: Die junge Buche ist an der glatten grau-braunen Rinde zu erkennen, die im Alter in ein silbriges Grau wechselt. Sie entwickelt keine Borke.

IHR WESEN

Alles an der Buche trägt ein Geheimnis, ihre vernarbten, heimlichen Augen, die uns bis in die Seele zu blicken scheinen, ihre zartgrünen Blätter, die in unermesslicher Anzahl über unseren Häuptern wogen, jede einzelne ihrer gewundenen Knospen, in denen der Baum sich „unendlichfältig" stets aufs Neue erfindet: Mit jeder einzelnen Knospe schenkt er der Welt eine neue Idee von sich. Die Buche ist für empfindsame Menschen reine Magie, und diese Erkenntnis mag für Hildegard von Bingen Anlass gewesen sein, die überraschenden Rezepturen und vielfältigen Anwendungen mit wirkmagischen Heilsprüchen zu versehen, was sie sonst bei keiner anderen Baumart getan hat. Sie verlieh der Rot-Buche dabei sinnvollerweise die Eigenschaft der Disziplin, ohne die auch die menschliche Weisheit und Einsicht nicht zu erlangen ist. Das lässt erahnen, welch hohen Stellenwert Disziplin – und so auch der von ihr damit verbundene Baum – für Hildegard von Bingen gehabt haben muss. Mit fast beispielloser Schaffenskraft hat sie ihre zahllosen Visionen, ihre geschaute Weisheit und die daraus erwachsenen Einsichten als Malerin, Komponistin, Lyrikerin und Autorin an die Menschheit weitergegeben. Dabei stammt der Ausdruck Disziplin vom lateinischen discipulus ab, was als Schüler, Lehrling oder Jünger übersetzt werden kann.

DIE BOTSCHAFT DER BUCHE

In Hildegards geistlicher Schau ist die Buche von einer richtigen und gleichmäßigen Mischung von Wärme und Kälte durchflossen und beides in ihr sei gut. Ihre Heilwirkung erstreckt sich demzufolge auf Körper, Geist und Seele gleichermaßen.

Die Buche ist bis ins hohe Alter in jeder Wurzelspitze, in jedem ihrer von Adern durchzogenen tiefgrünen Blätter bis hin zum mächtigen Kronengeäst durchdrungen von heller Lebenskraft. In achtsamen Momenten in der Stille des Waldes ist diese pulsierende Vitalität fast auf der Haut zu spüren, wie ein sanftes Vibrieren, beinahe mit Händen zu greifen. Vielleicht war es ein solcher Moment unter einer Buche, der

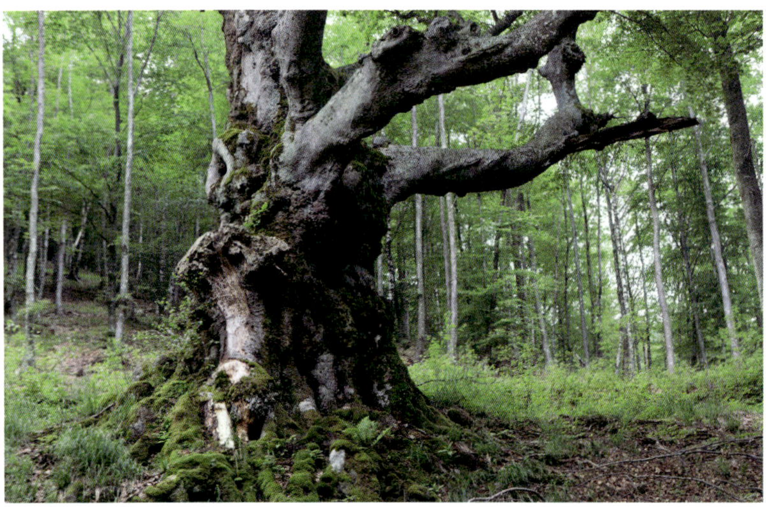

◂ Eine alte knorrige Buche thront im sagenumwobenen Reinhardswald.

MEDITATION

MEDITATION ZUR SELBSTHEILUNG UND INNENSCHAU

Lies den Text zunächst, bevor du in die Meditation gehst.

Es ist gut, wenn du diese Meditation in der freien Natur, vor einer Buche durchführen kannst, die dir sympathisch und zugänglich erscheint. Du kommst einfacher in Verbindung mit der Geistnatur der Buche, der Essenz ihres Wesens, wenn du den Waldboden unter dir barfuß spüren kannst, denn auch er ist durchzogen von ihrer pulsierenden Energie und darüber hinaus von Myriaden Kleinstlebewesen.

Wenn du nicht im Wald und in der freien Natur sein kannst, so kann der Baum auch in deiner Vorstellung in deinem Geiste entstehen.

Bevor du in die innere Versenkung gehst, nimm den Baum vor dir wahr. Ertaste die Beschaffenheit der glatten Rinde, umarme die Buche und nimm sie mit allen Sinnen auf: Höre, rieche, schmecke, sieh, ertaste und fühle sie. Zunächst nacheinander jeweils für einige tiefe Atemzüge. Langsam spürst du, wie du den Baum ganzheitlich wahrnimmst – du schließt die Augen, kommst vom Sehen ins Schauen, um diese Sinneseindrücke in dich einsickern zu lassen und ihnen nachzuspüren. Du fühlst in dir die Bewegung der Blätter im Wind, vernimmst in dir ihr sanftes Rascheln, gibst dich dem wundervollen Gefühl der porigen, glatten Rinde an deinen Wangen hin, der Zartheit der Blätter an deinen Fingerspitzen, schwelgst in ihrem zurückhaltenden, wohligen Geruch und, wenn du magst, in ihrem erfrischenden Geschmack.

Du spürst jetzt den sanften, gütigen Blick der Buche in deinem Gesicht und atmest tief in ihrem Rhythmus. Du bist eins mit dem Baum, durchpulst von der Kraft des reinen Seins – Viriditas.

Spüre den lockeren Boden unter dir, die Erde, die vor Lebenskraft pocht, spüre sie fest und unterstützend, wie die starken Wurzeln der Buche, die tief in die Erde greifen.

Stelle dir die dichte Krone über dir vor wie eine weite Gewölbehalle, wie ein Sternenhimmel aus leuchtenden Blättern. Die weit ausladen-

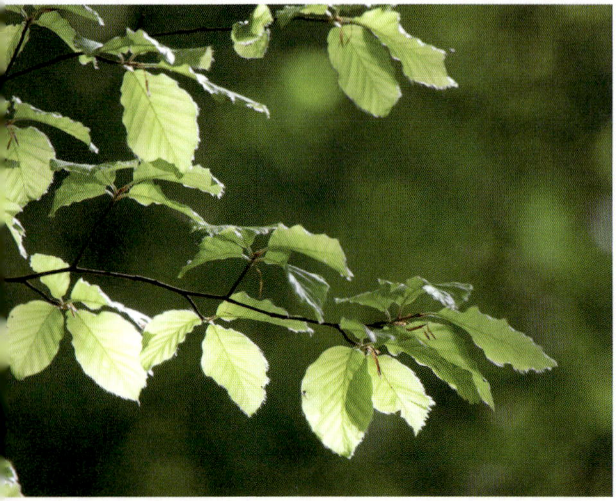

den Äste und das dichte Blätterdach geben dir Schutz und Geborgenheit. Atme tief ein und fühle, wie die frische, reine Luft durch die Blätter der Buche strömt und deinen Körper und Geist erfrischt. Beim Ausatmen lasse alle Anspannungen und Sorgen los, gib dich ganz diesem Moment hin, überlasse dich ganz dem Baum.

Richte deine Aufmerksamkeit auf die glatte, graue Rinde der Buche. Sie steht für Weisheit, Einsicht und Stärke. Ihre Stärke und Beständigkeit fließen in dich ein, verleihen dir den gleichen Halt, dieselbe Sicherheit.

Dein innerer Blick findet nun den mächtigen Stamm der Buche. Er ist fest und unverrückbar, ein Symbol für Standhaftigkeit. Spüre die gleiche Standhaftigkeit in dir. Du stehst fest und sicher in deinem Lebensboden, unerschütterlich und tief verwurzelt.

Visualisiere die tiefen Wurzeln der Buche, die sich weit und kraftvoll in die Erde verzweigen. Diese Wurzeln geben der Buche Halt, Nahrung und Orientierung – sie erden den Baum. Fühle, wie auch du tief in deinem Lebensboden verwurzelt bist. Diese Verbindung zur Erde gibt dir Stabilität und erinnert dich an deine innere Heimat, deine Herkunft und deinen Ursprung.

Atme tief ein und aus, spüre die Verbindung zu diesem mächtigen Schutzbaum. Du bist fest verwurzelt, sicher und geschützt. Lass diese Gefühle von Sicherheit und Geborgenheit in dir wachsen und wurzeln. Du hast deine innere Heimat erreicht, in der du dich wohl und gesund und gut aufgehoben fühlst.

Bleibe einige Minuten in dieser Verbindung, genieße das Gefühl von Halt und Orientierung. Wenn du bereit bist, öffne langsam deine Augen und nimm das Gefühl der inneren Stärke und Verwurzelung mit in deinen Tag, in dein Leben. Spüre, wie fest du im Leben stehst, gut aufgehoben und sicher – wie die mächtige Buche.

Hildegard von Bingen in die Einsicht der Viriditas, der Grünkraft führte, diese Vision göttlicher Schöpfungsenergie, die alle Wesen und das Universum durchzieht wie ein unendlicher Lebensquell, ein Lichtstrahl reinen Seins. Buchen verstehen es ausgezeichnet, diesem göttlichen Lebensquell durch ihr Wesen einen unverwechselbaren Ausdruck zu verleihen, jede einzelne auf ihre Weise. Das Wesen einer ausgewachsenen, gesunden Buche drückt mit ihrer Gestalt, ihrer Anmutung und ihrem Habitus eine starke Heimatverbundenheit aus, gleichzeitig vermittelt sie das Gefühl von sanfter Geborgenheit und verlässlichem Schutz. Im Menschen, der dies so auf sich wirken lassen kann, kann das ähnliche Gefühle auslösen. Die Buche verleiht Stabilität und Halt, sie gibt die Sicherheit, fest im Leben verwurzelt zu sein, in der inneren Heimat zu ruhen, wo auch immer man sich gerade befindet. Oft befällt uns heute das Gefühl, entwurzelt zu sein, hilflos, ängstlich und ohne Orientierung dem Weltgeschehen ausgeliefert zu sein. Auch zu Zeiten Hildegards war es eine unsichere und sich schnell verändernde Welt, in der wechselnde Machtverhältnisse unversehens das Lebensgefüge bedrohen konnten. *Vitalität.*

HEILANWENDUNGEN

Die Rot-Buche nimmt in Hildegards Beschreibungen eine ganz besondere Rolle ein – bei keinem anderen Baum empfahl sie, beim Ernten z. B. der Blätter heilmagische Beschwörungsformeln aufzusagen. Zwar scheinen die Heilsegen auf den ersten Blick aus der Zeit gefallen zu sein, dennoch gehören sie zu einer ganzheitlichen Betrachtung dieses wunderbaren Baumes, wie ihn Hildegard von Bingen gesehen hat. Letztlich soll es jedem selbst überlassen bleiben, diese Segenssprüche anzunehmen oder nicht – oder auch eigene Formulierungen und Kraftworte zu finden, die ihren Platz im persönlichen Baumtagebuch finden könnten.

Nach Hildegard hilft die Buche bei folgenden Beschwerden:

- Gelbsucht, „Gelbe Galle“, die zumeist durch die Gelbfärbung von Augen und Haut diagnostiziert wurde, aber auch mit Müdigkeit, Schwäche, Appetitlosigkeit und Bauchschmerzen in Zusammenhang gebracht wurde.
- Tägliches, drei- oder viertägliches Fieber (eine überraschende Parallele zu verschiedenen Varianten der Malaria, die wohl zu Hildegards Lebzeiten in Europa verbreitet war). Hierbei gilt auch zu bedenken, dass die Definition von „Fieber“, wie sie heute geläufig ist, zu Hildegards Lebzeiten nicht galt. Es musste nicht mit erhöhter Körpertemperatur einhergehen, konnte vielmehr auch ein allgemeines körperliches Unwohlsein, aber auch Teilnahmslosigkeit, Atembeschwerden oder Appetitlosigkeit bedeuten.
- Erysipel, „freis, selega oder segena (Hildegard)“ – Wundrose, eine bakterielle Entzündung der oberen Hautschichten (siehe auch Ölbaum).

Wenn jemand aus Buchenblättern, wenn sie jung und frisch sind, ein Mus bereitet und isst, schadet es ihm nicht. Auch wenn jemand die Frucht der Buche isst, wird er dadurch nicht geschädigt, sondern wird wegen ihrer guten Mischung fett davon.

HILDEGARD VON BINGEN

Buchenwein bei Gelbsucht

Wenn sich die jungen Buchenblätter in unendlicher Zahl ihren schützenden Knospen entrollen, aber noch nicht vollständig erschie-

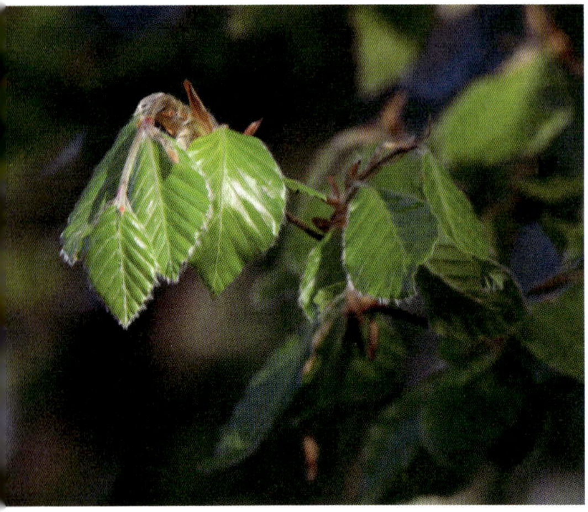

▲ Jedes Blatt ein Wunderwerk – Buchenblätter im Frühling

nen sind, lautet die Empfehlung, einen jungen **Zweig des Baumes** mit einem Messerchen zu ernten, weil die in ihm erhaltene Grünkraft *„die Säfte des Menschen verbessert"*. Hildegard von Bingen verknüpft dies mit dem magischen Heilsegen: *„Ich schneide deshalb Deine Grünkraft ab, weil Du alle Säfte des Menschen verbesserst, die sich auf einen fremden Weg und zur unrechten Gelben Galle wenden, und das geschehe durch das lebendige Wort, das den Menschen ohne dessen Elend geschaffen hat."* Als Mittel gegen Gelbsucht solle man den abgeschnittenen Ast über das Jahr hinweg aufbewahren und im Bedarfsfall ein Heilgetränk mit warmem Wein und Holzstückchen des Buchenzweiges herstellen. „Wein" freilich war damals eher medizinische Anwendung denn Genuss und wurde oftmals mit Honig gemischt, vielleicht wegen der Haltbarkeit, vielleicht wegen der Wirksamkeit, vielleicht auch nur, um den Geschmack des vergorenen Traubensafts zu ertragen. Bei dem Ritual der Herstellung dieses Buchenweins müssen kleine Holzstückchen des abgeschnittenen Buchenzweigs dreimal mit etwas Wein übergossen werden, begleitet von der magischen Formel: *„Um des heiligen Bandes der heiligen Fleischwerdung willen, durch die Gott Mensch geworden ist, zieh von diesem Menschen (Namen) das Leid der Gelbsucht ab!"*

Heilsegen zur Fokussierung

Magische Heilsegen und Beschwörungsformeln waren im Frühmittelalter eine gängige Praxis, zu der wir heute nur schwer Zugang finden. Dennoch gibt es auch in unserer Zeit zwar umstrittene, aber ernst zu nehmende Versuche und Arbeiten, z. B. Wasser zu „besprechen" und so mit Informationen zu energetisieren, dass sich die gewünschte Wirkung im Körper entfalten kann. Hildegard hat diese magischen Heilsegen in Bezug auf die Heilkraft der Bäume sonst nirgendwo verwendet – die Buche bildet hier die große Ausnahme. Wahrscheinlich kommt es nicht auf die wörtliche Aussprache von Hildegards lautmagischen Beschwörungsformeln an, sondern auf die lautere und gut gemeinte Absicht, auf die man sich während der Zubereitung geistig fokussieren kann. Wenn man Blätter, Äste oder Knospen ihrer Heilkraft wegen sammelt, ist es wichtig, zuvor sich selbst zu sammeln. Auch die Qualität des Wassers mag entscheidend sein. Mache ein einfaches Experiment: Stelle jeweils ein Wiesenblümchen in frisches Quellwasser und eines in Leitungswasser und sieh, wie es beiden ergeht – mit höchster Wahrscheinlichkeit wird das Blümchen im frischen Quellwasser das andere um einige Zeit überleben.

Der zuvor erwärmte Wein war dem Betroffenen drei Tage lang auf nüchternen Magen zu verabreichen, um die verdorbenen Körpersäfte, die die Gelbsucht verursachen, zu vertreiben. Da unbehandelte Gelbsucht sehr gefährlich werden kann, ersetzt diese Behandlung heute nicht den Arztbesuch, der den Menschen damals nicht möglich war. Dennoch ist die Anwendung auch bei Symptomen wie andauernder Müdigkeit und Kraftlosigkeit zuträglich.

Bucheneckern und Quellwasser bei Fieber und Unwohlsein

Bei Fieber empfiehlt Hildegard, junge **Bucheckern** in reinem „Springbrunnenwasser“ zu zerstoßen, wobei wiederum eine magische Formel zu sprechen ist: *„Um des heiligen Bandes der heiligen Fleischwerdung willen, durch die Gott Mensch geworden ist, ihr Fieber, lasst mit eurer Kälte und Hitze in diesem Menschen (Name) nach. Ihr sollt das tun, da ihr mit den fünf Wunden Christi beschworen und besiegt wurdet.“*

Das so jeweils frisch zubereitete Heilwasser sollte der Kranke an fünf aufeinanderfolgenden Tagen trinken, um von täglichem oder sporadisch auftretendem Fieber zu genesen. Hildegard macht das Zusammenspiel von Bucheckern, Worten und frischem Wasser für die Heilung verantwortlich – in unsere Zeit übertragen kann hier nur frisches und reines Quellwasser gemeint sein, weniger unser behandeltes Leitungswasser.

Holz, Wurzelrinde und Quellwasser bei Wundrose

Die auffälligen Wurzelstränge einer mächtigen Buche sind oftmals bereits kurz über der Erdoberfläche erkennbar, bevor sie sich ins Erdreich senken und hierin tief verwurzeln. Von diesen an der Oberfläche sichtbaren **Wurzeln** empfiehlt Hildegard von Bingen, dreimal jeweils ein Stück abzuschneiden, begleitet von der Beschwörungsformel: *„Um der ersten Erscheinung willen, bei der Gott den Menschen an der Wurzel von Mamre sah, brich die Wellen des Giftes ohne den Tod dieses Menschen.“*

Diese Rinden- und Holzstücke können das ganze Jahr über aufgehoben werden, um dann im Bedarfsfall zum Einsatz zu kommen: Ähnlich wie bei der Zubereitung des Buchenweines werden die Holzstücke dreimal mit frischem Quellwasser übergossen, wobei zu sprechen ist: *„Um der ersten Offenbarung willen, als Jesus im Jordan getauft wurde, durchquere, oh Welle, das Gift dieses Menschen (Name) und nimm von ihm jedes Anzeichen dieses Übels und mach ihn rein, wie auch das Leben Jesu rein war.“*

Das auf solche Weise jeweils frisch zubereitete Wasser ist an drei Tagen in Folge auf nüchternen Magen zu trinken, und *„... du wirst vom freis befreit werden“*, wie Hildegard von Bingen berichtet.

ANWENDUNGEN HEUTE

Buchenblätter kannst du das ganze Jahr über ernten – am schmackhaftesten sind sie in jungem Zustand im Frühjahr. Bei einer Wanderung an einem sonnigen Maiwochenende kannst du sie frisch vom Baum pflücken und genussvoll kauen. Das schmeckt lecker und nimmt das Durstgefühl. „Esslaub“ wurden sie in sehr alten Zeiten auch genannt. Sie stecken voller **entzündungshemmender** Gerbstoffe und regen den Stoffwechsel an. Wenn sie länger und öfter gekaut werden, stärken sie gleichzeitig das Zahnfleisch. Hildegard empfiehlt, ein „Mus“ daraus zu machen und zu essen – es wurde „nicht schaden“.

Mit dem **Tee aus den Blättern** kannst du zusätzlich kühlende und entzündungswidrige Kompressen zubereiten, die als Auflage bei

Geschwüren und auch bei einem Gerstenkorn, einer Entzündung am Auge, helfen. Dieser Tee erfrischt und sorgt für gesundes Zahnfleisch. Bei Ekzemen und Hautproblemen wie Akne desinfiziert und reinigt er die Haut. So kannst du ihn zum Beispiel bei allen Irritationen der Haut wie ein Gesichtswasser benutzen oder das Gesicht mehrmals täglich damit waschen.

Für **Holz und Rinde** brauchst du ein scharfes Taschenmesser. Nimm diese Teile von solchen Ästen, die der Sturm heruntergeweht hat, oder von Bäumen, die gefällt wurden. So verletzt du keinen lebenden Baum. Wenn du die Wurzelrinde verwenden willst, suche dir im Spätherbst ein teilweise oberirdisch verlaufendes Wurzelstück und schneide nur kleine Stückchen heraus. Solches Vorgehen nutzten unsere Vorfahren als Wetterprognose: Blieb diese Wunde trocken, würde es einen harten Winter geben. Würde der Baum aber versuchen, die Wunde mit seinem Saft zu heilen, sollte ein milder Winter folgen. Vielleicht probierst du aus, ob das auch heute noch zutrifft.

Buchenwein ist wertvoll bei chronischer Müdigkeit und Erschöpfungszuständen. Um ihn selbst herzustellen, brauchst du einen guten Weißwein. Gieße ihn in einem schönen Glas über das klein geschnittene Holz der Buche. Das kann frisch oder getrocknet sein. Übergieße dieses Holz so großzügig mit Wein, bis alles gut bedeckt ist. Wenn du magst, kannst du die obigen magischen Worte dazu sprechen oder im Stillen denken.

Bei getrocknetem Holz solltest du etwas mehr Wein nehmen, weil das trockene Holz mehr von der Flüssigkeit aufsaugt als das frische. Erwärme beides zusammen für etwa 10 Minuten, ohne es zu kochen, lasse es wieder abkühlen und siebe die Flüssigkeit ab. An den folgenden drei Tagen solltest du von dem Wein nüchtern einige Schluck trinken. Beobachte, wie du dich dabei fühlst.

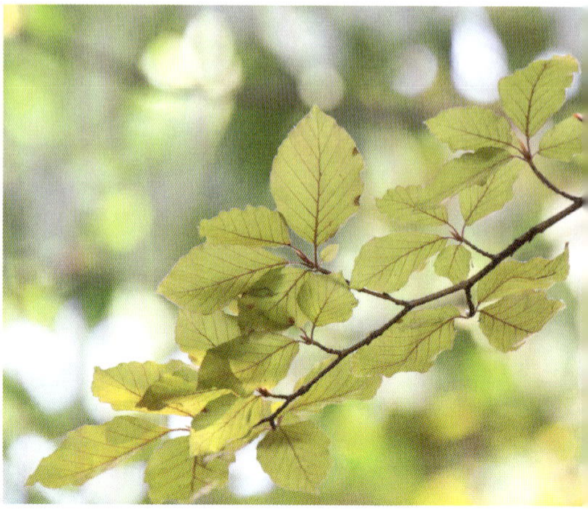

▲ Buchenblätter fangen den Sonnenschein ein.

KNOSPENESSENZ FÖRDERT DIE RESILIENZ

Wenn du dir die Essenz aus Buchenknospen selbst herstellen willst, nutze dazu die Anleitung auf S. 144. Die glänzenden Knospen der Buche sind länglich, schlank, spindelförmig und mit gelblich-braunen Schuppen überzogen, die sich spiralig überlappen. Die Seiten- und die Endknospen an den Zweigen erobern sich alle mutig ihren Raum, den sie bald mit Blättern, Blüten und Ästen ausfüllen werden. Die fertige Essenz aus diesen Knospen schmeckt ein wenig zusammenziehend und leicht erfrischend sauer. Sie senkt den Cholesterinspiegel und hilft bei der regelmäßigen Entgiftung.

Mit der Gemmoessenz der Buche findest du in das **Hier und Jetzt** und stärkst deine Willenskraft. Sie hilft gegen Allergien, aktiviert die Niere und beugt Arteriosklerose vor. Auf der psychischen Ebene stärkt sie die Resilienz und mildert „Dünnhäutigkeit“. Sie fördert die Selbstfindung, unterstützt die eigene Entfaltung und stärkt das Wir-Gefühl. Dadurch macht sie es leicht, den Alltag zu gestalten.

REZEPTE

REZEPTE

Die Bachblüte für mehr Empathie. Die Essenz aus den Blüten der Buche – Beech – hilft dabei, das Gute in den Mitmenschen zu entdecken, einfühlsam und tolerant zu sein und die zwischenmenschlichen Beziehungen zu pflegen.

Das Oxymel macht munter. Aus **Blättern, Holz und Rinde** kannst du dir einfach selbst ein Oxymel nach der Anleitung auf S. 147 herstellen. Verwende für den Ansatz etwa zwei Handvoll Blätter, drei Stückchen Holz und drei Schnitze aus der Rinde. Sie können frisch oder getrocknet sein.

Dieses Oxymel tut gut bei **Husten, Erkältung und Fieber** und auch bei Erschöpfung. Es unterstützt die Leber und die Galle und bringt bei andauernder Abgeschlagenheit neue Energie. Dass die Leber nicht schmerzt, sondern ihren Hilferuf durch permanente Müdigkeit ausdrückt, wusste sicher auch Hildegard von Bingen schon.

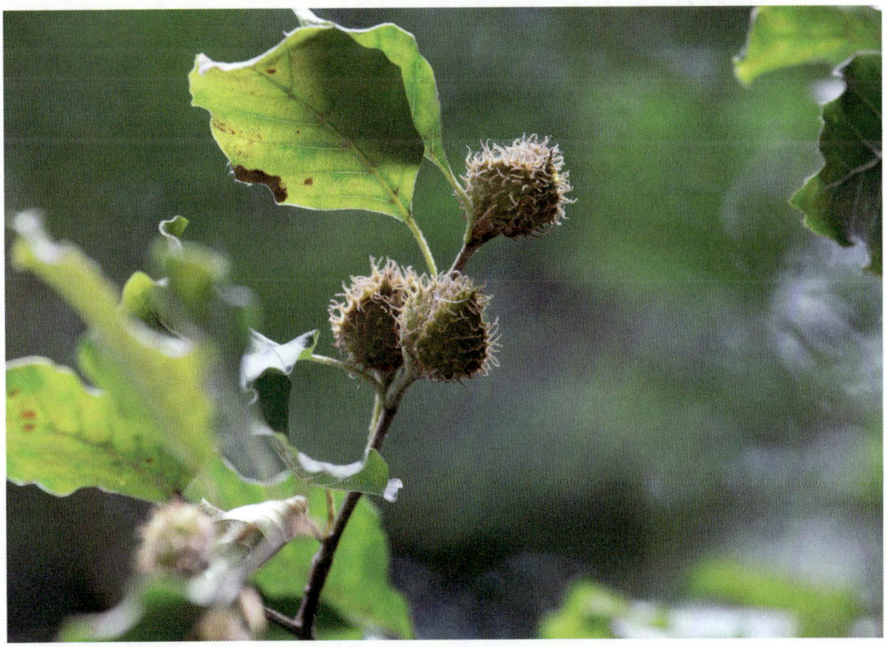

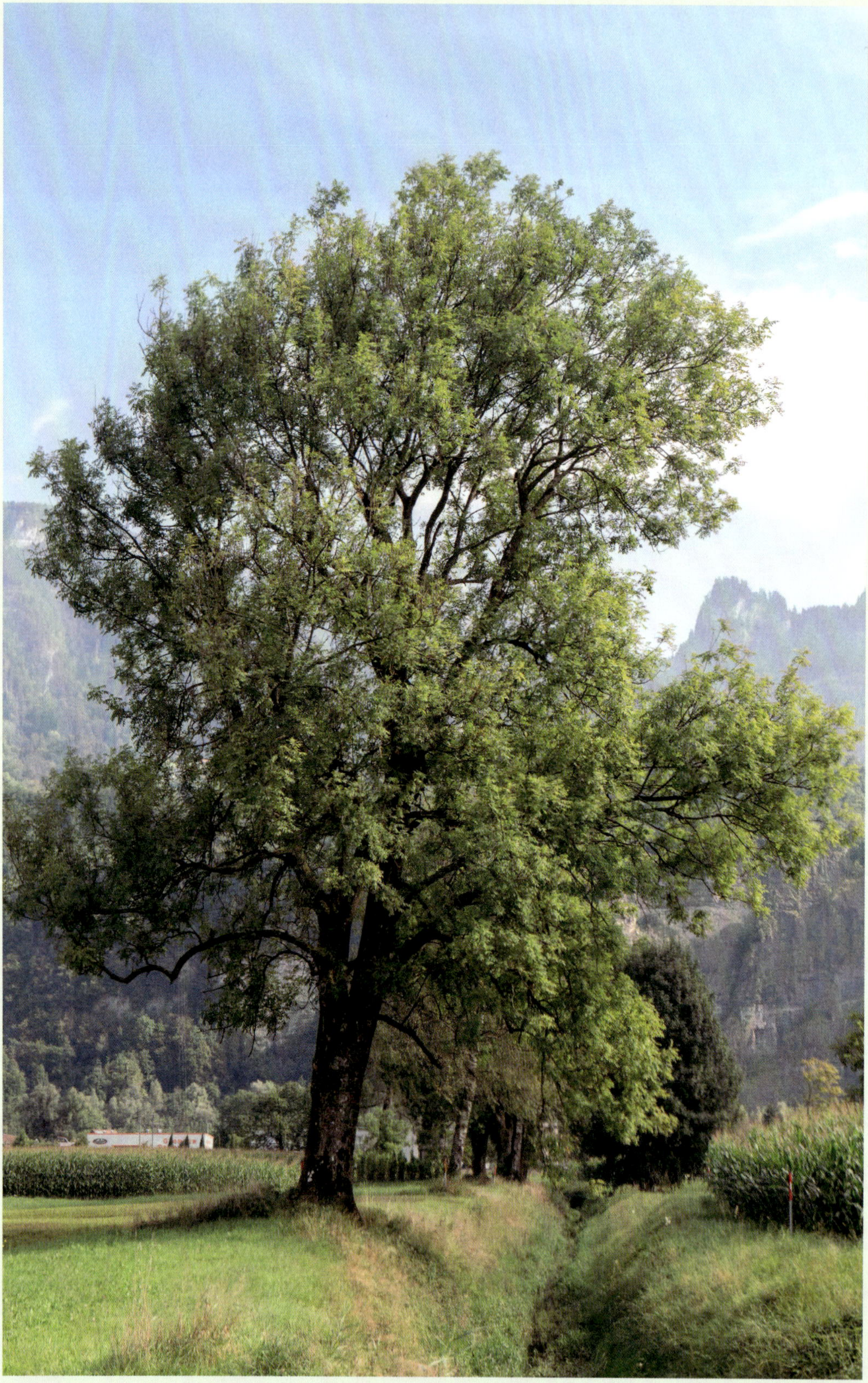

Die Geistnatur der Esche

Eigenschaft: Baum des besonnenen Rates *(consilium)*

Lateinischer Name: *Fraxinus excelsior*

Familie: Ölbaumgewächse

Andere Namen: Wundbaum – Fieberrindenbaum – „Ölbaum des Nordens" – Ascher – Geisbaum – Eske – Liesche – Oesch – Steinäschen – Vogelzungenbaum – Waldescher – Wundholzbaum

Botanische Merkmale

Sommergrüner Laubbaum

Höhe: bis zu 40 m

Alter: bis zu 250 Jahre

Austrieb: Juni, als letzter der heimischen Laubbäume

Blatt: gefiedertes Blatt, bis zu 25 cm lang. Das Fiederblatt hat 9 bis 15 einzelne, lanzettförmige Fiederblättchen, jeweils bis zu 10 cm lang und 4 cm breit. Sie sind gesägt, auf der Unterseite an den Nerven leicht behaart. Es gibt keine Nebenblätter und kaum Herbstfärbung. Die Blätter fallen meist noch grün ab

Knospen: dunkles Violett bis Tiefschwarz – etwa 4 mm groß, Endknospen an den Zweigen bis zu 6 mm, breit und eiförmig und zart behaart

Blütezeit: April–Mai, vor dem Blattaustrieb

Blüten: einhäusig – männliche und weibliche Blütenstände an einem Baum. Aus den Seitenknospen unterhalb der Endknospe entwickeln sich die Blütenstände noch vor dem Austrieb der Blätter. Die männlichen Blütenstände sind knäuelartig, die weiblichen eher länglich angeordnet. Die Blüten werden vom Wind bestäubt.

Früchte: reifen ab September. Die einsamigen, geflügelten Nussfrüchte hängen im Winter auffallend lange an den dann blattlosen Zweigen, bevor sie durch den Wind verbreitet werden.

Borke/Rinde: längsrissig und rau, im Alter sehr markantes Profil, helles Grau, silbrig

IHR WESEN

Die Esche versteht es wie kein anderer Baum, das Sonnenlicht zu feiern, dem sie ihr Leben verdankt, dem sie entspringt. Sie fängt es mit ihrem gefiederten Blattwerk auf, badet darin und lässt es liebevoll und umsichtig in ihre Umgebung abperlen, in der es alles Grelle verliert und sich gleichmäßig verteilt. Unter einer blühenden Esche im Sommer scheint es niemals wirklich dunkel zu werden, selbst in mondlosen Nächten schimmert noch die Erinnerung an das Licht wie Perlmutt auf ihren Fiederblättern und verjagt die Finsternis, verjagt sie selbst aus unseren Gedanken.

Unter einer Esche keimt in den Herzen beseelter Menschen etwas von der gleichen Dankbarkeit auf, die der Baum für das Licht empfindet – leuchtend „wie eine Wolke, die die Sonne trägt", würde Hildegard von Bingen sagen. Dort, in dem ausgewogenen Verhältnis von Hell und Dunkel, ist alles ausgeglichen, eine wundersame, harmonische Atmosphäre umspült den Baum, seine Blätter und das eigene Gemüt gleichermaßen. Es leuchtet ein, wenn Hildegard von Bingen in diesem wunderbaren Baum mehr seelische als körperliche Heilkräfte am Werk sieht, denn die „Asch" sei mehr warm als kalt.

DIE BOTSCHAFT DER ESCHE

Die Hochsensibilität des lichten Fiederkleids der Eschenkrone pflanzt sich in ihrem Wurzelwerk fort, das sich durch einen außergewöhnlich hohen Anteil von nicht allzu tiefgreifenden Feinwurzeln auszeichnet, mit dem sie ohne Unterlass den Waldboden durchforstet. Die filigrane Gestalt ist Ausdruck ihres empfindsamen Wesens, das sich im Alter jedoch mit einer tief zerfurchten Borke zu schützen versteht und sich selbstbewusst in die Welt stellt. Ihr abwägender, ausgleichender Charakter prägt ihr ganzes Umfeld, bis hinab ins tiefe Erdreich: Durch das früh fallende und schnell vergehende Fiederlaub der Esche fügt sie dem Waldboden wichtige Nährstoffe zu. Andererseits durchlüftet und belebt sie mit ihren tastenden Feinwurzeln den wertvollen Humusboden, macht ihn fruchtbar und gestaltet ihn als Lebensraum von Milliarden Kleinstlebewesen. Sie ist eine aktive, schöpferische Kraft, die ständig in Bewegung ist. Die Esche ist *Natura naturans* und *Natura naturata* in einem, sie ist gleichzeitig schöpferische Naturkraft und geschaffene Natur. In Hildegards geistlichen Visionen war die seelische, fluidische Dimension ihre bestimmende Signatur. Ein Baum, der die Elemente des Lebens in sich vereint – feste und feinste Wurzeln in der Erde, aufstrebende Äste und Blattwerk im Himmel, Licht, Liebe und Leben in seiner ganzen Struktur. In Hildegards Verständnis könnte die Esche daher Mittlerin zwischen Himmel und Erde, Schöpfung und Geschöpf sein, die sowohl auf das individuelle als auch auf das universelle Leben hinweist, dem wir alle einverwoben sind. *Verbindungskraft.*

HEILANWENDUNGEN

Nach Hildegard hilft die Esche bei folgenden Beschwerden:

- Gicht: Im mittelalterlichen Verständnis war „Gicht" eine Erkrankung, die nach der Lehre der Humoralpathologie durch ein Ungleichgewicht der Körpersäfte verursacht wurde. Häufig wurden Symptome wie Schwellungen, Entzündungen und starke Schmerzen in den Gelenken, besonders in den Füßen und Händen, damit in Verbindung gebracht. Diese Beschwerden konnten rheumatische Erkrankungen, Arthritis oder auch die Krankheit sein, die wir heute als Gicht (Urikopathie)

MEDITATION

MEDITATION ZUR SELBSTHEILUNG UND INNENSCHAU

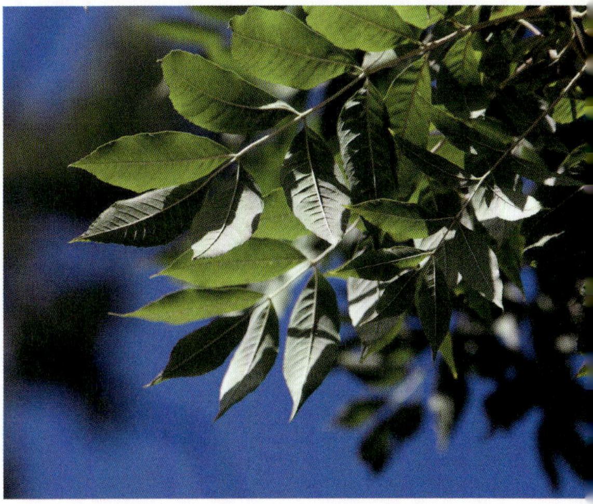

Suche dir ein schönes Plätzchen unter einer Esche, lehne dich mit deinem Rücken an ihren glatten, kühlenden Stamm und mache es dir so gemütlich, wie es eben geht.

Betrachte ein Blatt der Esche, dreh und wende es im Licht und beobachte, wie genau es gezeichnet ist. Vielleicht nimmst du eins mit und trägst diese Energie stets bei dir.

Folge mit deinen Augen dem Spiel des Lichtes mit den Blättern – und dem Spiel der Blätter mit dem Licht. Es ist ein endloses Spiel, das dich in eine stille Tiefe führt. Dort gibt es nur dieses Spiel.

Du beobachtest einen dünnen Ast vor dir. Er bewegt sich nur ein wenig im sanften Wind. Darauf entdeckst du zwei dunkle Augen, die auf dich gerichtet sind. Sie gehören einem kleinen grünen Heupferdchen, das seinen Kopf ganz gemütlich auf seine vorderen langen Beinchen gelegt hat und dich neugierig und fast lächelnd anblickt. Es scheint voller Freude über eure stille Gemeinsamkeit und bleibt einfach hocken. Du spürst die Einheit, die euch verbindet – die Einheit von dir, der Esche und dem Heupferdchen, von Mensch, Pflanze und Tier, von Himmel und Erde und von der Natur um dich herum und in dir drin. Du genießt dieses wunderbare Gefühl.

Irgendwann rekelt sich das Heupferdchen, blinzelt dir noch einmal zu, dreht sich ganz gemächlich um und springt in Richtung Wiese davon. Du bedankst dich bei ihm und der Esche für dieses Erlebnis und bleibst noch so lange hier sitzen, wie es dir guttut.

kennen – eine Unterscheidung zum Rheuma kannte man vermutlich noch nicht.

- Magenbeschwerden und schlechte Verdauung: Das beinhaltet Blähungen und Völlegefühl. Daneben können es aber auch Symptome wie Übelkeit und Erbrechen, Appetitlosigkeit, Durchfall oder Verstopfung sein.

Wenn jemand an seinem Rücken oder in der Seite (...) von der Gicht so gequält wird, als ob alle seine Glieder gebrochen und zerstoßen wären: Koche Eschenblätter in Wasser und lege den Kranken nackt in ein Leintuch. Gieß das Wasser ab und lege überall die so gekochten und heißen Eschenblätter auf, besonders an der schmerzenden Stelle, und schlage das Tuch ein.

HILDEGARD VON BINGEN

Umschläge mit heißen Blättern

Wenn dich das Rheuma im ganzen Körper plagt, du schon vieles versucht hast, kannst du ein kräftigendes Laubbad in frischen Eschenblättern durchführen. Das ist ein ganz besonderes Erlebnis. Koche dazu die nötige Menge Blätter für 10 Minuten in reichlich Wasser, siebe ab und lasse sie ein wenig abkühlen, damit du dich nicht verbrennst. Lege dich dann auf ein Baumwolltuch (z. B. ein Bettlaken) und platziere die gekochten und noch warmen Eschenblätter direkt auf der Haut auf die schmerzenden Stellen. Da das manchmal etwas schwierig sein kann, ist es gut, wenn dir jemand dabei hilft. Wickle dich anschließend gut in dieses große Tuch ein, decke dich mit einer Wolldecke oder Bettdecke zu und lasse die Wärme der Blätter so lange, wie es möglich und angenehm ist, einwirken.

Hildegard empfiehlt hierbei nicht nur die einmalige Anwendung, sondern erwähnt explizit, dass sie oft wiederholt werden solle, täglich über eine Woche hinweg ist eine gute Empfehlung. Während dieser Zeit kannst du auch gleich die Fantasiereise mit der Esche machen. Achte dabei gut darauf, was sich alles in dir auf körperlicher, aber auch auf seelischer Ebene bewegt. Vielleicht schreibst du das in dein Baumtagebuch, um es zu bewahren.

Hafer-Eschenbier bei Magenbeschwerden

Um den Magen zu reinigen und die Brust „leicht und angenehm" zu machen, empfiehlt es sich, ein ganz bestimmtes Bier zu brauen: ganz ohne Hopfen, lediglich mit Hafer und vielen Eschenblättern. Dabei macht Hildegard darauf aufmerksam, dass statt Hopfen Hafergrütze und viel Eschenlaub beigemengt werden soll.

ANWENDUNGEN HEUTE

In einem Lexikon aus dem Jahre 1750 steht geschrieben: *„(...), dass man sich so unglaubliche Dinge von der Esche erzählt, und wenn nur die Hälfte davon wahr wäre, man bekennen müsste, es wäre in diesem einzigen Baum eine ganze Apotheke zu finden."*
Sammeltipps: Pflücke die jungen **Laubblätter** im Mai und Juni und trenne die einzelnen Fiederblätter von dem harten Stiel in der Mitte des Blattes. So lassen sie sich besser trocknen. Die **Rinde** kannst du ab April von zwei- bis fünfjährigen Bäumen vor dem Laubaustrieb gewinnen. Dazu schneidest du einige junge Zweige und ziehst davon die frische Rinde ab. Die kannst du entweder frisch als Wundauflage verwenden oder klein schneiden, trocknen und zu Pulver verreiben, aus dem du später Tee oder Tinktur machst. Die **Samen** sind ab September reif. Ernte sie mit oder ohne Flügel, trockne sie

REZEPT

REKONSTRUIERTE REZEPTUR FÜR 2 LITER HAFER-ESCHENBIER

Die traditionelle Rezeptur für Eschenbier kann heute nur rekonstruiert werden, um rund 2 Liter Hafer-Eschenbier zu Hause selbst herzustellen. Um möglichst authentisch zu sein, basiert es auf Mitteln, die zu Hildegards Zeiten verfügbar waren. Zwar war auch Hildegard der Hopfen als konservierende Zugabe zu Getränken bereits bekannt, doch wohl wegen dessen eigener Wirkung auf Seele und Geist verzichtete sie ganz darauf. Ebenso fehlt jede Beimengung von Hefe, die Gärung wird durch natürliche, „wilde Hefen“ aus der Luft angestoßen, wie es im frühen Mittelalter üblich war. Jedoch wird das Brauergebnis dadurch jedes Mal unterschiedlich ausfallen!

Das Fehlen heute üblicher Hilfsmittel wie Glasflaschen, Gärbehälter und -spunden vereinfacht den Prozess, stellt aber höchste Anforderungen an Hygiene und Sauberkeit! Das so hergestellte Bier verfügt kaum über Kohlensäure und sollte aufgrund der geringen Haltbarkeit möglichst schnell verbraucht werden. Im Vordergrund steht die unverfälschte Heilkraft dieses authentischen Getränks. Eschenbier wird aus Haferflocken, geschrotetem Gerstenmalz, Wasser und Eschenblättern gebraut und kann mit Honig nachgesüßt werden:

- Zunächst werden Haferflocken und Malz in Wasser erhitzt und für eine Stunde bei 65–70 °C gehalten.
- Anschließend wird die Würze gekocht und mit gut gereinigten Eschenblättern versetzt. Wie fast immer verzichtet Hildegard auch hier auf genaue Mengenangaben und empfiehlt eher mehr Blätter als weniger.
- Nach dem Abkühlen beginnt die Gärung in einem offenen Ton- oder Holzbottich durch wilde Hefen aus der Luft.
- Nach etwa 10 Tagen wird das Bier in Tonkrüge abgefüllt und kühl gelagert. Da keine Konservierung erfolgt, muss es rasch verzehrt werden.

Für eine genaue Beschreibung und mögliche Ergänzung der Rezeptur mit heutigen Mitteln lassen sich genügend Hinweise und Bezugsquellen schnell finden.

und verarbeite sie später weiter, etwa für die Zubereitung des Oxymels.

Die heilsame, junge Rinde ist außen glatt und von hellgrüner bis grauer Farbe. Sie dunkelt nach, wenn sie älter wird, manchmal sogar wird sie schwarzgrau und bekommt Längsrisse. Wundbaum war einer ihrer einprägsamen Namen, denn der schleimreiche Bast auf der Innenseite der frischen Rinde entfaltet desinfizierende und blutstillende Eigenschaften und beschleunigt die Wundheilung. Dazu ist es erforderlich, die Rindenstücke mit der Innenseite vorsichtig auf die Wunde zu legen, vielleicht zu fixieren und regelmäßig zu erneuern.

Die Rinde besitzt ebenso wie die Blätter die Fähigkeit, rheumatische Schmerzen zu stillen. In beiden ist Salicin enthalten, die pflanzliche Vorstufe von Aspirin. Es nimmt die Schmerzen, hemmt die Entzündung und senkt das Fieber. Die Wirkstoffe der Eschenrinde spülen die Harnsäure aus den geschwollenen, schmerzenden Gelenken und regen die weitere Ausscheidung über Schweiß und Nieren an. Aktuelle Studien belegen die entzündungshemmende, leicht fiebersenkende und schwach schmerzlindernde Wirkung bei akuten und subakuten rheumatischen Entzündungen wie Hexenschuss, Ischialgien und Neuralgien.

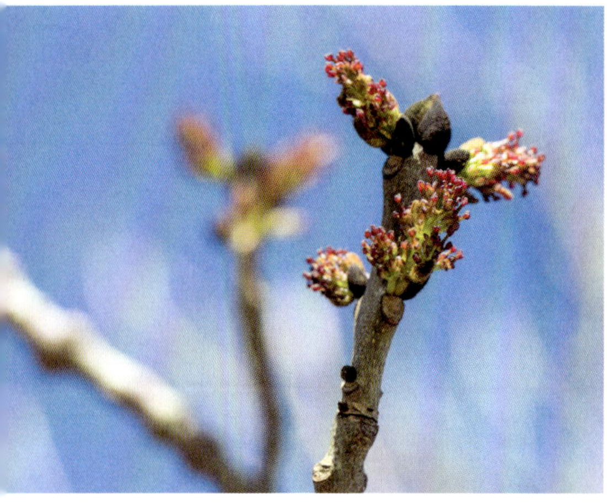

▲ Die typische Zwiebelturmspitze: Eschenknospen

KNOSPENESSENZ MIT DER KRAFT DER SONNE

Wer sich diese Knospen jemals bewusst angeschaut hat, erkennt sie immer wieder. Sie sind schwarz, sehen urgemütlich aus und lassen den Vergleich mit den Zwiebeltürmen bayrischer Kirchen aufkommen. Noch vor den Blättern quellen im Frühjahr aus diesen dunklen Knospen kleine Blütenbüschel von dunkelvioletter Farbe hervor, die ihren Pollen dem Wind anvertrauen.

Wenn du dir die Essenz aus **Eschenknospen** selbst herstellen willst, nutze dazu die Anleitung auf S. 144. Du kannst auch eine frische Knospe auf einem Spaziergang langsam und genussvoll kauen und etwa 1 Gramm davon für das Gemmomazerat mit nach Hause nehmen. Auch beim Kauen entfalten die Knospen die schon genannten Eigenschaften: Sie reinigen und entgiften den Körper, regen die Ausscheidung von Harnsäure an, stärken die Funktion der Leber, aktivieren den Fettstoffwechsel und senken leicht das Cholesterin. Sie hemmen Entzündungen und Schwellungen in Gelenken, Bändern und Sehnen, lindern rheumatische Schmerzen und senken bei Erkältungskrankheiten das Fieber.

Das Gemmomazerat löst auch auf der seelisch-geistigen Ebene Verhärtungen und schmerzhafte Erinnerungen. Es hilft dabei, alte Wunden heilen zu lassen. Eschenkräfte füllen dein Gemüt mit der Kraft der Sonne. Sie klären die Gedanken, beleben und bringen Mut und Initiative, etwas **Neues zu wagen**. Ein neues Ziel, Ausdauer und Durchhaltevermögen sind gleich mit dabei. Als Ergebnis erlebst du Harmonie, inneres Gleichgewicht und Lust auf Zukunft.

REZEPTE

REZEPTE

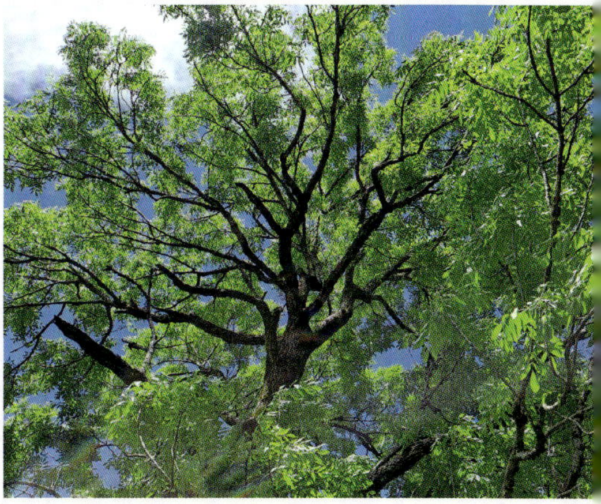

Warme Umschläge mit Eschenblättern als Schmerzstiller haben besonders in den Alpenländern eine lange Tradition. Dort gibt es noch viele Eschen und damit genügend frische Blätter für die von Hildegard empfohlenen heißen Umschläge. Die Blätter entsäuern den Körper, indem sie die Ausscheidung der schmerzverursachenden Harnsäure fördern. Sie nehmen die Entzündung und regen die Funktion der Nieren an, ohne sie zu reizen. Gleichzeitig aktivieren sie leicht die Tätigkeit von Leber und Darm. Auch die Wärme der Umschläge tut gut und lindert das Rheuma. Ähnliche Wirkungen wie die Blätter haben auch die **Samen**, das aufgeschnittene **Holz** und die **Rinde**. Sie alle kannst du ebenfalls als Tee, Tinktur oder in anderen Extrakten verwenden.

Auf Hildegards Empfehlung hin nutzten die Bauern das Eschenlaub auch als Viehfutter, um Maden- und Spulwürmer aus dem Darm der Haustiere zu beseitigen.

Das Oxymel der Esche ist leicht aus **Blättern und Früchten** selbst herzustellen: Die Anleitung dazu findest du auf S. 147. Verwende für den Ansatz etwa 2 Handvoll Blätter und 1 Handvoll Früchte. Am besten nimmst du die frischen Blätter im Mai oder Juni und fügst getrocknete Samen aus dem letzten Jahr hinzu.

Eschenoxymel erleichtert auf der körperlichen Ebene alle **Formen rheumatischer Erkrankungen**, chronischer Polyarthritis und Weichteilrheumatismus. Es senkt das Fieber, nimmt die Schmerzen, reinigt den Körper und schärft Geist und Sinne. Auf der seelischen Ebene löst es zu große Duldsamkeit, damit verbundene Verschlossenheit und Selbstaufopferung. Es führt zur Selbstverwirklichung. 1- bis 3-mal täglich 1 Teelöffel voll in ein Glas Wasser geben und schluckweise trinken.

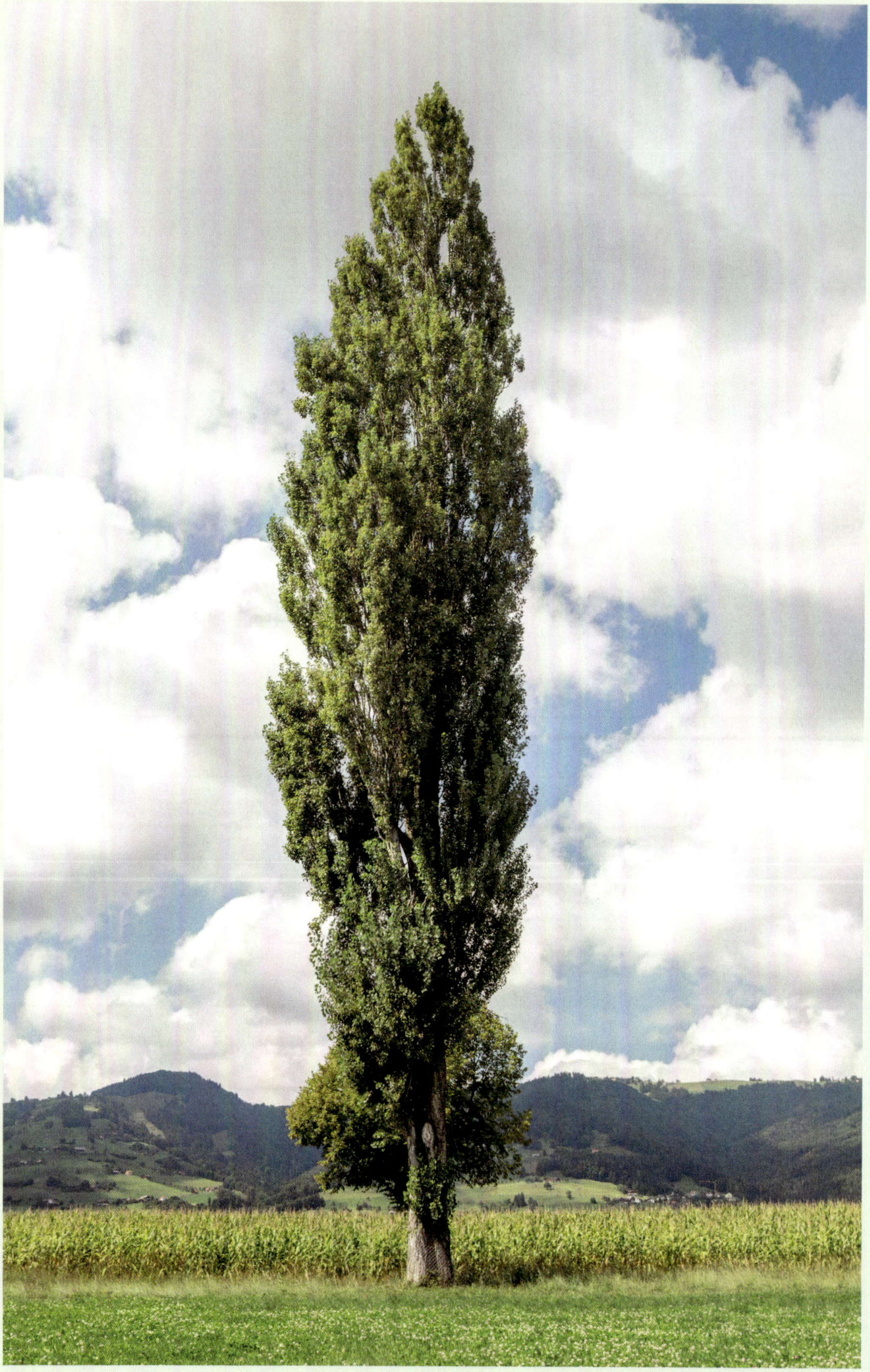

Die Geistnatur der Espe

Eigenschaft: Baum des Übermaßes *(nimietas)*

Lateinischer Name: *Populus tremula*

Familie: Weidengewächse

Andere Namen: Pappel – Zitter-Pappel – *aspa tremulus*

Botanische Merkmale

Laubbaum

Höhe: bis zu 30 m

Alter: bis zu 100 Jahre

Austrieb: April/Mai, Blätter erscheinen gleichzeitig mit den Blüten

Blatt: herz- oder eiförmig, bis zu 10 cm lang, mit gezähnten Rändern und glänzender Oberseite. Die Unterseite ist graugrün und behaart

Knospen: kleine, spitze, klebrige Knospen, die an den Zweigen sitzen

Blütezeit: März bis April

Blüten: zweihäusig. Es gibt männliche und weibliche Bäume. Männliche Blütenstände sind silbrige, längliche Kätzchen, während weibliche Blüten in rötlichen Kätzchen angeordnet sind.

Früchte: Kapseln mit zahlreichen kleinen, geflügelten Samen, die im Frühsommer reifen und durch den Wind verbreitet werden

Borke/Rinde: glatt und grünlich bei jungen Bäumen, im Alter grau und rissig

IHR WESEN

In der Naturpoesie heißt sie treffend „Zitter-Pappel“, denn sie fällt durch fortwährende Bewegung auf, die Espe kennt keinen Stillstand, sie bebt, erschauert und flattert ohne Unterlass.

Die rundlichen Blätter sind leicht gezahnt und verfügen über einen leicht gedrückten Stiel, der sie schon beim leisesten Flüstern des Windes zittern lässt. Von Weitem wirken die tanzenden Blätter fast wie einzelne Wesen, das flimmernde Spiel verleiht der Espe eine einzigartige Aura, als feiere sie jeden Moment mit ihrem aufregenden Schauspiel – eine lebendige Choreografie von Wind und Licht im wilden Reigen mit der Zeit. Im gewaltigen Rauschen ihrer Blätter verbirgt sich ein Klang gewordenes, silbriges Zittern: das beruhigende Tremolo der Espe. In ihrer Gegenwart keimt eine Ahnung auf, welche Energien zwischen den Welten die Espe verbinden mag. Ihre Gestalt gleicht fast der flackernden Flamme einer Kerze.

Sie verzweigt ihre Wurzel weit und flach und verbindet sich mit dem Erdreich, ohne aber jemals tief einzudringen. Als Pionierin gedeiht sie an unwirtlichen Orten, an denen viele andere Baumarten noch nicht Fuß fassen können. Doch ihr Leben währt oft kürzer als das anderer Bäume, ihre Stämme bleiben immer schlank und zierlich. Auch wenn sie stets wachsam zu sein scheint, es legt sich nichts Wuchtiges, nichts Schweres in ihren Ausdruck.

DIE BOTSCHAFT DER ESPE

Der anpassungsfähige, zarte Baum wächst schnell und leicht. Die Borke ist überzogen von längs gerissenen, feinen Linien und ihre himmelwärts strebende Form kann wie eine öffnende Geste wirken. Die Espe scheint zu flüstern, zu vibrieren, immer im Austausch mit

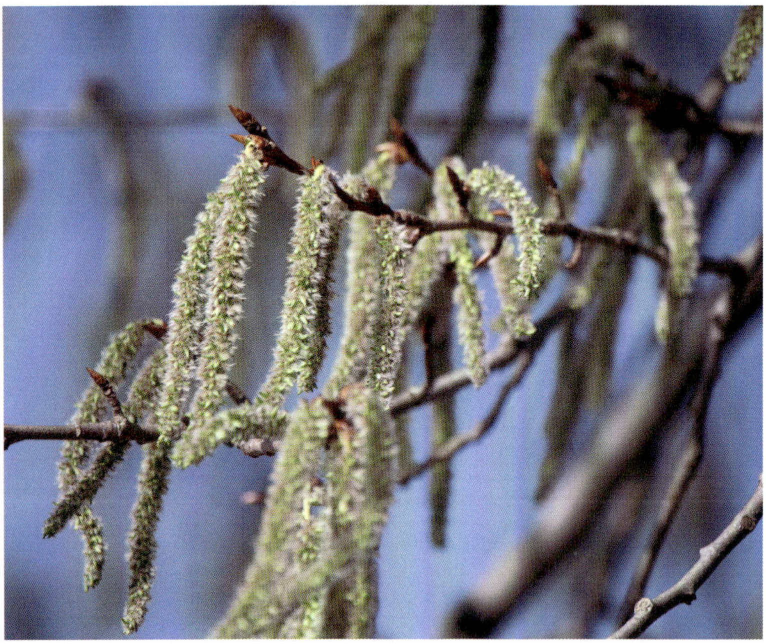

◂ Wie die Kätzchen der Hasel tragen auch die der Espe bis zu 5 Millionen Pollen in sich.

MEDITATION

MEDITATION ZUR SELBSTHEILUNG UND INNENSCHAU

Erinnerst du dich? Diese Ängste, die dich manchmal befallen und von denen du nicht weißt, woher sie kommen? Die Espe hilft dir dabei, sie aufzulösen.

Vielleicht wächst irgendwo in deiner Nähe eine Espe – oder auch eine andere Pappelart. Wenn nicht, dann schau dir das Foto in diesem Buch ganz genau an und stell dir vor, wie du eines von diesen Blättern in deinen Händen hältst. Es ist ziemlich rund, der Rand leicht gewellt, und wenn du es am Stiel anfasst, fühlst du, wie flach er ist. Dieser flache Stiel lässt das Blatt beim leisesten Windhauch reagieren und sich bewegen. Von Weitem sieht es aus, als ob alles an dem Baum zittert. Das gab ihm seinen Namen: Zitter-Pappel.

Stell oder setz dich zu dem Baum und schließe deine Augen. Das geht auch, wenn du es lediglich in Gedanken machst und deine Fantasie spazieren gehen lässt. Du spürst den leichten Wind auf deiner Haut, hörst den Klang der Blätter, die sich leise berühren. Ob sie sich wohl etwas zuraunen? Lausche diesem Rauschen – für die nächsten Minuten ...

Halte dann deine Hand an dein Ohr, damit du noch genauer hören kannst. Was erzählen sich der Wind und die Blätter? Was erzählen sie dir? Und was spürst du? Spürst du, wie der Wind dich einhüllt, wie er dich vorwärts bläst? Und spürst du, wie leicht das geht? Vernimmst du die Kraft, die darin liegt? Und fühlst die große Ruhe in diesem Moment? Es ist die Ruhe aus der unendlichen Kraft deiner Seele – deine Seelenruhe.

Dieser Seelenwind bläst unaufhörlich, bläst dich sanft und beständig voran. Du fühlst ihn im Außen und auch im Innen. Er kommt aus dir, aus deiner Mitte und trägt dich – und umhüllt dich. Kraft und Mut stecken darin, Ruhe und Sicherheit. Die wirst du nutzen, um auszudrücken, was so lange in dir verborgen war, was du der Welt schenken möchtest, weil ihr genau das fehlt. Nimm dieses Raunen an, nimm die Verbindung zu deiner Seele an und bringe ihre Kraft in den kreativen Ausdruck. Er wird so wach und so lebendig sein wie das Leben dieser Blätter im Wind.

sich und der Welt. Sie umgibt eine Leichtigkeit, die an nichts gebunden zu sein scheint, sie verändert sich mit jedem Augenblick und liegt dabei zwischen dem „nicht mehr“ und dem „noch nicht“. *Unbeschwert.*

HEILANWENDUNGEN

Nach Hildegard hilft die Espe bei folgenden Beschwerden:

- Windelekzeme/Wundliegen
- „Gicht“ und „erkalteter Magen“ (Verdauungsschwäche)
- Universalheilmittel

Nimm die Rinde dieses Baumes und sein äußeres Holz bis zum Herzen (...) und drück den Saft heraus. Füge diesen Saft anderen Salben, die Du bereitest bei und sie wirken umso mehr gegen alle Übel, die den Menschen quälen – in den Lenden, im Kopf, im Rücken, im Magen und in seinen sonstigen Gliedern.

HILDEGARD VON BINGEN

Die Espe sei eher warm, schreibt Hildegard von Bingen, und zieht eine überraschende Parallele zum Wacholder: Wie er sei auch sie ein Baum des Übermaßes. Tatsächlich wirkt auch die Espe nach ihren Beschreibungen auf vielen Ebenen.

„Wenn ein Kind in der Wiege liegt, wird es oft zwischen Haut und Fleisch blutunterlaufen und wund, sodass es davon große Schmerzen hat (...)“ Junge, frische Espenblätter, auf ein Leintuch gelegt und das Kind darin eingewickelt und gut zugedeckt, dass es recht schwitze, würden dagegen helfen.

Und wenn jemand gichtbrüchig sei und einen *„... kalten Magen hat, der nehme Rinde von diesem Baum, wenn er grün ist, sowie sein äußeres Holz, (...) schneide es in kleine Stücke und koche es in Wasser.“* Regelmäßig als Badezusatz genommen, wird es zuverlässig beides heilen: Gicht und Magen.

ANWENDUNGEN HEUTE

So wie die Pappel den feuchten Boden entwässert, entwässert sie auch den **Körper. Knospen, Blätter und Rinde** helfen bei Problemen mit Blase, Niere und Prostata. Blätter und Rinde nehmen die Schmerzen und Schwellungen bei rheumatischen Beschwerden und Gicht. Bis heute gibt es Fertigpräparate mit Pappelzubereitungen, deren Wirkung anerkannt und durch Studien belegt ist.

KNOSPENESSENZ – VERTRAUEN IN DEN SELBSTAUSDRUCK

Hildegard von Bingen verwendete immer wieder auch den Saft der Blätter, das getrocknete Blattpulver und auch schon die gequetschten Knospen. Damit war sie damals sehr modern und ihrer Zeit voraus. Die Pappelknospen waren beliebt wegen ihrer schmerzstillenden Eigenschaften und fanden gezielte Anwendung bei Blasenleiden und rheumatischen Erkrankungen. Sie galten als Universalheilmittel ihrer Zeit. Hildegard kannte zwar noch nicht die heutige Form der Gemmoessenzen, verwendete aber die Pappelknospen schon bei Fieber, zur Durchspülung von Niere und Blase und auch bei Husten.

Die Gemmoessenz aus der Espe kannst du leicht selbst herstellen. Die Anleitung findest du auf S. 144. Schon ab Februar, im frühen Frühjahr, sind in manchen Jahren die Knospen der

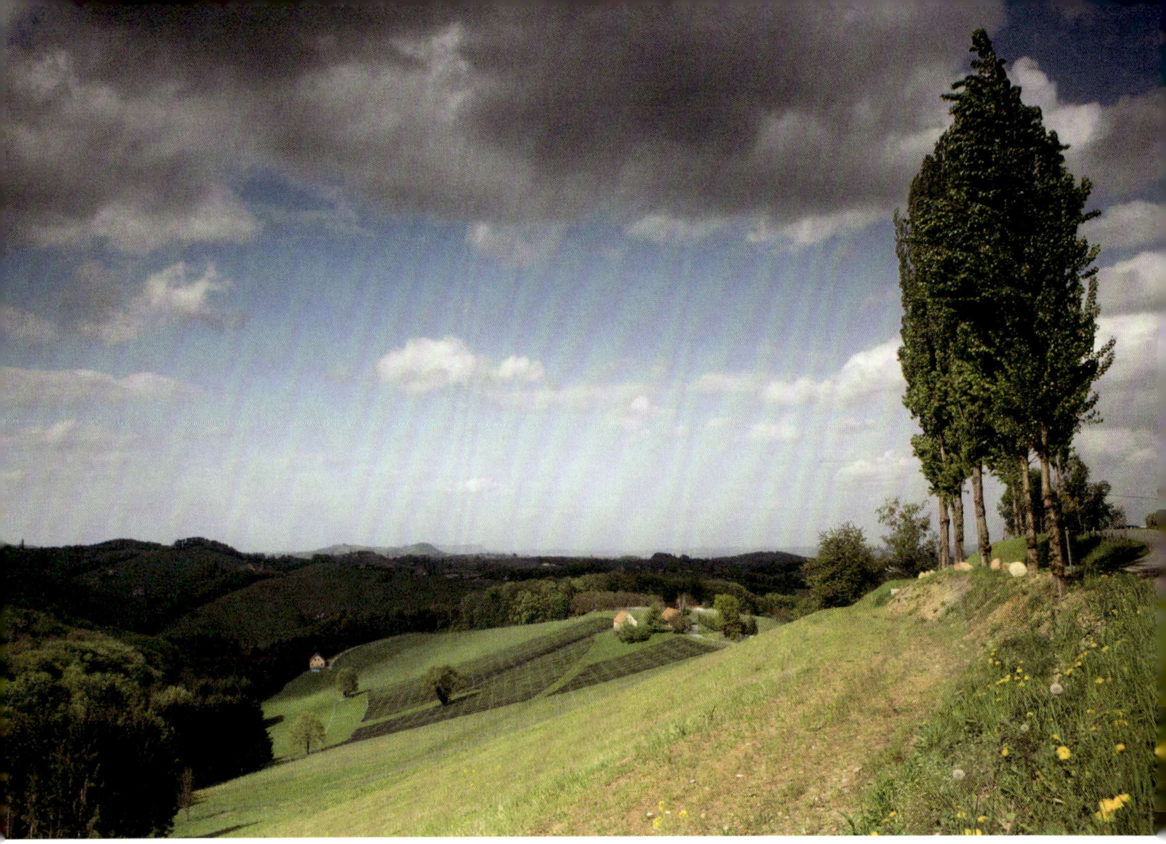

▲ Der Wind vor einem Gewitter lässt die Blätter noch mehr zittern.

Pappeln bereit zum Austrieb und genau richtig, um zu diesem Zeitpunkt geerntet zu werden. Du brauchst nicht viele, denn sie sind verhältnismäßig groß und schwer. Denke immer daran, dass schon 1 g von ihnen genügt.
Die fertige Essenz hilft dir, **Entzündungen** abzuwehren, auch wenn sie schon längere Zeit bestehen. Sie macht dich gesund und stärkt das Immunsystem bei der Abwehr von körperfremden Viren und Bakterien. Wenn Schmerzen in Armen und Beinen von mangelnder Durchblutung herrühren, schützt diese Essenz die Gefäßwände, verhindert das Zusammenklumpen der Blutplättchen und verringert die Gefahr einer Thrombose. Außerdem regt sie den gesamten Stoffwechsel an und verstärkt die Ausscheidung von Säuren, hier besonders der Harnsäure, über Niere und Blase, Bronchien und Haut.

Auf der psychischen Ebene führt sie in die Entspannung, selbst im größten Durcheinander. Sie fördert das Vertrauen in die eigene Sensibilität, die eigene Wahrnehmungsfähigkeit und letzten Endes in die eigene Intuition. Diese Knospenessenz hilft, zu sich zu stehen und eine individuelle Sprache für den kreativen Ausdruck des tiefen Inneren zu finden.

Wichtig

Wer überempfindlich reagiert auf Salicylate, zu denen auch das Aspirin zählt, sollte diese Tropfen nicht einnehmen.

REZEPTE

REZEPTE

Hildegard von Bingen empfahl, die **grüne Rinde** der Pappeln zusammen mit dem äußeren Holz *„bis zum inneren Kern“* im Mai zu ernten, klein zu schneiden und einen Sud für ein **Pappelbad** daraus zu kochen. In diesem Sud sollte der Kranke *„in einem Fass“* bei Gicht, Hüft- und Gliederschmerzen oder Fieber baden und gesund werden. Wenn du heute statt in ein Fass in die mit dem Aufguss der Rinde gefüllte Badewanne steigst, hilft das immer noch.

Hildegard von Bingen war ein Fan der **Pappelknospensalbe**. Sie wusste um ihre vielfältige heilende Wirkung und ließ sie sowohl aus den Knospen als auch aus der Rinde und dem äußeren Holz anfertigen. Die klebrigen Knospen riechen intensiv balsamisch, sie enthalten viel ätherisches Öl und sind extrem harzreich. Sie schmecken würzig, angenehm aromatisch und auch ein bisschen bitter.

Sie empfahl, die Flüssigkeit, d. h. den Pflanzensaft aus diesen Pflanzenteilen zu pressen. Das ist nicht so schwer, wie es sich im ersten Moment anhört, denn die Pappel ist ein Baum, der gern am Wasser wächst und relativ viel Feuchtigkeit in seinem Holz bindet. Mit dieser Salbe heilte sie oberflächliche Wunden, blutunterlaufene Stellen bei Kindern, Erfrierungen und Sonnenbrand, Hautentzündungen und Schmerzen in Muskeln und Gelenken.

Du kannst sie ganz leicht selbst machen: Nimm 1 EL voll frisch gesammelter Pappelknospen, zerschneide oder zerquetsche sie ein wenig und übergieße sie dann in einem Glas mit Glasstöpsel mit 100 ml Olivenöl. Lasse sie 4 Wochen lang bei Zimmertemperatur ausziehen. Schüttle jeden Tag vorsichtig um, damit sich die Inhaltsstoffe besser in dem Öl lösen. Nach dieser Zeit filtriere das Öl durch einen Kaffee- oder Teefilter in einen kleinen Kochtopf und erwärme es langsam auf etwa 40–45 °C. Dann füge 10 g Bienenwachs hinzu und lasse es langsam schmelzen. Sobald alles geschmolzen ist, kannst du die fertige und noch flüssige Salbe in Salbendöschen gießen. Dann lässt du sie abkühlen und fest werden. Während des Abkühlens kannst du sie mit einem Küchentuch abdecken, damit keine Schwebeteilchen hineinfallen und eventuelles Kondenswasser entweichen kann. Verschließe das Döschen nach dem

Abkühlen und beschrifte es mit Namen und Datum. Die Salbe ist etwa 2 Jahre haltbar.

Sie ist eine Bereicherung für jede Hausapotheke, denn sie besänftigt **Entzündungen der Haut**, regeneriert sie bei leichten Verbrennungen, lindert Gelenkschmerzen, Verrenkungen und Zerrungen und kann bei Hämorrhoiden hilfreich sein. Der würzige Geruch, der beim Einreiben in die warme Haut frei wird, klärt den Blick und bringt Zuversicht in ihre heilenden Kräfte.

Bei Hautverletzungen und Rheumaschmerzen wird diese Salbe auch heute noch verwendet. Jetzt wissen wir – woran zu Hildegards Zeiten noch niemand gedacht hat –, dass die Pappel, wie auch die verwandte Weide, Salicin enthält, einen pflanzlichen Vorläufer des Aspirins. Der Baum produziert das Salicin als Schutz vor Insektenfraß, im Menschen wirkt es gegen Entzündungen. Auch die Bienen verwenden übrigens den harzigen Schutzüberzug der Pappelknospen und stellen ihr antibiotisch wirksames Kittharz (Propolis) daraus her.

Die Wertschätzung für diese kraftvolle „Schrundensalbe" aus oder mit Pappelknospen hat sich in unterschiedlichen Rezepturen bis in unsere Gegenwart erhalten. Sie galt lange Zeit als Allheilmittel – selbst gegen Hämorrhoiden.

„Aspen" als Bachblüte führt in tiefes Vertrauen. Edward Bach bereitete aus den Blüten der Zitter-Pappel eine Essenz gegen unbestimmte, starke Angstgefühle mit unbekannter Ursache. Diese Essenz gibt psychischen Schutz, stellt die Verbindung zur Seele wieder her und führt zu innerer Stärke und Zuversicht. Furchtlosigkeit und tiefes Vertrauen in den Lauf des Lebens bringen Freude und neue Sicherheit.

Um dir selbst ein **Oxymel** aus der Pappel herzustellen, richte dich nach der Anleitung auf S. 147. Sammle im Mai junge **Blätter** und **junge Zweige**, ziehe die **Rinde** von den jungen Zweigen ab, so gut es geht, zerschneide sie in kleine Stücke und gib 2 Handvoll davon in ein Schraubdeckelglas. Darin übergießt du sie mit einer Mischung aus 200 ml Honig und 100 ml Essig und lässt den Ansatz 4 Wochen im Dunklen bei Zimmertemperatur stehen. Täglich sanft umschütteln nicht vergessen. Nach dieser Zeit siebst du ab und gibst das Oxymel in eine schöne Flasche. Bei Schmerzen, Fieber oder zur Immunstärkung gibst du 1–2 EL davon in ein Glas Wasser und trinkst es schluckweise über den ganzen Tag verteilt. Dieses Oxymel hilft auch bei Kummer, Trennung und Abschied.

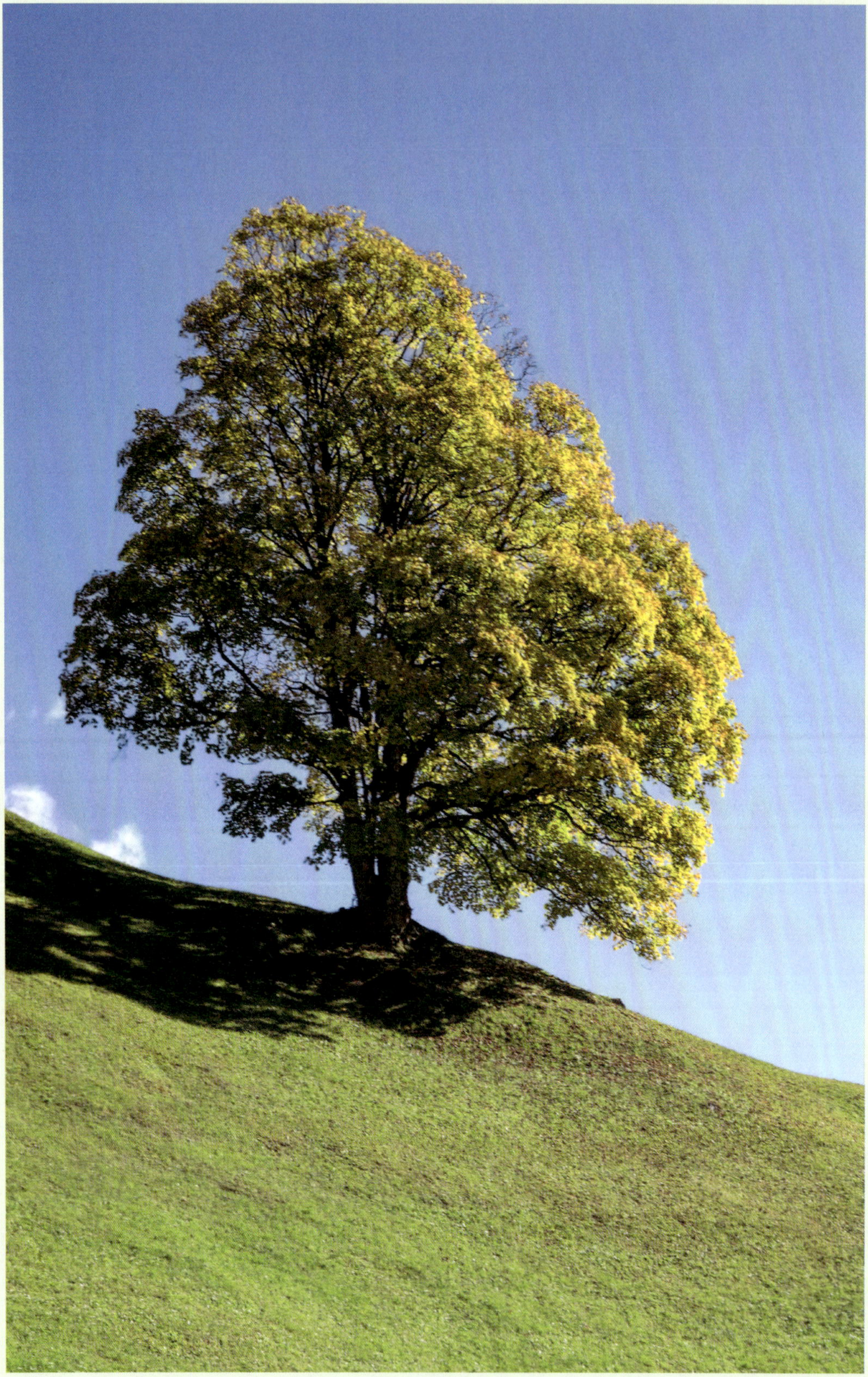

Die Geistnatur des Ahorns

Eigenschaft: Baum des Schrecks *(exterrita)*

Lateinischer Name: *Acer* spec.

Familie: Seifengewächse

Andere Namen: Gänsefußbaum – Breitlöbern – spitziger Ahorn – Milchbaum – Spitz-Ahorn/Berg-Ahorn, nicht aber Feld-Ahorn, der bei Hildegard negativ belegt ist

Botanische Merkmale

Sommergrüner Laubbaum

Höhe: bis zu 40 m

Alter: bis zu 500 Jahre

Austrieb: Ende April, Mai

Blatt: typische Handform – drei- bis fünflappig. Bis zu 10 cm groß, auslaufend in stumpfe Spitzen. Unten behaart, mit deutlichen Achselbärtchen versehen, starke Nervatur

Knospen:
- Berg-Ahorn: eiförmige, kräftig grüne Knospenschuppen mit graubraunen, trockenen Rändern
- Feld-Ahorn: kugelig-eiförmige Knospen mit bis zu sechs sichtbaren, rotbraunen bis graubraunen Schuppen, am Rand weiß bewimpert
- Spitz-Ahorn: rötliche, bis zu 10 mm lange, kahle Knospen

Blütezeit: Mai

Blüten: einhäusig – männliche und weibliche Blütenstände an einem Baum. Die Blüten sind bei allen Ahorn-Arten sehr ähnlich, zumeist grünlich bis gelb und unscheinbar, erscheinen vor oder gleichzeitig mit den Blättern und stehen in hängenden oder stehenden Rispen.

Früchte: geflügelte Nüsschen, die im Herbst abfallen und durch den Wind verbreitet werden. Die Flügelfrüchte bestehen immer aus einem Samenkorn und einem Flügel, um möglichst weit getragen zu werden.

Borke/Rinde: bräunlich-graue Rinde, je nach Art glatt bis gefurcht

SEIN WESEN

Immer richtet er all seine markanten Blätter zum Licht aus, als würde er es aus jeder erdenklichen Perspektive wahrnehmen und die Welt aus jedem Winkel betrachten wollen. So wirft er im Spiel mit Wind und Licht stets neue Schattenbilder in die Umgebung, auf den Waldboden, an Hauswände, in endlosen Formen, kaum jemals still. Von dieser windgetragenen Leichtigkeit vieltausendfach beflügelt, ist der Ahorn stets wie von Unruhe beseelt, immer im Aufbruch, dynamisch und aufrüttelnd, nichts bleibt, wie es ist. Zugleich aber strahlt seine Gestalt die gelassene Sicherheit dessen aus, der nicht den leisesten Zweifel daran hegt, dass auch in immerwährender Veränderung alles gut ist, wie es ist. Genau jetzt, so wie morgen und alle Tage danach.

DIE BOTSCHAFT DES AHORNS

Er gibt sich dem Wandel hin und schenkt jedem Jahreslauf aufs Neue das aufregende Farbenspiel seiner Blätter. Seine Anwesenheit kann im Herbst ganze Alpentäler in Aufruhr versetzen, doch seiner satten Präsenz kann man sich auch kaum entziehen, wenn man ihm im Stadtpark oder am Straßenrand begegnet.
Er ist ein Baum der Gegenwart und kennt gerade deswegen keinen Stillstand. Der Ahorn nimmt seine innere Unruhe gelassen an, denn er erkennt, dass sie von außen auf ihn einstürmt, manchmal als steter Strom wie ein prasselnder Landregen, manchmal als aufschreckender Impuls wie ein jäher Windstoß, aufgerührt von Blitz und Donner. Diese zugeführte Unruhe wandelt er in schöpferische Bahnen, in eine vorwärtsgewandte, gestaltende Kraft, die in ihrer Vitalität und ihrer Zuversicht mutig die Ungewissheit des nächsten Moments angeht. *Urvertrauen.*

HEILANWENDUNGEN

Nach Hildegard hilft der Ahorn bei folgenden Beschwerden:

- Lang anhaltendes Fieber (siehe auch Buche)
- Plötzliches Fieber: Diese Rezeptur erscheint auch in ihrem weiteren Werk *Causae et Curae*, Ursprung und Behandlung der Krankheiten (Art. 444)
- Gicht (siehe auch Esche, Apfel, Linde, Hasel, Ölbaum)
- „Aufgeblähte“ oder geschwollene Nase

Eine „aufgeblähte Nase“ könnte auf Entzündungen, Abszesse oder Furunkel hinweisen, die in/an der Nase auftreten können.

> *Nachdem ein plötzliches Fieber den Menschen befallen hat, soll er folgendes Mittel zubereiten, damit es ihm ein wenig leicht wird und er leichter zum Schweißausbruch gelangt.*
>
> HILDEGARD VON BINGEN

Bei Hildegard symbolisiert der Ahorn den Schrecken, wobei nicht klar ist, ob sie damit meinte, dass er für alles stehe, was erschrecken kann – oder doch eher für alles, was in Schrecken versetzt wurde.
Im Ahorn spürt Hildegard mehr trockene Kälte als Wärme und ist der Auffassung, dass er gut gegen chronisches Fieber wirke, denn „*... wer lange tägliche und andauernde Fieber hat, soll Äste dieses Baumes mit den Blättern in Wasser kochen und oft in diesem Wasser baden*“. Nach dem Bad solle er „*... die untere Rinde dieses Baumes zerstoßen ...*“ und den Saft herausdrücken, in reinen Wein geben und kalt trinken, „*... die chronischen Fieber werden weichen und*

MEDITATION

MEDITATION ZUR SELBSTHEILUNG UND INNENSCHAU

Vielleicht wartet in deiner Nachbarschaft irgendwo ein prachtvoller Ahornbaum auf dich und möchte mit dir seine Freude teilen. Wenn nicht, kannst du auch ein Foto nehmen, vielleicht das aus diesem Buch.

Nähere dich dem Ahornbaum langsam und respektvoll, nimm seine Umgebung wahr, achte darauf, wie seine Äste gewachsen sind, wo die schönsten Blätter hängen, in welcher Farbe sie gerade leuchten oder welche dir besonders gut gefallen. Suche dir einen Platz an seinem Stamm oder irgendwo unter seinem Blätterdach. Mach es dir so bequem wie möglich. Schließe dann die Augen und sieh noch einmal den Baum vor deinem inneren Auge.

Langsam kannst du entspannen. Du empfindest eine tiefe Ruhe, die aus deiner Mitte kommt und sich im ganzen Körper ausbreitet. Gibt es einen Ort, wo du sie besonders gut spürst? Oder wo du sie gerne inten-

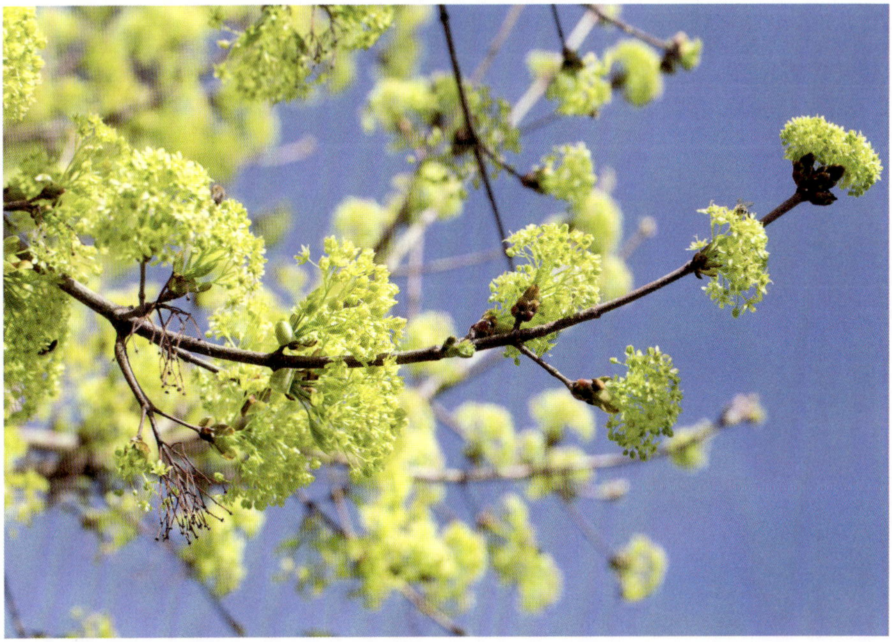

siver spüren möchtest? Oder gibt es irgendwo in deiner Vergangenheit ein Gefühl, für das du die Ahornkraft gebrauchen könntest?

Mehr und mehr spürst du, wie dieser Baum sich genussvoll in alle Richtungen des Raumes gleichmäßig ausdehnt, mit sich und mit dir und mit der Welt im Gleichgewicht ist. Du kannst diese Energie nachempfinden und fühlst sie so wie der Baum. Wie von allein richtet sich langsam deine Wirbelsäule schnurgerade auf. Plötzlich kommt es dir ganz einfach vor, so aufgerichtet dazusitzen. Es fühlt sich gut an und ist voller Selbstverständlichkeit. Du entfaltest dich so wie der Ahorn und nimmst ebenfalls deinen Raum ein – immer genau dort, wo du ihn brauchst. Das kann im Alltag sein oder in ganz besonderen Situationen, an jedem Tag deines Lebens. Du empfindest die Leichtigkeit und bekommst Lust zu spielen. Du spielst mit dem Licht der Sonne, mit der Luft, die dich umkreist, und malst deine Blätter in bunten Farben. Du schickst deine Samen mit dem Wind in alle Richtungen und freust dich über die Tiere, die sie aufsammeln und fressen. Das stärkt dich von innen heraus, lädt deine Lebenskräfte wieder auf, macht Spaß und Freude.

Mit neuer Lebensenergie in jeder Blattspitze und einem Herzen voller Lächeln kommst du in die Gegenwart zurück, atmest ein paar Mal tiefer durch und freust dich über dich und die Welt.

Räuchern – Lasse das Holz über heißer Holzkohle verglühen und fülle deine Lungen und alle deine Zellen mit diesem Duft. Was bewirkt er in dir? Spürst du Entspannung, eine innere Ruhe, die sich ausbreitet und Hast und Hetze einfach ausbremst?

Oder, wenn du die Samen auf die Holzkohle legst und auch sie räucherst, kommen da nicht Erinnerungen an deine Kindheit – daran, dass du die noch grünen „Propeller" als „Hexennasen" auf deine Nase geklebt hast und so auf magische Art zu einem A-Horn wurdest? Dazu hast du die Flieger an ihrem festen Ende geteilt, das Nüsschen herausgenommen und beide Seiten auf die Nase gedrückt. Dank des Milchsaftes, der auch darin floss, klebten sie dort noch eine Weile.

Kannst du dir vorstellen, dass ein Stück von diesem hellen, gelb-weißen Holz so viel Wärme speichert, dass du im Winter deine Hände daran wärmen kannst?

ihr Unrat und ihre Stürme in ihm werden verschwinden".
Aber auch gegen plötzlich auftretendes Fieber und gegen Schmerzen hilft eine Mischung in Wasser aus dem trockenen **Holz** des Ahorns mit der doppelten Menge aus dem Holz der Weide (enthält Salicin, eine schmerzstillende und fiebersenkende Vorstufe von Aspirin) und genauso viel Odermennig, der das Bewusstsein und die Sinne reinige und den Wahnsinn wegnähme, wie sie an anderer Stelle schreibt – und vermutlich Desorientierung meint.
„*Und wenn jemand an irgendeiner Stelle von Gicht geplagt wird, erwärme er dieses Holz stark und lege es warm auf die schmerzende Stelle, und er wird sich besser fühlen …*" Jedoch: „*Wenn er aber dieses ganze Holz dort nicht ertragen kann, dann schabe er von diesem Holz ab und lege es auf die schmerzende Stelle und er mache einen Verband und es wird ihm besser gehen.*"
Gegen entzündlich geschwollene Nasen hilft ein überraschendes Rezept: „*Aber wenn einem Menschen die Nase durch irgendeine Krankheit anschwillt, das heißt entzündet ist, soll er die* ***Erde****, die um die Wurzeln dieses Baumes liegt, stark erhitzen und sie nachts auf seine Nase legen. Er soll sie mit einem Verband festbinden und für kurze Zeit so liegen bleiben. Dies soll er oft wiederholen.*"
Hildegard von Bingen führte wohl die Heilkraft der die Wurzeln umgebenden Erde auf die enge Verbindung zwischen Baum, seiner Umgebung und den energetischen Kräften der Natur zurück. Sie sah die Erde um die Wurzeln eines Baumes als durchdrungen von seiner „Grünkraft", da der Baum diese durch seine Wurzeln in den Boden ausstrahlt. So könnte diese Erde direkter Träger der spezifischen Heilkraft des Baumes werden, angereichert wiederum mit ihrer einzigartigen Keimkraft und ihren Nährstoffen.

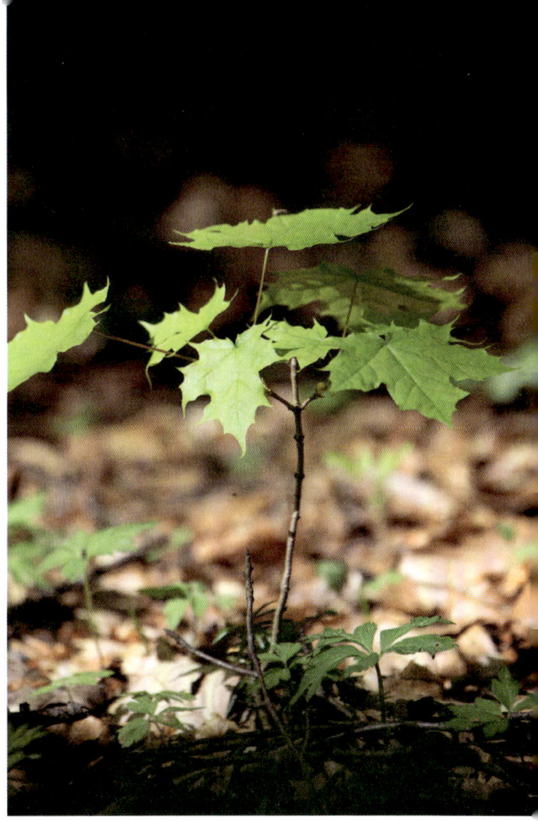

▲ Ein junger Ahornsämling streckt sich hoffnungsvoll aus dem Waldboden.

ANWENDUNGEN HEUTE

Der Ahorn galt als der kühlende Baum bei hitzigen Krankheiten. Doch diese alten Anwendungen sind heute vergessen. Dabei diente er fast das ganze Mittelalter hindurch dem Körper zur Kühlung. Bei innerer Hitze, bei fiebrigen Erkrankungen, bei geschwollenen Gelenken, entzündeten Augen oder Insektenstichen, bei allen Staus dieser Art leitet er die Wärme ab und entspannt mit **Blättern, Rinde oder Holz**. Für eine Auflage quetschten die Heilkundigen die frischen Blätter oder auch das junge Holz leicht an und legten sie auf die überhitzten Stellen. Als Erste Hilfe wickelten sie die Blätter auf Insektenstiche, müde Füße und geschwollene Augen. Nach so manchem anstrengenden Fußmarsch füllten sie die Socken mit einer Ladung Blätter und das Brennen der strapazierten Füße hatte ein Ende. Bei Fieber legten sie gequetschte Blätter unter die Fußsohlen oder machten Wadenwickel mit einem Tee aus den Blättern. Ein Auszug der Baumwurzeln in Wein half bei Nervenschmerzen.

Gerne fraßen auch Kühe, Schafe, Ziegen und Pferde das stärkende Futter der jungen Blätter.

Damals hieß es, die beste Erntezeit für die **Blätter** sei der Johannistag (24. Juni). Dann wurden sie gepflückt, getrocknet und erst später direkt vor der Verwendung in kochendem Wasser oder in etwas Wein wieder eingeweicht. Sie galten als heilkräftig bei allen Wunden. Für die Ernte der Astrinde ist die beste Zeit von März bis Mai, für die Wurzelrinde sind die Tage im September und Oktober geeignet.

Besonders der in Kanada und im Norden der USA wachsende **Zucker-Ahorn** *(Acer saccharum)* diente zur Gewinnung des weltbekannten Ahornsirups. Ähnlich wie bei der Birke wird zur Zeit der Schneeschmelze ab Ende Februar der Stamm angebohrt und ein Teil des Pflanzensaftes entnommen. Etwa 2 Wochen lang tropft täglich fast 1 Liter aus dem Stamm. Bei unsachgemäßer Anwendung allerdings blutet der Baum aus. Die Flüssigkeit dickt über einem Holzfeuer zu zähflüssigem und süßem Sirup ein. Eine Leibspeise der Ureinwohner Nordamerikas und ihrer Nachkommen sind auch heute noch Pancakes mit Ahornsirup. Nur ein kleiner Teil der Ernte wird zu Ahornzucker weiterverarbeitet, schließlich ergeben 100 Liter Baumsaft lediglich 1 kg Zucker. Auch dieser **Baumsaft** und der daraus gewonnene Sirup kühlen erhitzte Gemüter. Bis ins 18. Jahrhundert wurde auch in Europa für Ahornsirup hauptsächlich der Berg-Ahorn angezapft.

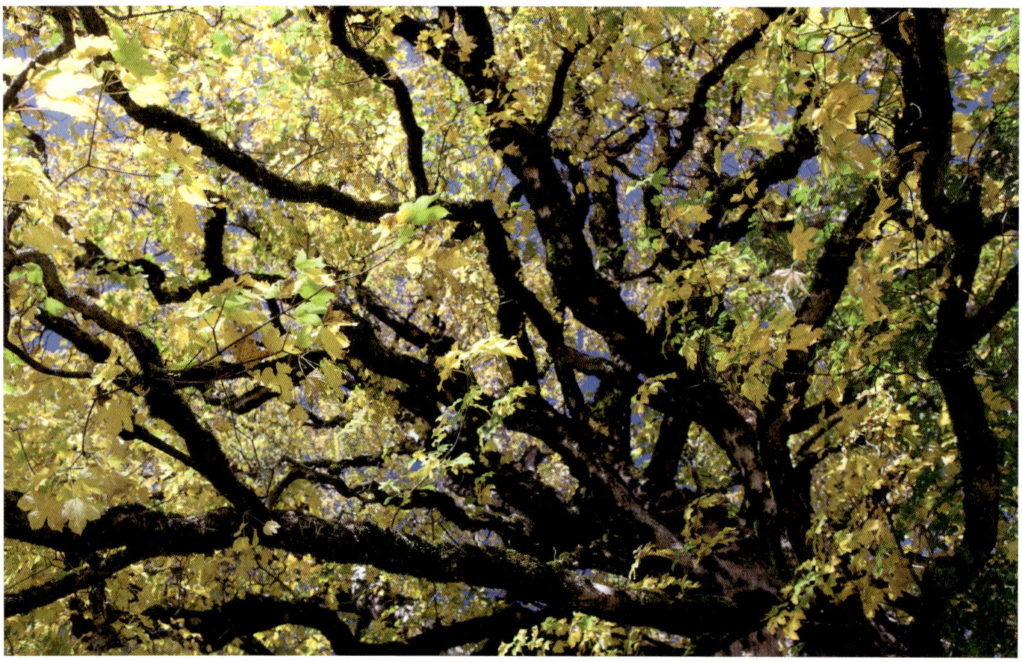

▲ Diese Krone hat schon viele Herbste durchlebt.

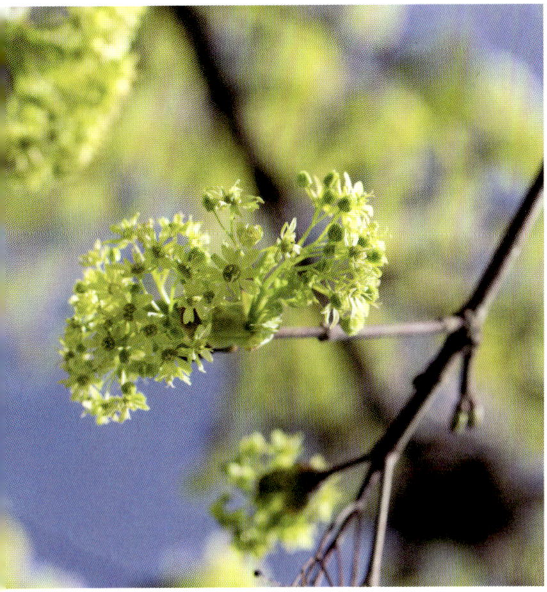

▲ Tanz der Blüten im Frühling

> **Gicht**
>
> Hildegard von Bingen benutzt bei den Anwendungsempfehlungen häufig das Wort „Gicht". Das ist nur selten mit unserem heutigen Begriff gleichzusetzen, der unter Gicht eine Ablagerung von Harnsäure oder Harnsäurekristallen in Gelenken und Sehnen versteht. Sie umschreibt damit alle rheumatischen Symptome und auch Rückenbeschwerden. Sehr modern ist sie, wenn sie Gefühle in ihre ganzheitliche Betrachtung miteinbezieht und den Jähzorn der Gicht zuordnet. Sie schreibt, Jähzorn entstehe durch ein Ungleichgewicht der Körpersäfte. *„Diese Säfte stiften in ihrer Unstimmigkeit Verwirrung und beugen dadurch den Nacken des Menschen, krümmen seinen Rücken und machen ihn ganz steif, bis er von diesem Leiden erlöst wird" (Causae et Curae).* Sie erkennt auch eine Ursache in zu hohem Konsum von Schweinefleisch. Und *„Die Menschen ... die dem starken Wein in übermäßigem Trinken ergeben sind, werden oft von einem Übel, das gutta heißt, erschüttert".* Dieses *gutta* wird auch vielfach mit Gicht übersetzt.

Die Baumheilkunde rät schreckhaften und nervösen Menschen zu einem täglichen kurzen Aufenthalt unter den beruhigenden Zweigen des Ahornbaumes, um still zu werden und sich innerlich zu festigen.

KNOSPENESSENZ – STÄRKT DIE LEBENSENERGIE

Wenn du dir die Essenz aus Ahornknospen selbst herstellen willst, nutze dazu die Anleitung auf S. 144. Du kannst auch die Knospen unterwegs auf einem Spaziergang im April frisch pflücken und langsam und genussvoll kauen. Höchstens 1 g davon brauchst du für das Gemmomazerat. Es sind länglich-eiförmige braungrüne Knospen am Ende eines Astes.

Schon beim Kauen entfalten die Knospen ihre Eigenschaften, du lässt den Stress los, fühlst dich ruhiger und leichter. Wenn du das Mazerat über längere Zeit einnimmst, wirkt es wie ein Tonikum, das dich stärkt bei **Erschöpfung** oder auch nach langer Krankheit. Außerdem kann es Probleme mit der Haut bessern, wie Schuppenflechte, Akne oder Gürtelrose. Und es unterstützt die Leber in all ihren Funktionen, bessert rheumatische Schübe und Gelenksentzündungen.

Das Gemmomazerat hilft dabei, sich von Gefühlen anderer abzugrenzen und **sich selbst treu zu bleiben.**

REZEPTE

REZEPTE

Bereite dir einen **Sonnentee** aus den frischen **Blättern**. Zerquetsche 3 gesunde, frische Blätter mit einem Nudelholz oder in einem Mörser und übergieße sie mit 1 Liter heißem Wasser. Lasse sie 10 Minuten ziehen, gieße ab und genieße den Aufguss. Er bringt Entspannung und schmeckt ein wenig süß. Und er tut Leber und Galle gut und bringt ihre Tätigkeit ins Gleichgewicht.

Der **Ahornrindentee** hilft bei leichten Magen- und Darmentzündungen: Schneide 1 TL frische **Rinde** von jungen Ästen klein, übergieße sie mit 250 ml heißem Wasser, lasse 15 Minuten ziehen und siebe ab. Sobald er abgekühlt ist, kannst du den Tee schluckweise trinken. Die abgesiebten Rindenstücke wickelst du in ein Tuch und legst es als wärmende Auflage auf den Bauch. Mache währenddessen die Meditation mit dem Ahorn.

Dieses **Bad aus Ahornrinde** tut gut bei langanhaltendem Fieber oder Gichtschmerzen. Übergieße 3 EL frische Rindenstücke von jungen Äs-

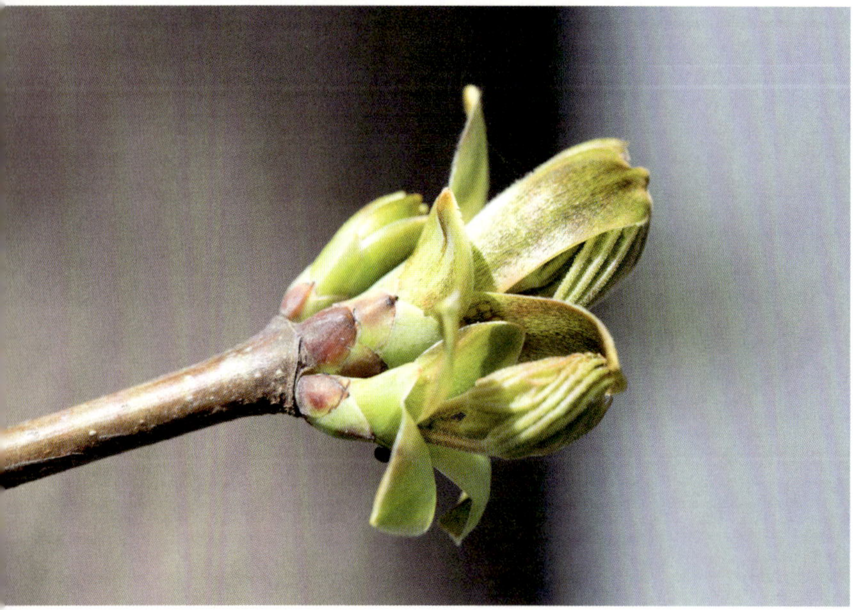

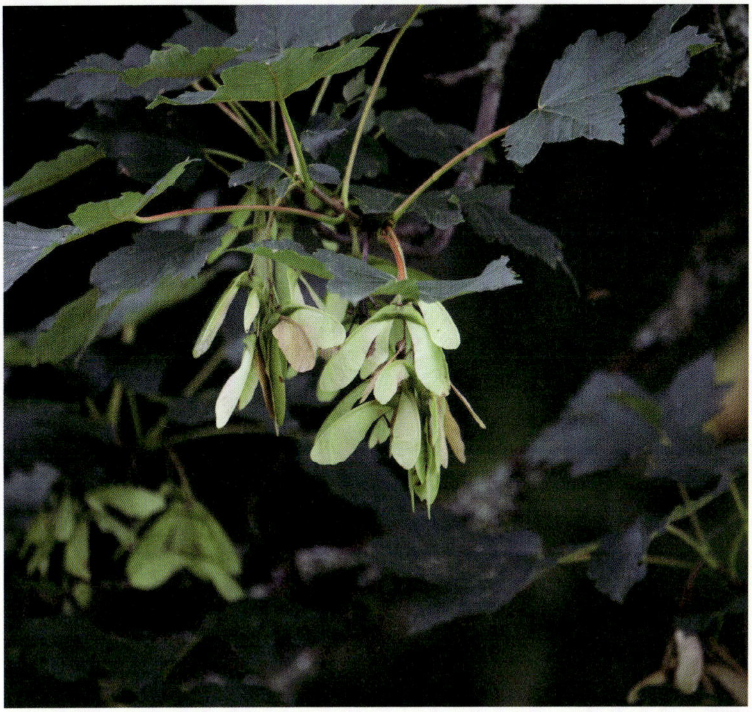

ten mit 1 Liter Wasser und lasse sie über Nacht stehen. Am nächsten Tag erhitzt du sie zusammen mit 3 EL frischen Blättern und lässt alles 15 Minuten bei mittlerer Hitze ziehen. Siebe dann den Extrakt in das schon eingelassene Badewasser. Bade darin, solange es guttut, ungefähr 20 Minuten sind ausreichend. Nach dem Bad trockne dich nicht ab, sondern wickele dich in ein großes Badetuch und ruhe noch etwa 1 Stunde im Bett nach.

Das **Oxymel** aus **Blättern und Samen** kannst du selbst herstellen: Die genaue Anleitung dazu findest du auf S. 147. Verwende für den Ansatz etwa 2 Handvoll **Blätter** und 1 Handvoll **„Propellerfrüchte“**. Am besten erntest du die frischen Blätter im Mai oder Juni und fügst die getrockneten Samen aus dem letzten Jahr hinzu. Oder du sammelst sie im September für ein Oxymel im nächsten Jahr.

Dieses Oxymel schmeckt nicht nur gut, es löst Stress und Kummer und zeigt dir die Süße des Lebens. Es hemmt Entzündungen, kühlt, wirkt abschwellend an (Haut und) Schleimhaut, senkt das Fieber und steigert die **Abwehrkraft**. Bei Bedarf gibst du 1- bis 3-mal täglich 1 TL voll in ein Glas Wasser und trinkst es schluckweise über den Tag verteilt.

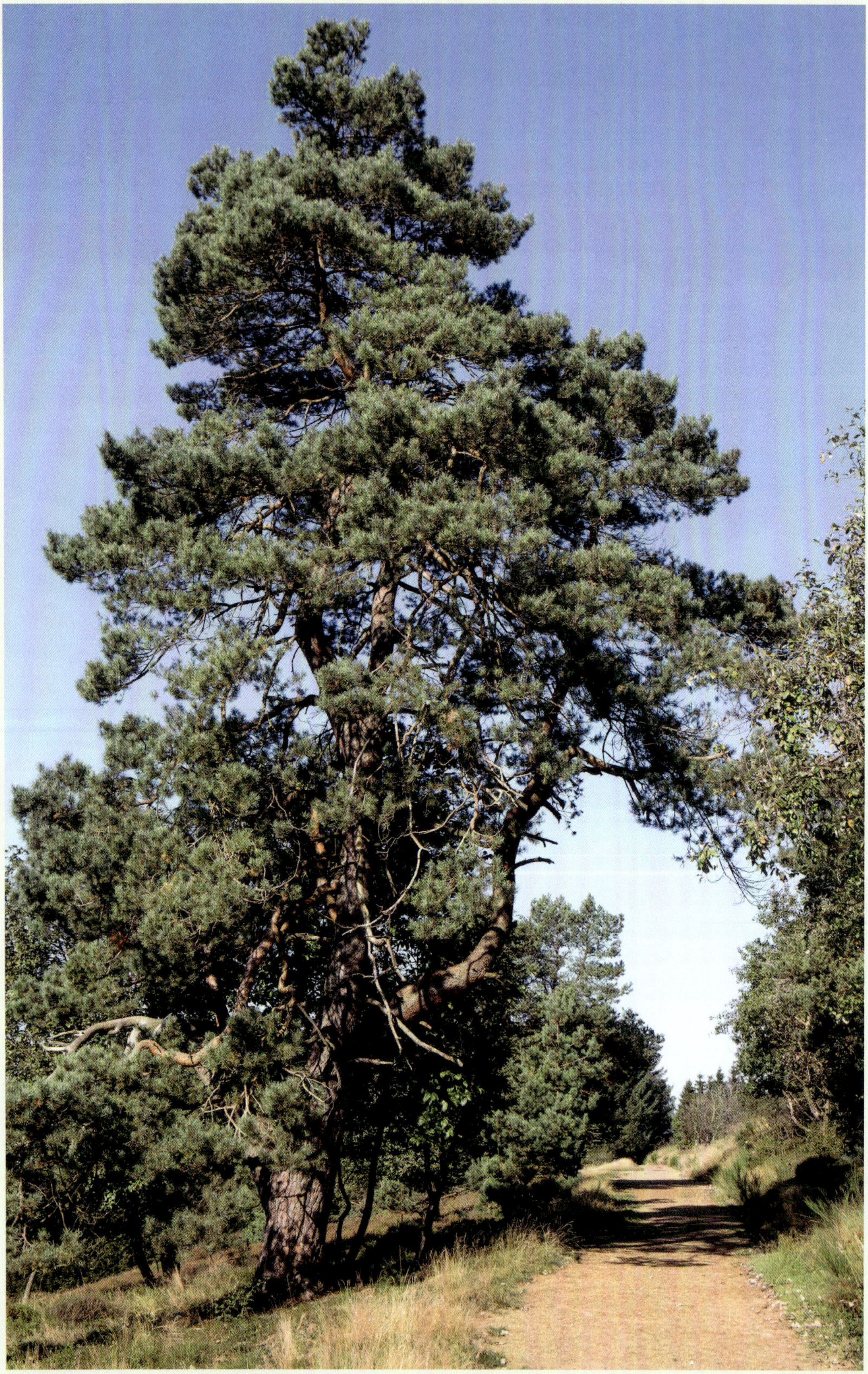

Die Geistnatur der Wald-Kiefer

Eigenschaft: Baum der Trauer *(tristitia)*

Lateinischer Name: *Pinus sylvestris*

Familie: Kieferngewächse

Andere Namen: Föhre – Fornha – Forche – Kienbaum – Weißkiefer

Botanische Merkmale

Immergrüner Nadelbaum

Höhe: bis zu 50 m

Alter: bis zu 600 Jahre

Austrieb: Nadeln erneuern sich alle 2–3 Jahre

Blatt: dünne, bis zu 8 cm lange, blaugrüne Nadel

Knospen: kleine, eiförmig gestreckte, verholzte Knospen an den Triebenden

Blütezeit: Mai, Juni

Blüten: einhäusig – männliche und weibliche Blütenstände an einem Baum. Die männlichen Blüten („Kätzchen") sind klein, gelblich, hängen in Gruppen an den Zweigen und produzieren den Pollen. Die Bestäubung erfolgt durch den Wind. Die weiblichen, kleinen, auffallend roten Blütenzäpfchen entwickeln sich nach Befruchtung zu grünen Zäpfchen. Erst im Herbst des Folgejahres beginnen sie zu verholzen, werden dunkelbraune, 3–8 cm lange Zapfen.

Früchte: spitzer Zapfen – erst im März, April des dritten Jahres fliegt der Samen aus und verteilt sich mit dem Wind. Die leeren Zapfen fallen später ab.

Borke/Rinde: in Platten zerrissene, rötlich-braune Borke

IHR WESEN

In all ihren wechselhaften Gestalten strahlt sie doch eine Beständigkeit aus, die selten zum Überschwang neigt, eher Demut zum Ausdruck bringt. Ihr Wuchs erzählt von Wind und Wetter, doch immer scheint sie klaglos zu tragen, was das Leben ihr auferlegt, ob in kargen Höhen, als landschaftsprägender Waldbaum oder vereinsamt in sandigen Küstenregionen. Ihre tiefe Pfahlwurzel gibt ihr in aufgelockerten und luftigen Böden genauso Halt wie in felsigem und karstigem Untergrund. Manches Mal ragt sie kerzengerade in luftige Höhen, oft verzagt und gebeugt, doch niemals laut und ungestüm, immer still und tiefgründig. Ihr Nadelkleid verrät nicht wie bei der Tanne oder der Fichte eine nach innen gerichtete Aufmerksamkeit, vielmehr scheint es in die Welt hinauszugreifen, wenn die weichen, langen Nadeln büschelweise den Wind bauchpinseln, der sich das gern gefallen lässt.

Pinealis, die medizinische Bezeichnung der menschlichen Zirbeldrüse, rührt von der Ähnlichkeit mit einem Kiefernzapfen. Tief verborgen in der ewigen Dunkelheit unseres Schädels erreichen die Zirbeldrüse durch unsere Netzhaut aufgefangene Lichtsignale. Dadurch steuert die Drüse unseren Melatoninhaushalt, was ihr Macht über unser Bewusstsein verleiht. Uralte mystische Traditionen vermuteten in ihr bereits den Sitz des „Dritten Auges“, ein Portal zur höheren Wahrnehmung und Verbindung zu göttlicher Energie. In vielen Kulturen sind Kiefernzapfen Symbole für Erleuchtung und spirituelles Erwachen, bereits in der römischen und ägyptischen Symbolik spielten die kleinen Zapfen eine große Rolle. Jeder einzelne ihrer Zapfen gemahnt uns noch heute an die Tiefe unserer Schöpfungsgeschichte.

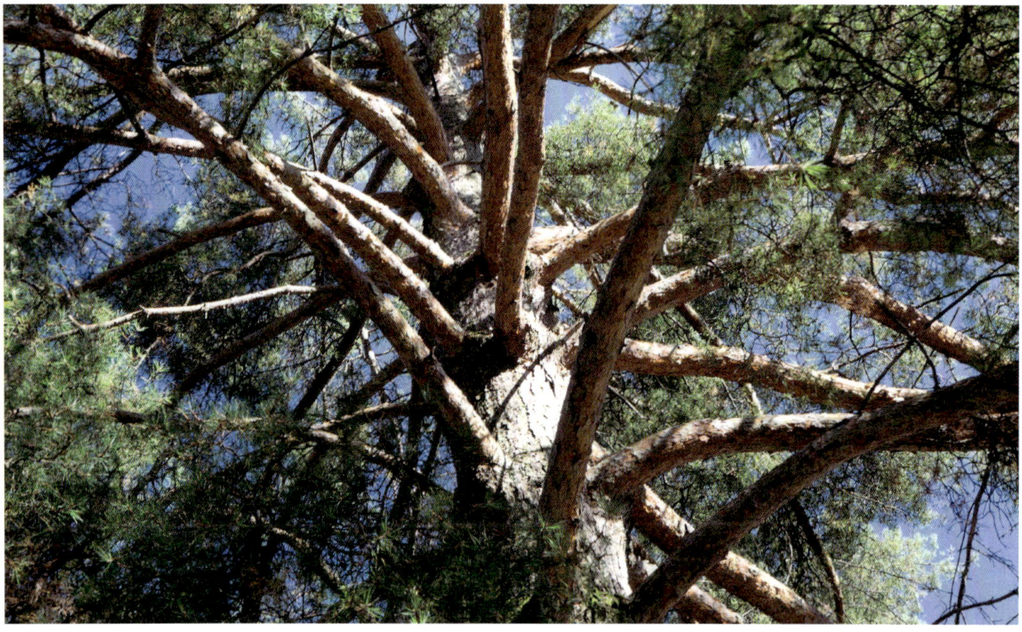

▲ Die Waldkiefer tanzt mit dem Wind – auch im Sonnenschein.

MEDITATION

MEDITATION ZUR SELBSTHEILUNG UND INNENSCHAU

Es war hektisch in der letzten Zeit – und einfach unendlich viel. Dein Körper ist ziemlich erschöpft. Und so manches Mal ist da diese Traurigkeit. Nicht mal im Schlaf kannst du dich richtig erholen.

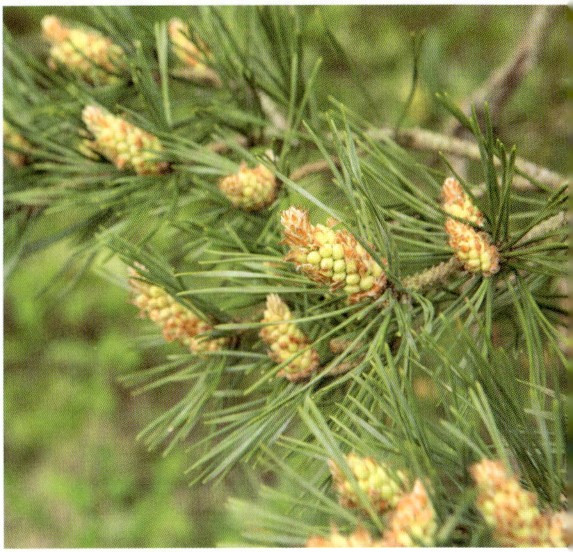

Nach einer schlaflosen Nacht, ganz früh, noch vor Sonnenaufgang, gehst du hinaus in den Wald und besuchst deine Kiefer. Sie steht am Waldrand und blickt weit über die Landschaft. Aufrecht und aufrichtig steht sie da, ihr Stamm ist hoch und gerade. Der Wind hat ihre Krone geformt und spielt auch jetzt ein Lied in ihren Nadeln. Du lauschst diesem Lied und fühlst dich darin geborgen. Du lehnst dich an ihren Stamm und fühlst die Wärme. Atme diesen warmen Kiefernduft durch dich hindurch und spüre, wie er dich reinigt. Im Südosten siehst du die ersten Sonnenstrahlen über den Horizont steigen. Sie streicheln dein Gesicht und lassen die rissige Borke der Kiefer in ihrem roten Braun aufleuchten. Sie hüllen dich ein wie in einen wärmenden Mantel. Tränen und Kummer schmelzen, wandeln sich, lösen sich auf. Je heller die Sonne scheint, je wärmer die Kiefer dich umarmt, umso mehr fühlst du neue Kraft, neue Lebendigkeit. Dein Geist wird klar und du kannst die Traurigkeit als Teil des Lebens annehmen.

Erfrischt und belebt bist du bereit für den neuen Tag. Du versprichst der Kiefer und dir selbst, in Zukunft liebevoller mit dir und achtsamer mit deinen Bedürfnissen umzugehen. Verbunden mit Erde und Himmel verabschiedest du dich von der Kiefer und nimmst ihre lächelnde Wärme mit in den neuen Tag.

DIE BOTSCHAFT DER KIEFER

Wenn die Kiefer zu uns spricht, verstehen wir sie am besten über unseren Geruchssinn und unser Immunsystem. Wenn wir ihr in diesen leisen Momenten unsere ganze Aufmerksamkeit schenken, gibt sie uns einen Raum, in dem Schwere nicht mehr als Bürde erscheint, sondern als Teil des Lebens, das uns formt wie der Wind die wunderbare Gestalt des Baums.

Der harzige Kieferduft lässt uns automatisch tief durchatmen, ein Hauch von Frische durchrieselt Körper und Seele und schärft dabei unseren Blick: nicht nur den der Augen, sondern auch den des Geistes. Die Schleier von Unklarheit und Verwirrung heben sich, und wir beginnen zu ahnen, was hinter der Erscheinung liegt. *Reinheit des Fühlens.*

HEILANWENDUNGEN

Nach Hildegard hilft die Kiefer bei folgenden Beschwerden:

- Augenleiden (siehe auch Apfelbaum und Linde)

> *Der starke Duft dieses Baumes löst nämlich die verdorbenen Körpersäfte im Vieh, sodass sie ausgeworfen werden können.*
>
> HILDEGARD VON BINGEN

Es sind eher die warmen und feuchten Qualitäten, die Hildegard von Bingen mit der Kiefer verbindet. Es überwiegen also die seelischen Komponenten. In ihrer Wahrnehmung ist die Kiefer ein Baum der Wehmut, denn es sei nichts Fröhliches in ihrer Natur. So dunkel dieses Bild zunächst erscheinen mag, in ihrer Wirkkraft sei die Kiefer zu stark, um pur verabreicht werden zu können: *„Einzeln und allein aber taugt sie (...) für keine Arzneien, weil ihr Saft als solcher zu stark wäre, wenn er nicht mit anderen Drogen vermischt würde.“* Dennoch sieht sie gute Anwendungsmöglichkeiten als Zugabe in Salben: *„Aber ihr Saft taugt sehr zu Salben und Augenmitteln (...) und sie lässt die Augen in Licht strahlen und klarer sehen“*, ob sie nun das physische oder das seelische Augenlicht meinte, lässt sie dahingestellt.

Insbesondere aber für das Vieh sah Hildegard die förderliche Wirkung der Kiefern. Die häufigen Tierseuchen ihrer Zeit hatten allzu oft dramatische Folgen für die Menschen. Die Anwendung für das Vieh macht sich der Mensch allerdings trotzdem seit vielen Jahrhunderten zu Nutze und wendet den *„... starken Duft dieses Baumes ...“* innerlich wie äußerlich sehr heilbringend an. Damit die Krankheit verschwindet, sollten *„... die Tiere den Duft frischer Zweige einatmen. Der Duft soll durch die Nase (des Viehs) gehen und davon beginnt es zu husten und die Faulstoffe auszuwerfen, die in den Nasen und den Köpfen (des Viehs) sind, und so wird die Krankheit, die es quält, verschwinden“*. Für Menschen mit Lungenkrankheiten und chronischem Husten gab es eine ganz besondere Medizin: Die – gesunden – Ziegen bekamen junge Zweige der Kiefern zu fressen und lagerten die daraus produzierten Kiefernstoffe in ihre Milch ein. So wurde diese Milch zur stärkenden Arznei für die Kranken.

ANWENDUNGEN HEUTE

Es sind nicht viele Rezepte zur Kiefer von Hildegard von Bingen überliefert. Auch die Anwendung einer Salbe bei Augenproblemen, die sie erwähnt, ging verloren.

Das „Volk“ aber liebte und schätzte die Kiefern und verwendete immer jene Art, die in ihrer Nähe wuchs. Das waren die Strand-Kiefer

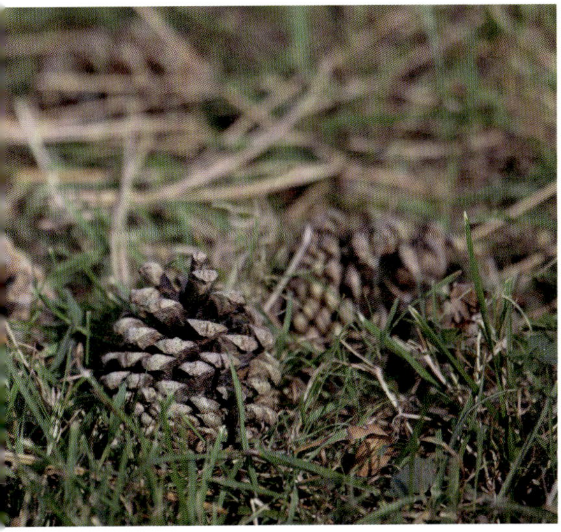

▲ Der Aufbau der Zapfen ähnelt unserer Zirbeldrüse.

(Pinus pinaster) an den Küsten des Mittelmeeres, die Schwarz-Kiefer *(P. nigra)* und die Pinie *(P. pinea)*. In gebirgigen Landschaften waren es die verschiedenen Wachstumsformen der Berg-Kiefer *(P. montana, P. mugo)*.

Alles von diesen Bäumen fand Verwendung: die jungen **Maitriebe, Knospen, Nadeln, Rinde, Pollen, Harz und ätherische Öle**. Überall wurde ihre Wirkung bei Erkrankungen der Atemwege, bei Blasen- oder Nierenleiden und auch als Rheumamittel geschätzt. Noch immer lösen sie bei **Husten** den zähen Schleim, erleichtern das Abhusten, klären den erkälteten Kopf, beruhigen und stärken den Kranken. Bei Muskelschmerzen oder Rheuma verschafft ein heißes Bad mit Kiefernnadelextrakt Erleichterung.

Kiefernnadeln sind auch in Kosmetika sehr beliebt, denn sie fördern die Zellregeneration, erfrischen die Haut und beschleunigen den Abbau von Schlackenstoffen. Wer Kiefernnadeln auf das sommerliche Grillfeuer streut, kann bald im eigenen Garten den befreienden Waldduft einatmen, der die Lungen weitet und den ganzen Körper reinigt und stärkt.

Kiefernzapfen repräsentieren Glück, Feuer und männliche kreative Kraft. In alten Berichten wird immer wieder erwähnt, dass viele germanische Männer stets einen Kiefernzapfen bei sich trugen, um ihre Fruchtbarkeit zu erhöhen und im Alter kraftvoll zu bleiben.

Germanische Schamanen sammelten den üppigen Blütenstaub der Kiefern und warfen ihn in die Glut, aus der er mit einer beeindruckenden Stichflamme emporschoss.

KNOSPENESSENZ – MUNTERT AUF

Für das Gemmomazerat schneidest du im Frühjahr die jungen Triebspitzen einer Kiefer, die in deiner Umgebung wächst. Folge der Anleitung auf S. 144.

Die Gemmomazerate von der Wald-Kiefer *(P. sylvestris)* und von der Berg-Kiefer *(P. montanus)* wirken auf der körperlichen Ebene belebend auf die Knochen- und Gelenkstrukturen und regen den Fettstoffwechsel an. Sie werden eingesetzt bei **Arthrose und Arthritis, Rheuma, Osteoporose und nach Knochenbrüchen**. Bei alten Menschen, die sich gerne bewegen, halten sie Bänder, Sehnen und Gelenkkapseln geschmeidig.

Auf der seelischen Ebene muntert die Wald-Kiefer *(P. sylvestris)* die Stimmung viel deutlicher auf als die Berg-Kiefer *(P. montanus)*. Sie ist eine gute Begleiterin an schwierigen Tagen und bringt Licht in düstere Stimmungslagen. Mit diesem Licht stärkt sie die Wirbelsäule und richtet sie wieder auf. Das kräftigt nicht nur das Rückgrat, es führt auch zu neuer innerer Aufrichtung und Motivation für Körper und Seele. Die Berg-Kiefer hingegen tröstet und führt hin zu **Flexibilität und Zuversicht** in scheinbar aussichtslosen Situationen.

REZEPTE

REZEPTE

Wenn **Husten oder Schnupfen** dich nachts nicht schlafen lassen, dann fülle klein geschnittene **Kiefernnadeln**, frisch oder getrocknet, in ein kleines **Baumwollsäckchen** und lege es neben dein Kopfkissen. Der heilsame Duft der Kiefernnadeln sorgt für freie Atemwege und einen erholsamen Schlaf.

Waldarbeiter versorgten ihre **frischen Verletzungen** direkt vor Ort im Wald meistens sehr erfolgreich mit dem **Harz** der Kiefern. Die Nadelbäume bilden das Harz zu ihrem Schutz vor Fressfeinden oder Schädlingen und für ihre eigene Wundversorgung. Es tötet die verschiedenen Keime und zieht wie eine Zugsalbe Splitter aus der Haut. Die Harze von Fichte oder Tanne sind genauso wertvoll und werden gleichermaßen genutzt.

Für die (Kiefern)-**Harzsalbe** benötigst du

- 100 ml Olivenöl
- 30 g Baumharz – das kannst du selbst im Wald sammeln
- 10 g Bienenwachs
- einen Topf, zwei Bechergläser, ein Thermometer, ein Sieb und eine Salbendose

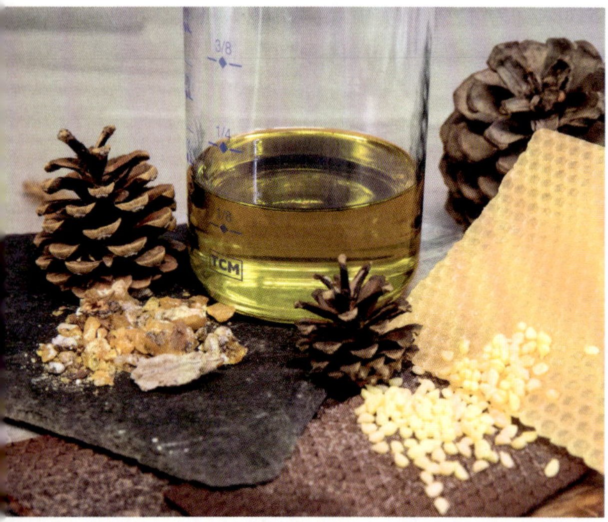

Gib das Harz und das Öl in ein Becherglas und erwärme beides im Wasserbad auf etwa 65 °C. Rühre vorsichtig um, während das Harz langsam schmilzt. Sobald es geschmolzen ist, kannst du die Holz- oder Rindenstückchen absieben. Dann gibst du das Bienenwachs in das Öl und erwärmst das Harz-Öl-Gemisch erneut auf 65 °C, und zwar so lange, bis das Bienenwachs geschmolzen ist. Dann nimmst du das Öl vom

Herd, lässt es ein wenig abkühlen und gießt es, solange es noch flüssig ist, in das Salbendöschen. Dort wird es langsam fest, und erst, wenn es richtig gut durchgekühlt ist, verschließt du das Salbendöschen mit seinem Deckel. So kann eventuelles Kondenswasser noch entweichen. Die Salbe hilft bei **Wunden, Husten und schmerzenden Gelenken**. Sie ist mindestens 1 Jahr haltbar.

Für eine **Einreibung bei Muskelkater** gib 2 Esslöffel (30 ml) Olivenöl in ein Arzneifläschchen und tropfe je 2 Tropfen ätherisches Kiefernnadelöl, Wacholder- und Zitronenöl hinzu. Vermische die Öle durch umsichtiges Schütteln des Fläschchens. Damit kannst du schmerzende Muskeln und Gelenke einreiben.

Die Bachblüte Pine – für den liebevollen Umgang mit sich selbst. Als der englische Arzt Dr. Edward Bach in den 30er-Jahren des 20. Jahrhunderts die Bachblüten-Therapie entwickelte, fand er die Blüten der Kiefer (Pine) geeignet für all diejenigen, die sich selbst nie gut genug und nie mit sich zufrieden sind. Die Essenz aus der Kiefer ermöglicht es, alte Prägungen loszulassen, sich selbst liebevoll anzunehmen und sich mit sich und dem Leben zu versöhnen.

Oxymel – für starke Knochen. Dieses Oxymel kannst du mit den Kiefernnadeln machen und genauso gut mit den Nadeln oder frischen Mai-Spitzen von Fichte oder Tanne.

Für ein **Kiefern-Oxymel** gehst du nach der Anleitung auf S. 147 vor und vermischst dieses Mal 200 g Waldhonig mit 100 g gutem Weißweinessig. Diese Mischung hat sich bei der Kiefer sehr bewährt. Schneide 3–4 EL (etwa 50 g) frische grüne Nadeln klein, gib sie in ein Schraubdeckelglas und übergieße sie so lange mit dem Oxymel, bis alle Pflanzenteile gut mit der Honigmischung bedeckt sind. Durch sanftes Umschütteln kannst du alle Bestandteile gut miteinander vermengen. Lasse den Ansatz 2–3 Wochen bei Zimmertemperatur stehen und schüttle regelmäßig sanft um. Danach filtrierst du durch einen Kaffeefilter ab und füllst das Oxymel in eine Arzneiflasche. Es ist mindestens 1 Jahr haltbar. Bei Bedarf nimmst du 2- bis 3-mal täglich 1 EL voll in 1 Glas Wasser, verrührst es gut und trinkst es schluckweise, jeweils ½ Stunde vor den Mahlzeiten. Dieses Oxymel stärkt das **Immunsystem und die Knochen**. Es versetzt dich mit seinem Aroma mitten in den Nadelwald, bringt dir Klarheit und hilft bei **Husten, Erkältung, Erschöpfung, Antriebslosigkeit**.

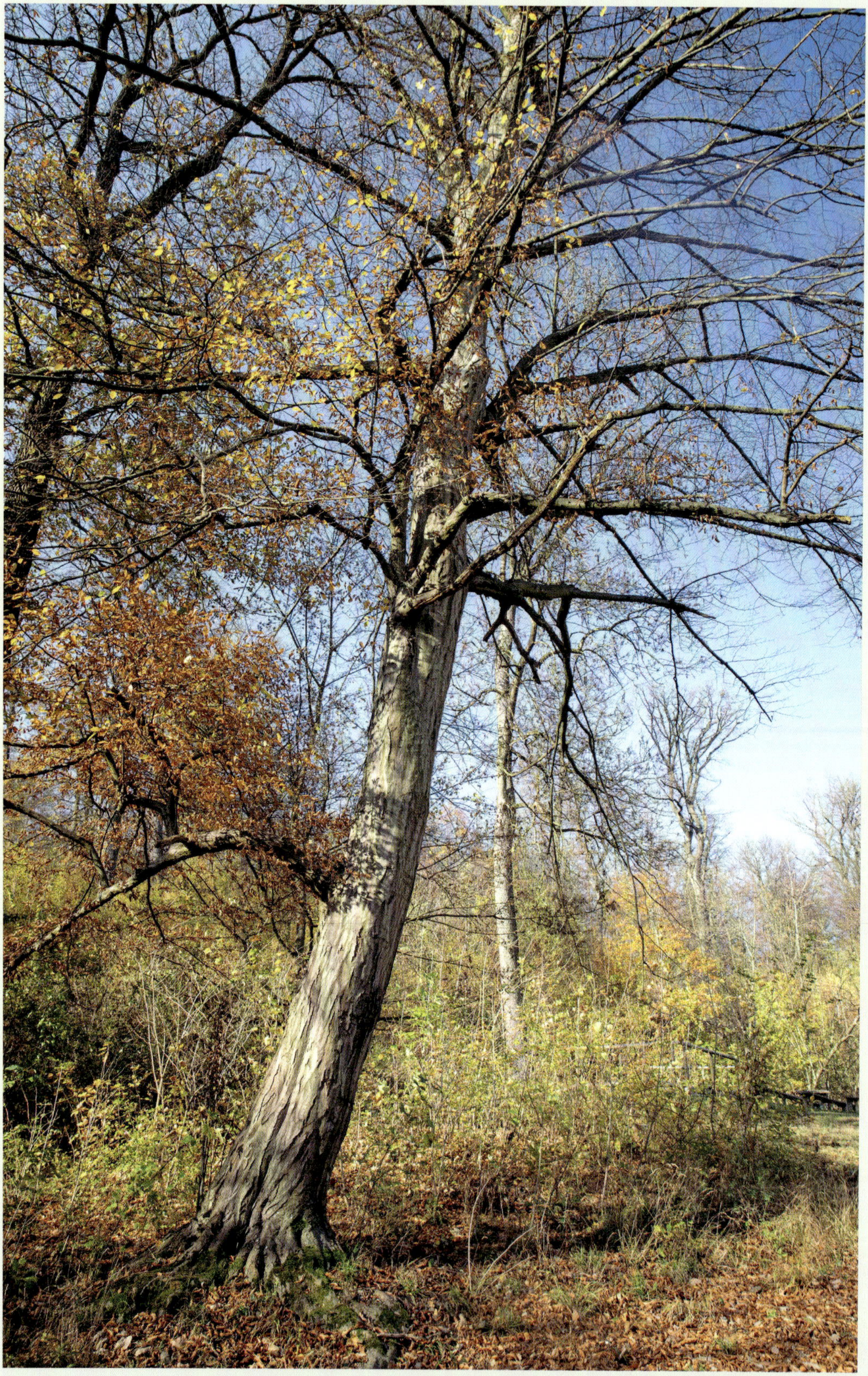

Die Geistnatur der Hainbuche

Eigenschaft: Baum des Gedeihens *(prosperitas)*

Lateinischer Name: *Carpinus betulus*

Familie: Birkengewächse

Andere Namen: Weißbuche – Buchäsche – Flegelholz – Hagebuche – Hornbaum – Eisenbaum

Botanische Merkmale

Sommergrüner Laubbaum

Höhe: bis zu 20 m

Alter: bis zu 300 Jahre

Austrieb: ab März–Mai, je nach Lage und Witterung

Blatt: 5–10 cm lange Blätter, die 3–6 cm breit werden können und im Unterschied zu den Blättern der Rot-Buche auffällig gezahnt (doppelt gesägt) sind. Die Blattunterseite ist heller als die Blattoberseite, die stark strukturiert ist.

Knospen: 5–8 mm lang, vielschuppig, spitzkeglig, bräunlich bis grün. Sie liegen eng am Zweig an.

Blütezeit: Mai–Juni

Blüten: einhäusig – männliche und weibliche Blütenstände an einem Baum. Die Blüten haben keine Kronblätter, sind an den jungen Trieben angelegt und erscheinen kurz vor oder mit den Blättern, nachdem sie den Winter als Knospe zubrachten. Sie werden vom Wind bestäubt.

Früchte: Sie reifen ab Ende August in Büscheln als Nüsschen an einem dreilappigen Hochblatt und bleiben lange am Zweig. Ab Ende Oktober werden sie durch den Wind verbreitet.

Borke/Rinde: dünn, glatt und silbrig grau, kann im Alter reißen (leicht zu verwechseln mit der Rinde der Buche)

IHR WESEN

Die erste Silbe „Hain“ des verheißungsvollen Namens gibt die vermeintliche Bestimmung dieses manchmal geheimnisumwitterten Baumes schnell preis: der Hain, ein umschlossener Garten, ein eingehegtes Gelände. „Hag“ ist der Wortstamm dieses Wortes und heißt so viel wie „Einfriedung“, eine eingefasste Fläche. Befindet man sich innerhalb dieser Einfriedung, fühlt man sich als Hüter des Geheimnisses, des heiligen Hains, wähnt sich in Sicherheit, man fühlt sich behaglich. Außerhalb aber bestaunt man die schwer zu überwindende, beschützende Wuchsform des Baumes, der bis heute eine der beliebtesten Heckenpflanzen ist. Die Hainbuche gibt damit dem Ungeformten eine Einfassung, begrenzt das Entgrenzte und mag uns mit dieser formgebenden Kraft psychisch und physisch Leitlinie und Halt sein. Hildegard von Bingen sieht in der Hainbuche mehr körperliche als seelische Heilkräfte wirksam, denn die „Hagebuche“ sei mehr kalt als warm.

Es steht außer Frage, dass die Hainbuche bereits zu Hildegards Lebzeiten ein wichtiger Nutz- und Schutzbaum war. Ihre beeindruckende Lebenslust bleibt nicht verborgen, denn nur wenige Bäume gedeihen so kraftvoll, schlagen stets aufs Neue so vehement aus wie die Hainbuche – ein Sinnbild nahezu unbesiegbarer Lebenskraft.

DIE BOTSCHAFT DER HAINBUCHE

Eine urwüchsige Hainbuche scheint das „Urbild eines Baumes“ zu ein, das Sinnbild für die schöpferische Idee des Baumes an sich – durch und durch Baum, wie der Schöpfer ihn gemeint hat. Was nach außen so kraftvoll, in sich verschlungen und geheimnisvoll anmutet, ist geistig-seelischer Ausdruck einer starken, selbstbewussten Kraft, die weniger wehrhaften Mitgeschöpfen Schutzmacht werden kann, wenn sie das Vertrauen dazu finden. Die enorme Wuchskraft, die unbändige Lebensgier steht beispielhaft für die Überlebensfähigkeit und Resilienz der Natur. Alles an diesem Baum erzählt von seiner Kraft, sein Holz ist gemeinsam mit dem des Buchsbaumes das härteste in unseren Breitengraden. Dabei bleibt seine Haut, die Rinde, stets berührbar, verletzlich und durchdringbar, die Hainbuche bildet keine fingerdicke Borke wie Esche oder Eiche.

Dieses Wesen der Hainbuche spürst du in dir, wenn du es verstehst, den Urwuchs dieses Baumes nachzuempfinden. Dann erkennst du das Materielle im Außen und vermagst die so gewonnene Wesensart deinem Innen, dem geistig-seelischen Gefüge einzuweben. Steht dieser Baum für die „Einfriedung“ im Außen, so ist er es auch, der dich in den inneren Frieden führen kann. *Ursprungskraft.*

HEILANWENDUNGEN

Nach Hildegard hilft die Hainbuche bei folgenden Beschwerden:

- „Wahnsinn“, Geisteskrankheit: Hildegard betrachtet das Symptom Wahnsinn als eine Störung des Geistes, die durch ein Ungleichgewicht der „Säfte“ (sog. „Humoren“) im Körper verursacht werden wie alle anderen Krankheiten auch. Dieses Ungleichgewicht kann nach dieser Lehre durch verschiedene Faktoren wie schlechte Ernährung, körperliche Krankheiten, Umweltbedingungen oder spirituelle Einflüsse entstehen. Geistige oder seelische Krankheiten sieht sie als ernste Erkrankung, die sowohl körperliche als auch seelische Ursachen haben können.
- Hautausschlag, Rötungen, Schwellungen, Juckreiz oder nässende oder schuppende Hautveränderungen, Hautirritationen

MEDITATION

MEDITATION ZUR SELBSTHEILUNG UND INNENSCHAU

Es ist noch früh im Jahr, die Tage werden allmählich heller und wärmer und die Natur beendet ihren Winterschlaf. Du näherst dich dem Wald, atmest die frische Luft und freust dich über ein paar freie Stunden. Am Waldrand entdeckst du einige Hainbuchen, du kennst sie noch aus früheren Zeiten. Damals hat dein Großvater sie als Hecke gepflanzt. Sie haben den Garten eingefriedet, wuchsen von Jahr zu Jahr dichter. Undurchdringlich sind sie geworden und umhegen bis heute diesen Garten in ihrem Inneren.

Hier am Waldrand kann die Hainbuche ihre Zweige frei ausstrecken. Im Frühling schiebt sie ihre jungen Blätter mit der neuen Kraft dieser Jahreszeit aus den robusten Knospen heraus. Betrachte in aller Ruhe und mit Neugierde so ein Blatt, nutze alle deine Sinne dafür. Was riechst du? Was schmeckst du? Wie fühlt es sich an? Was hörst du? Und was siehst du? Siehst du, wie sorgfältig und exakt so ein Blatt gefaltet ist? Und kannst du dir vorstellen, wie es sich fühlt, wenn es sich entfaltet? Siehst du vor dir, wie das Blatt dabei im Schutz der starken Äste, die in den vergangenen Jahren gewachsen sind, sorgfältig und in aller Ruhe Falte für Falte glatt streicht? Spürst du dabei die Freude an der Entfaltung, an der Entwicklung, am Wachsen? Kannst du dir vorstellen, dich und deine Fähigkeiten mit der gleichen Freude und der gleichen Kraft zu entfalten? Die Hainbuche beschützt dein Inneres. Und gleichzeitig hilft sie dir, hineinzuwachsen in all jene Veränderungen im Außen, die das Leben so mit sich bringt. Sie macht dich mutig und stark, schenkt dir Durchhaltevermögen und hilft dir, deine „Vielfältigkeit“ zu leben. Kannst du dir vorstellen, wie gut das tut? Spürst du die Lebendigkeit in dir, dich auch weiterhin genauso zu entfalten, wie es die Hainbuche dir gezeigt hat? Trage ein Blatt und einen kleinen Ast mit dir, vielleicht in der Hosentasche. So bist du bei jeder Berührung mit der Lebendigkeit und Urkraft dieses Baumes verbunden.

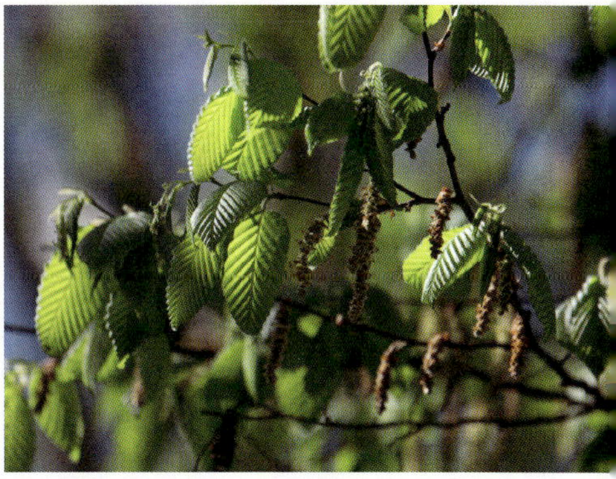

- Unerfüllter Kinderwunsch, unterstützt Empfängnisfähigkeit und beugt Fehlgeburten vor
- Das Holz wirkt apotropäisch und beschützt das Heim vor bösen Geistern und Energien.

> *Wenn ein Mensch im Walde übernachtet oder zur Mittagszeit sich dort ausruhen möchte, soll er sich unter eine Hagenbuche und ihren Schatten legen und dort schlafen. Das wird die bösen Geister daran hindern, ihn zur Zielscheibe ihrer Täuschungen und Schrecken, das heißt gruwesal (Gräulichkeiten) zu machen. Zwar kann der Mensch auch unter anderen Bäumen, in deren Natur nachweislich „Gedeihen" angelegt ist, liegen und ruhen, um teuflische Schrecknisse zu meiden, vorzüglich aber unter der Hagenbuche.*
>
> HILDEGARD VON BINGEN

Sie ist derjenige Laubbaum mit dem intensivsten Schattenwurf hierzulande – was an der dichten Belaubung und der im Freistand tief reichenden Krone liegt. So bietet sie Schutz vor Sonne, Regen und – laut Hildegard – auch vor schlechten Energien, weswegen sie dem müden Wanderer ans Herz legt, sich der Hagenbuche anzuvertrauen. Sie spürt in dem Baum ein *„nicht unerhebliches Gedeihen"* am Werk, eine stark ausgereifte Grünkraft, einen unbeugsamen Lebenswillen, den die *„Luftgeister"* und *„teuflischen Trugbilder"* verabscheuen.

Entgegen der traditionellen überlieferten Volksmedizin erwähnt Hildegard einige Anwendungen der Hainbuche, so etwa in einem Rezept für *„... jene Frauen, bei denen die Frucht unterzugehen pflegt ..."* gegen Fehlgeburten. Hildegard rät dazu, noch junge Zweige mit neuen Blättern in Milch zu kochen, um dann daraus mit Mehl und Eiern eine Speise zuzubereiten. Auch das Trinken der so zubereiteten Milch helfe der Frau bereits, *„... hinsichtlich der Schwangerschaft und, dass sie die Frucht behalte ..."*. Noch Jahrhunderte später nannten die Frauen wegen dieser besonderen Anwendungen die Hainbuche das „Holz der weisen Frauen".

Aber auch gegen Hautausschläge und *„... üble Flecken am Körper"* kennt sie eine Rezeptur, indem im Feuer erhitzte Holzspäne des Baumes auf die betroffenen Hautstellen gelegt werden. Gegen Sinnestäuschung und Wahnvorstellungen empfiehlt sie, sich aus den Trieben und Blättern einen Sud zu bereiten, in dem heiße Entspannungsbäder genommen werden sollen. In der Abwehr lebensfeindlicher Kräfte sieht sie überhaupt den größten Nutzen dieses wunderbaren Baumes und empfiehlt, immer *„... etwas Holz der Hagebuche bevorratet zu haben ..."* und es im hauseigenen Kamin zu verfeuern, um gegen die schlechten, dem Leben abträglichen Kräfte gewappnet zu sein. So schreibt sie: *„Gott hat nämlich gewisse nützliche Säfte von Bäumen und Kräutern in Entsprechung zu den nützlichen Körpersäften, die im Menschen sind, geschaffen (...) und so schreckt der Teufel vor den Bäumen und Kräutern, die nützliche Säfte haben, zurück und hasst sie ..."*

ANWENDUNGEN HEUTE

Hildegard von Bingen ist die Einzige, für die die Hainbuche eine Heilpflanze ist. Für ihre Zeitgenossen ist die Hainbuche ein Baum der Magie, der die Menschen beschützt. Und sie ist ein Baum des Übergangs, der bei Veränderungen unterstützt und dafür sorgt, dass die Menschen weise handeln.

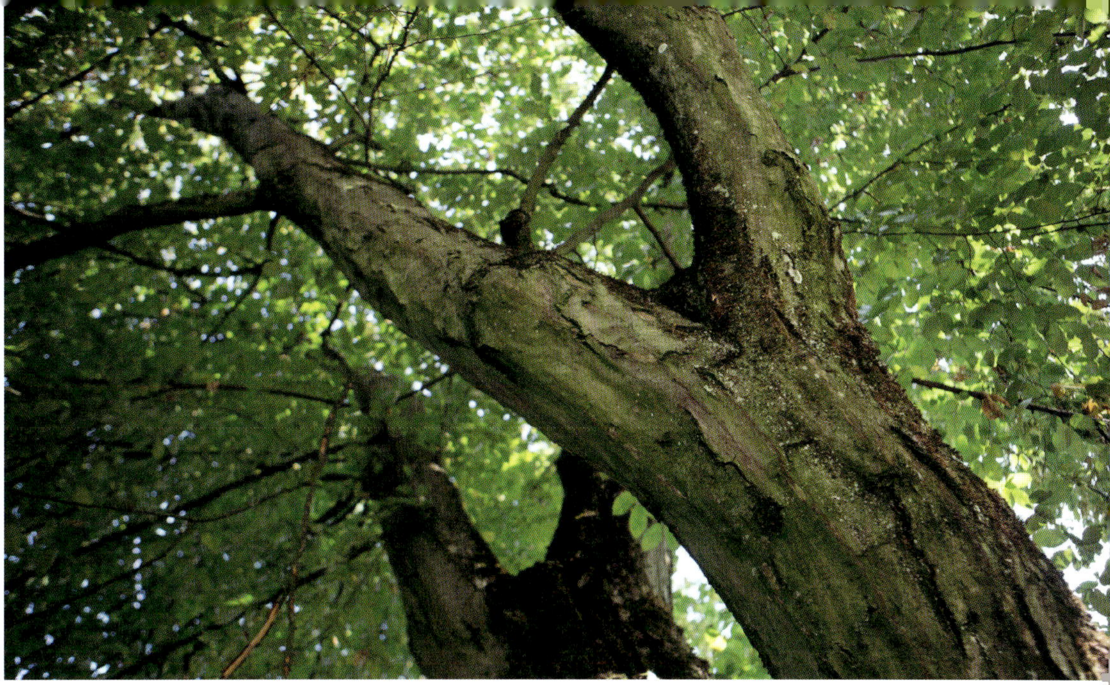

▲ Alte Hainbuchen können aussehen wie ein Baum gewordenes magisches Ritual.

KNOSPENESSENZ – SPENDET VITALITÄT

Die Knospen sind klein und zart, länglich schlank und liegen eng am Ast an. Sobald sie nur ein wenig anfangen zu wachsen, bilden sie mit ihren abgerundeten Knospenschuppen das charakteristische braun-grüne Hainbuchenmuster. Wenn sich die jungen Blätter langsam entfalten, kannst du gut bewundern, wie exakt, sorgfältig und geradezu liebevoll gefaltet sie in der Knospe liegen. Die Essenz daraus schmeckt herb, zusammenziehend. Ihre Qualitäten sind kalt und trocken. Hildegard nennt sie „mehr kalt als warm".

Auf der körperlichen Ebene hilft dieses Gemmomittel bei akuten Entzündungen und Krämpfen der **Atemwege**. Es hilft bei Reizhusten und bei Allergien, die sich im Nasen-Rachen-Raum zeigen. Die Essenz beruhigt die Schleimhäute der oberen Luftwege. Hustenreiz, **Heuschnupfen und Sinusitis** heilen ab. Häufiges Nasenbluten, das meistens auch eine allergische Ursache hat, klingt ebenso ab wie Entzündungen der Nasennebenhöhlen. Diese Essenz unterstützt die Abwehrkräfte, indem sie die Bildung von Thrombozyten im Knochenmark anregt. Sie hilft auch bei Arteriosklerose, stärkt die Leber, senkt Cholesterin und Transaminasen, beruhigt die Milz und einen gereizten oder entzündeten Darm. Die Gelenke freuen sich über Erleichterung und weniger Schmerzen bei rheumatoider Arthritis. Dieses Gemmomittel zeigt auch adaptogene Eigenschaften, es stärkt die **Resilienz** und unterstützt dabei, ein aus dem Gleichgewicht geratenes Leben wieder in den Griff zu bekommen.

Auch auf der emotionalen Ebene macht dich diese Essenz sicherer – so wie es eine Hainbuchenhecke mit einem heiligen Ort in ihrer Mitte macht. Sie bringt Geborgenheit und Vertrauen in dein Innerstes und baut die Spannkraft wieder auf. So wie in dem Baum steckt auch in seiner Knospenessenz eine bewundernswerte Vitalität, die immer wieder mit unermüdlicher Schaffenskraft austreibt und ihr hartes Holz produziert. Darüber hinaus kann sie die Wirkung anderer Gemmopräparate verstärken.

REZEPTE

REZEPTE

Ein entspannendes **Hainbuchen-Bad** in der Wanne in Zeiten von seelischem Ungleichgewicht tut einfach gut. Für diese Anwendung bereitest du einen **Sud aus jungen Trieben und Blättern.** Dazu fülle einige Handvoll junger Blätter und junge, weiche Triebe in einen Kochtopf und übergieße sie so lange mit Wasser, bis sie gut davon bedeckt sind. Lasse alles zusammen etwa 10 Minuten lang sanft köcheln. Gleichzeitig lässt du das Badewasser einlaufen. Dann siebst du den fertigen Badesud in das heiße Badewasser, steigst dazu und entspannst darin so lange, wie es für dich angenehm ist.

Ein **Absud der Rinde** half bei der Wundheilung und wurde bei Seitenstechen aufgelegt. Die Blätter mit ihren Gerbstoffen dienen ebenfalls zur Behandlung von Wunden.

Für uns ungewöhnlich ist die Empfehlung von Hildegard von Bingen, es bei Hautproblemen mit **Holzspänen** zu versuchen. Betroffene sollen hierfür solche Holzspäne erwärmen, die direkt unter der Rinde

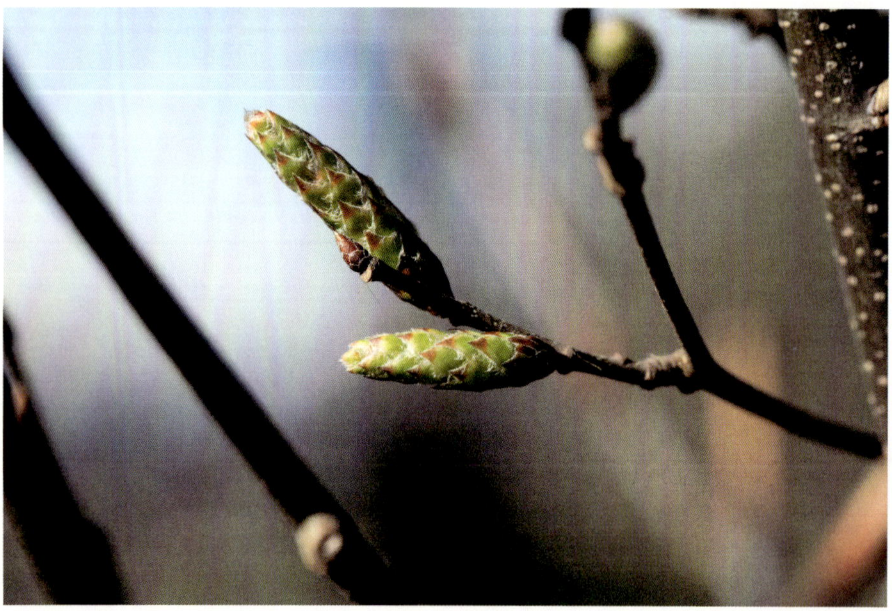

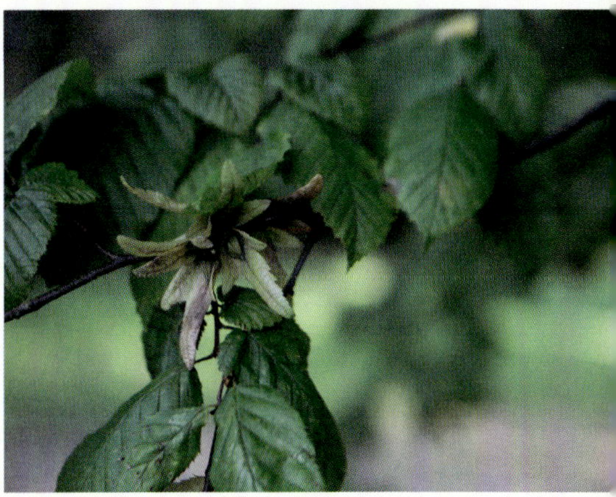

gewachsen sind, und sie mit einer Binde oder einem Tuch auf den betroffenen Hautstellen fixieren. Es sei einen Versuch wert, bei Hautproblemen ein wenig Holz dieses Baumes bei sich zu tragen und durch die Körperwärme seine Heilkräfte zu aktivieren. Sie schreibt, einige Späne dieses Baumes sollten immer im Haus vorrätig sein.

Wer schlecht träumt, kann getrocknete grüne **Blätter** in ein **Schlafkissen** füllen und neben das Kopfkissen legen. Auch eine Handvoll **Samen** gehört dazu. Das sorgt für einen gesunden und (alb-)traumfreien Schlaf, vertreibt böse Gedanken und vielleicht auch die ungebetenen Energien – wie zu Hildegards Zeiten.

Zusammen mit anderen Wildpflanzen passen die jungen **Blätter** in Mischungen für Kräuterbutter oder Kräutersalz, genauso wie **Samen und Keimlinge**. Schon ab Mai reifen die jungen Samen in ihren Tragflügeln heran. Es ist zwar etwas mühsam, sie da herauszuschälen, doch der leckere, leicht nussige Geschmack lohnt die Mühe.

Die Bachblüte Hornbeam bringt neue Lebenskräfte. Der englische Arzt Dr. Edward Bach verarbeitete die Blüten der Hainbuche (Hornbeam) zu einer Essenz, die bei Erschöpfung, chronischer Müdigkeit, fehlender Kraft und Lustlosigkeit neue Lebenskräfte bringt. Sie hilft dabei, Veränderungen zuzulassen und für die Zukunft neue Energien zu schöpfen.

Verwende dein eigenes **Hainbuchen-Oxymel**, das du dir nach der Anleitung auf S. 147 hergestellt hast. Ernte Blätter, junge Zweige und einige Samen, schneide sie klein und übergieße sie in einem Schraubdeckelglas so lange mit dem reinen Oxymel, bis sie gut damit bedeckt sind. Verschließe das Glas, lasse es 3 Wochen bei Zimmertemperatur ausziehen und schuttle es regelmäßig sanft um. Nach dieser Zeit filtrierst du es ab, zum Beispiel durch einen Kaffeefilter – und füllst es in eine Glasflasche. Verwende dieses Oxymel bei **Husten, Erkältungen** oder allgemein zur Stärkung deiner **Abwehrkräfte**. Es hilft dir auch, wenn du schlecht träumst und deswegen nicht schlafen kannst.

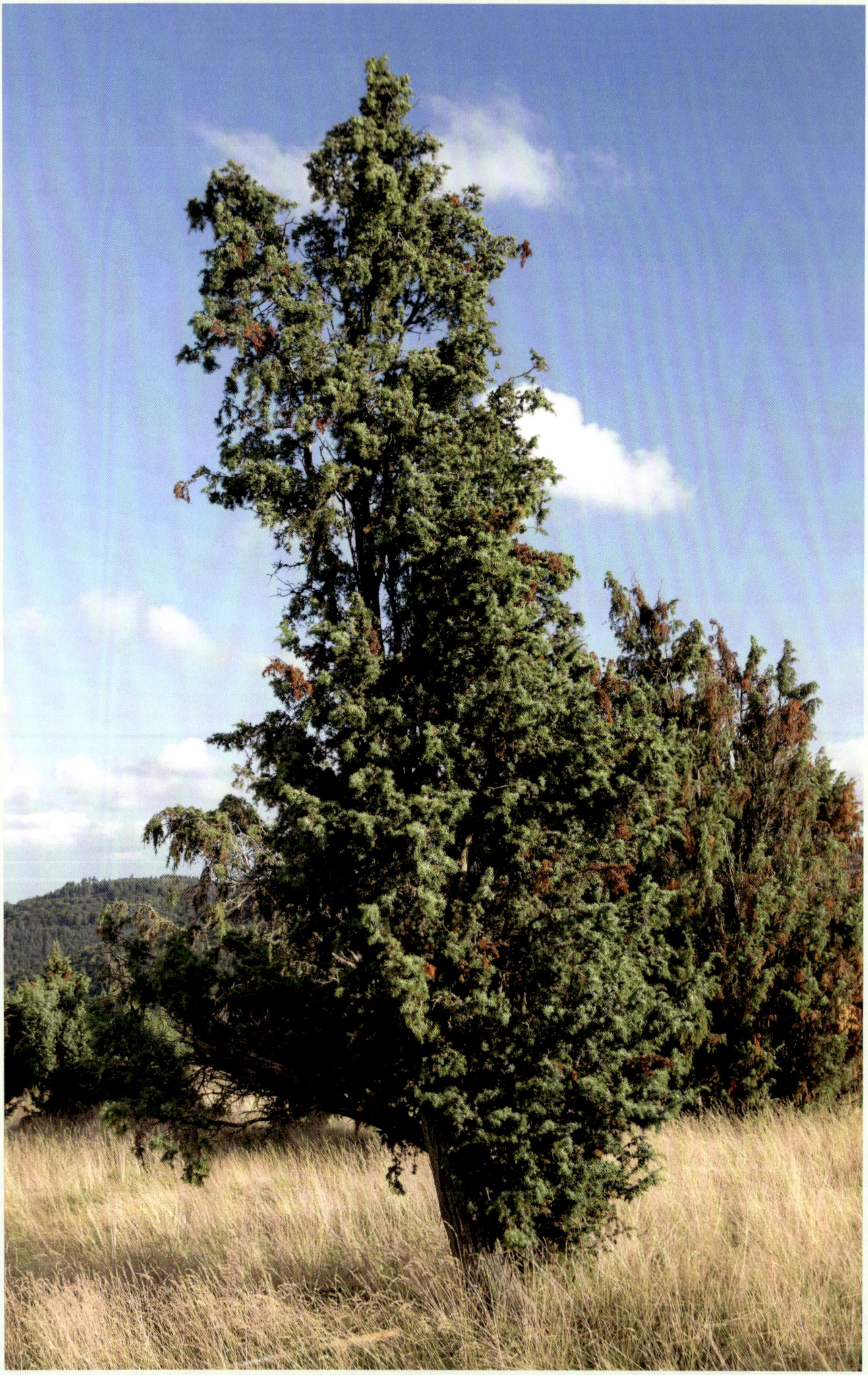

Die Geistnatur des Wacholders

<u>Eigenschaft</u>: Baum des Übermaßes *(nimietas)*

<u>Lateinischer Name</u>: *Juniperus* spec.

<u>Familie</u>: Zypressengewächse

<u>Andere Namen</u>: Kranewittbaum – Machandelboum – Queckholder – Wacholterboum

Botanische Merkmale

Immergrüner Nadelbaum

<u>Höhe</u>: bis zu 15 m

<u>Alter</u>: bis zu 2000 Jahre

<u>Austrieb</u>: April/Mai. Die Nadeln erneuern sich alle 3–4 Jahre

<u>Blatt</u>: nadelförmig, bis zu 2 cm lang, sehr spitz und hart, lanzettenförmig. Sie sind graugrün, mit einem weißen Mittelband, das den Spaltöffnungsstreifen kennzeichnet. Riechen beim Zerreiben sehr würzig.

<u>Knospen</u>: gut sichtbare, von nadelartigen Schuppen bedeckte, kleine grüne Knubbel, die an den Seitentrieben sitzen

<u>Blütezeit</u>: Mai, Juni

<u>Blüten</u>: zweihäusig – es gibt männliche und weibliche Bäume. Männliche Blütenstände sind oval, gelblich, bis zu 5 mm lang, weibliche Blüten eher unscheinbar und grünlich.

<u>Früchte</u>: nur bei weiblichem Baum zu finden – zunächst kleine, kugelige, zapfenartige Beeren, bis zu 1 cm dick, anfangs grünlich, dann schwarzblau und bläulich bereift. Erst im Folgejahr reifen sie zu der bekannten, sehr aromatischen Wacholderbeere.

<u>Borke/Rinde</u>: meist grau gefärbt mit streifenförmig eingerissener Struktur

SEIN WESEN

Oft findet man ihn als einzeln stehenden kleinen Baum, meistens im Offenland, selten im dichten Wald, denn dort kann er seinen Lichthunger nicht stillen. Mal wächst er flach wie ein Busch, mal als mehrstämmiger Baum bis zu 10 m Höhe und manches Mal steigt er kerzengerade auf wie die dorischen Säulen in den antiken Tempeln Griechenlands. Zahlenmäßig sind ihm andere weit überlegen – dennoch ist er der am weitesten verbreitete Nadelbaum der Welt, denn er erträgt extreme Temperaturen und nährstoffarme Lagen genauso wie Hitze und Dürre. In der Welt der Sinne ist er weniger zu Hause als in der Welt des Geistes, und so erschließt sich seine lichtvolle Präsenz eher der Seele als dem Auge. Seine körperliche Unnahbarkeit findet ihren Ausdruck in den festen, spitzen und schmerzhaften Nadeln, er ist wehrhaft und stark. Es ist seine fast überbordende feinstoffliche Energie, die unser Herz erfasst, wenn wir ihn auf dieser Ebene wahrnehmen können, was nicht immer gelingt. Seine großartige Heilkraft liegt im rechten Maß, ein Zuviel lässt sie überschäumen und sie wird zu einer abträglichen, schädlichen Kraft.

DIE BOTSCHAFT DES WACHOLDERS

Die kleinen Beeren bergen eine Kraft, die zugleich heilen und im Übermaß doch schaden kann. Der Wacholder fordert Respekt, doch wenn man um sein Geheimnis weiß, verleiht er Schutz, Kraft und Stärke. Er steht für Klarheit, Entschlossenheit und Balance.

Seine energetische Wirkung macht sich zunächst in seinem unverkennbaren Geruch bemerkbar, der unwillkürlich dazu einlädt, tiefer durchzuatmen. Seine Nadeln verströmen eine zeitlose harzig-würzige Note, die, einmal eingeatmet, beruhigend auf die Seele und zugleich belebend auf den Körper wirkt. Der Hauch von Zitrus ist ein Hinweis auf die ätherischen Öle, die den Wacholder durchfließen. In seiner Nähe fühlen wir uns schnell nicht nur gestärkt, sondern verjüngt, eine ungetrübte Heiterkeit will aus der Tiefe aufsteigen und schafft lichte, heile Räume in den Herzen. Jenseits seiner spitzen Nadeln lässt uns der Wacholder gerne teilhaben an seiner unbeugsamen Vitalität. Ein Urquell: *Viriditas.*

HEILANWENDUNGEN

Nach Hildegard hilft der Wacholder bei folgenden Beschwerden:

- Schmerzen in den Eingeweiden
- Fieber
- Lungen- und Atembeschwerden

Nimm also seine Frucht, koch sie in Wasser, seih das Wasser durch ein Tuch und füge diesem Wasser Honig und etwas Essig (...) hinzu und koche es nochmals. Schütt es dann in ein Säckchen und mache einen Lautertrank.

HILDEGARD VON BINGEN

Hildegard von Bingen sieht eher eine warme Qualität als eine kalte durch den Wacholder wallen. Sie hält den Wacholder für überaus heilsam, worauf die Auszeichnung „Baum des Übermaßes“ zurückgeführt wird. Die Vielfalt der Anwendungsmöglichkeiten ist groß oder sie hielt die Wirkung für über das normale Maß hinausgehend.

Bei Leibschmerzen empfiehlt sie die Zubereitung des genannten Lautertranks, *„... trink diesen oft nach dem Essen sowie nüchtern:*

MEDITATION

MEDITATION ZUR SELBSTHEILUNG UND INNENSCHAU

Lies den Text zunächst, bevor du in die Meditation gehst.

Suche dir in der Natur einen Wacholder, den du magst und mit dem du dich ungestört „unterhalten“ kannst. Wenn du gerade keinen Wacholder findest, kannst du auch ein Foto oder die Abbildung in diesem Buch nehmen. Beobachte zunächst das ganze Wesen des Baumes: Wie sieht er aus, was ist ungewöhnlich, was spricht dich an, was fällt dir auf? Begrüße ihn und berühre seine Zweige, ertaste seine Rinde, umarme seine Aura und öffne alle deine Sinne. Vielleicht setzt du dich zu seinen Füßen und beobachtest.

Es ist ein grauer Tag im Herbst. Leichter Nebel liegt über der noch vom Sommer warmen Heide. Du suchst deinen Weg zwischen all diesen Wacholderbüschen, die in der immer noch violett blühenden Heide wachsen. Die aufrechten, geraden und klaren Umrisse der Bäume erscheinen dir wie alte Vertraute, wie Freunde aus vergangenen Zeiten. Du atmest ihren Duft tief in deine Lungen und suchst dir einen Platz zu Füßen eines besonders schönen Exemplars.

Eine große Stille breitet sich in dir aus. Du fühlst dich geborgen, beschützt und in dir formt sich unbemerkt eine leise Klarheit, als hätte dir der Wacholder einen Teil seiner Beständigkeit geschenkt. Sein harziger, seelenfrischer Duft verbindet deinen ein- und ausfließenden Atem mit der Erde wie ein unsichtbarer Faden. Du spürst die beruhigende Anwesenheit des kraftvollen Baumes und fühlst den aufkeimenden Wunsch, loszulassen, all die Gedanken, die durch deinen Geist ziehen wie Wolkenfetzen. Langsam schließt du die Augen. Dein Atem, dein Herzschlag wird eins mit dem Rhythmus der Natur. „Hier bist du sicher“, gibt dir der Wacholder in seiner wortlosen Sprache zu verstehen. Seine Zweige, seine Nadeln schützen nicht nur sich selbst, sondern auch dich – vor allem, was dich bedrängt und belastet. Jede Ausatmung fühlt sich nun an, als würdest du etwas Schweres loslassen, und mit jeder Einatmung nimmst du diese schlichte, unaufdringliche Kraft auf, die dich umhüllt und trägt. Hier, zu Füßen dieses uralten vertrauten Freundes, gibt es nur noch diesen einen Moment.

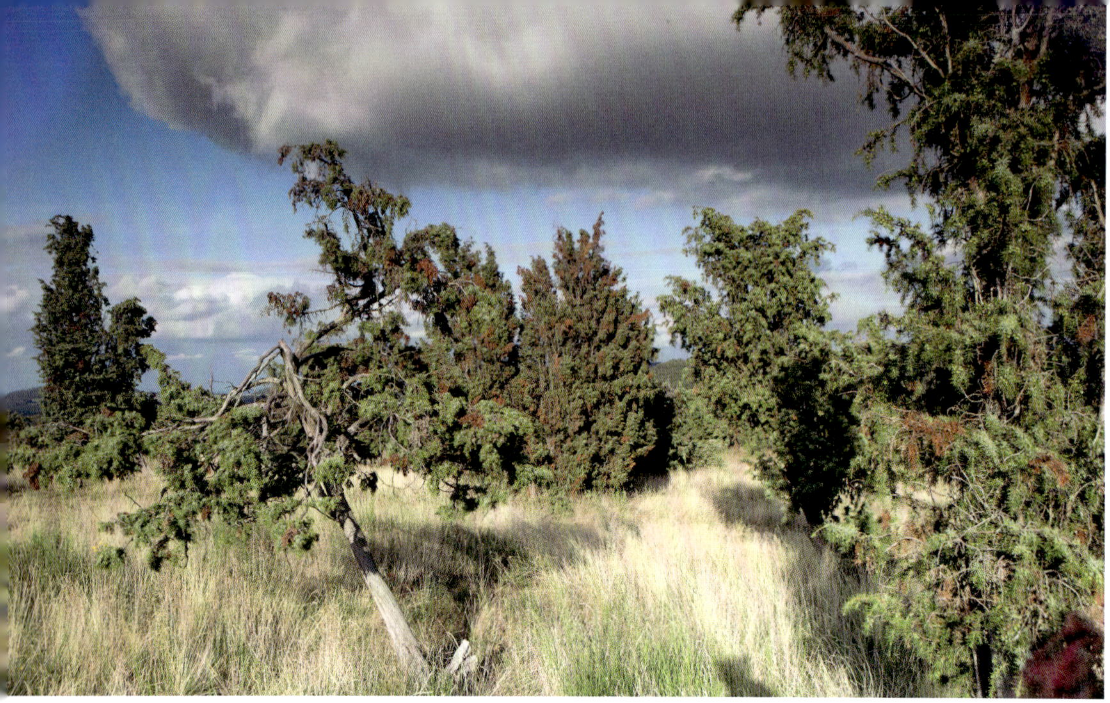

▲ Die Kraft lebender Wacholder in der Heide zu spüren, ein unvergessliches Erlebnis.

Er mildert und vermindert den Schmerz der Brust und der Lunge und der Leber." Bei Fieber hingegen weist sie auf einen Absud der noch grünen, jungen Ästchen hin und „... *mach mit dem Wasser ein Wannen- oder ein Dampfbad und bade dich oft darin: Es vermindert die verschiedenen bösen Fieber in Dir.*" Bleiben hingegen „... *schlechte Körpersäfte in der Kehle liegen* ..." und belasten die Lunge mit „... *Schmutz und Fäulnis* ...", so helfe ein aus Wacholderbeeren, Königskerze, Bertram und Alant zubereiteter Trank.

ANWENDUNGEN HEUTE

Sammeltipps: Wacholder steht unter Naturschutz und seine Zweige darfst du nur von einem Busch schneiden, der in einem Garten wächst. Die **Beeren** allerdings dürfen überall geerntet werden. Du erkennst sie leicht an ihrem charakteristischen dreistrahligen Stern, der genau dort entsteht, wo die Ränder der drei Fruchtschuppen zusammenwachsen. Erntezeit für die reifen dunkelblauen Beerenzapfen mit ihrem typischen Geruch ist der Oktober. Diese Ernte ist eine sehr stachelige Angelegenheit. Am besten ziehst du Handschuhe an oder legst ein großes weißes Leintuch unter den Busch. Dann schüttelst oder klopfst du die Beeren von den Zweigen. Die unreifen, noch grünen Früchte sammelst du heraus, den blauen Rest lässt du an der Luft trocknen für späteren Gebrauch.

Noch heute zählt Wacholder zu den stärksten antibakteriell wirkenden Pflanzen unserer einheimischen Flora und wird zu Recht ein **Phytobiotikum** genannt, ein pflanzliches Mittel (phytos), welches das Leben (bios) der körpereigenen Bakterienflora erhält. Seine keimtötende und abwehrsteigernde Kraft hat sich bewährt bei Lungenkrankheiten, bei Bronchitis und Erkältungen, bei Blasen- und Nierenproblemen und bei rheumatischen Beschwerden. Inhalationen mit dem ätherischen Öl helfen bei allen Erkrankungen der Atemwege. Öle und Salben aus Beeren und Zweigen stillen die

Schmerzen in den Gelenken und pflegen chronische Hautausschläge. Außerdem hat Wacholder die wertvolle Eigenschaft, bei Stress und Angst die Nebennieren zu entlasten, denn er hilft, Stresshormone abzubauen und auszuscheiden.

Auf der ganzen Welt werden Holz, Nadeln und Beeren in Zeremonien und Ritualen verräuchert. In den meisten Kulturen gilt der Wacholder als **Räucherstoff der Schamanen**. Seine Zweige und Nadeln brennen schon in frischem Zustand und geben einen köstlichen und würzigen Duft frei. Auch die Beeren gehen in einem balsamischen, klaren Duft auf, reinigen innen und außen und vermitteln Schutz, Wärme und Sicherheit, bringen neue Lebenskräfte und schützen vor Ansteckung.

KNOSPENESSENZ – KLARHEIT UND VERTRAUEN

„Vor dem Holunder zieh den Hut, vor dem Wacholder aber geh auf die Knie", lautet eine alte Volksweisheit. So wie der Holunder ist auch der Wacholder eine reichhaltige Baum-Apotheke. Besonders zu Zeiten der Pest wurde Wacholder auf alle erdenklichen Weisen zur Eindämmung der Krankheit genutzt. Auch heute schützt es dich vor Ansteckung, wenn du in Grippezeiten täglich einige Beeren kaust.

Verwende für die Zubereitung des Gemmomazerats die frischen, im April oder Mai geernteten **jungen Sprösslinge**. Diese Essenz kannst du verwenden, wenn du deine Ausscheidungsorgane Niere und Leber unterstützen und von abgelagerten Stoffwechselendprodukten reinigen willst. Auch rheumatische Erkrankungen und andere Gelenkbeschwerden bessern sich auf diese Art. Zu hohe Harnsäure-, Cholesterin- oder Blutzuckerwerte normalisieren sich und auch chronische Ekzeme können abheilen.

Auf der seelischen Ebene verleiht die Essenz **Klarheit und Ausdauer**. Sie macht nicht nur wach, sie hilft auch beim tiefen Durchatmen. Und sie hilft dir zu erkennen, wie einmalig und neu jeder einzelne Augenblick ist. Sie bringt Licht in das Dunkel, in den Nebel, in das Leben. Unter dem Einfluss dieses Gemmomazerats spürst du den festen Boden unter den Füßen wieder. Die Angst löst sich auf und das Vertrauen wächst wie von allein. Die innere Kraft wird spürbar, richtet dich aus auf das Wesentliche und führt zu Stabilität. Widerstandskraft und Durchhaltewillen folgen und festigen die Liebe zum Leben.

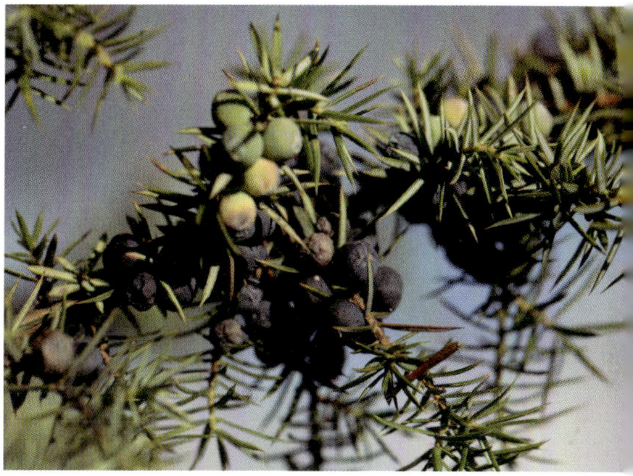

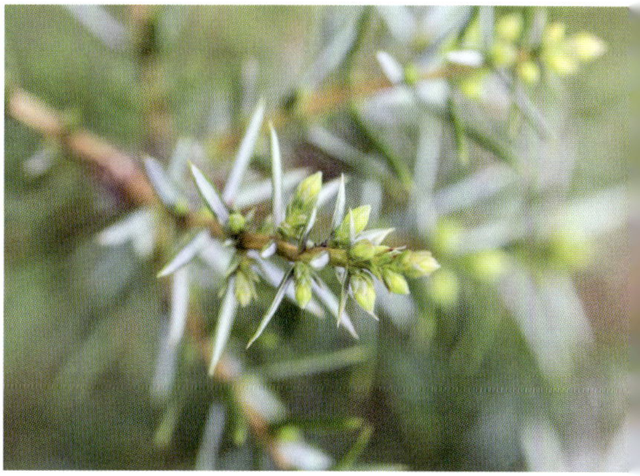

▲ Aus den unscheinbaren Blüten (unten) reifen in drei Jahren die blauen Beerenzapfen.

REZEPTE

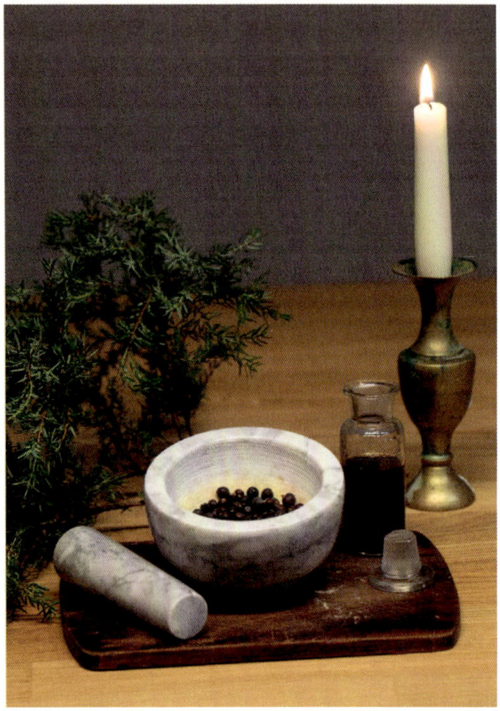

Ein Lautertrank ist ein wärmendes Mischgetränk aus Kräutern der Jahreszeit, das mit „gutem Wein“ oder Essig zubereitet wird. Es dient dem Gesundbleiben, der Krankheitsvorbeugung. Lautertränke haben eine reinigende Wirkung und regen die Verdauung an. Manchmal wird dem Lautersaft die Asche von frischem Tannenholz hinzugefügt, die mit ihrer großen inneren Oberfläche Schadstoffe bindet. Diese entschlackenden Säfte werden oft bei Husten und Lungenerkrankungen eingenommen. Der mittelhochdeutsche Ausdruck „liutern“ bedeutet „läutern, klären, rein machen“. Hildegard von Bingen nahm die Welt immer auch aus der spirituellen Perspektive wahr, und so liegt es nahe, dass die folgende Rezeptur ihre Wirkung auch auf seelischer Ebene entfaltet, läutert und Klarheit bringt.

Koche 50 g Wacholderbeeren für 10 Minuten in 500 ml Wasser und siebe sie nach dem Abkühlen ab. Füge – wie bei einem Oxymel – eine Mischung aus 100 g Honig und 100 ml Essig der Flüssigkeit hinzu. Gibt 1 EL in Scheiben geschnittenen Ingwer und 2 EL Süßholzpulver dazu und koche alles noch einmal auf. Dann lässt du alles abkühlen, siebst ab und bewahrst den Lautertrank kühl und dunkel auf. Er wirkt entzündungshemmend und krampflösend, hilft bei Husten, Schmerzen in der Brust, Lunge oder Bauch. Nimm bei Bedarf davon 2- bis 3-mal täglich 1 TL ein.

Ein Beeren-Kaugummi

Wenn du unter Mundgeruch leidest, nimmst du einfach ein bis zwei Beeren direkt in den Mund und kaust sie 15–20 Minuten vor dem Essen wie einen Kaugummi. Dann entfalten die Beeren direkt vor Ort ihre Wirkung. Das ist auch ein willkommenes Geschmackserlebnis und verbreitet ein wohlig-frisches Gefühl in der Mundhöhle. Schlucke den unzerkauten Rest einfach hinunter – das stärkt gleichzeitig Magen und Verdauung.

Wacholderöl macht auch von außen warm. Wenn du nach einem kalten winterlichen Spaziergang so richtig durchgefroren bist, dann hilft eine Einreibung mit Wacholderöl und bringt die Wärme zurück.

Für ein starkes **Heilöl** zerquetsche 100 g Wacholderbeeren im Mörser, gib sie in ein Schraubdeckelglas und übergieße sie mit 250 ml Johanniskrautöl (Rotöl). Lasse diesen Ansatz 4 Wochen lang bei Zimmertemperatur ausziehen und schüttle regelmäßig vorsichtig um. Nach dieser Zeit kannst du die Beeren absieben. Dann gibst du noch 10 Tropfen ätherisches Wacholderbeerenöl dazu und vermischst alles gut. So ist das Öl gebrauchsfertig. Es ist eine Wohltat bei Gelenk- oder Rückenschmerzen, Verspannungen, Rheuma, Gürtelrose oder Herpes. Probiere es einfach aus und achte auf deine Erfahrungen.

Ein **Wacholder-Oxymel** bringt Wärme und Entspannung in Körper und Geist und ist ein wahres Geschmackserlebnis. Nach der Anleitung auf S. 147 kannst du es leicht selbst herstellen. Zerdrücke 20 g Wacholderbeeren in einem Mörser und zerschneide einige junge Äste in kleine Stückchen. Übergieße alles in einem Weithalsglas mit einer Mischung aus 100 ml Apfelessig und 300 ml Honig und lasse diesen Ansatz 2 Wochen lang bei Zimmertemperatur stehen. Schüttle regelmäßig sanft um. Nach dieser Zeit siebst du die festen Bestandteile durch ein feines Sieb ab und füllst das Oxymel in eine Weithalsflasche.

Das Wacholder-Oxymel kannst du gut als Stärkungskur und Schutz vor Ansteckung einnehmen. Gib dafür pro Tag ca. 2 EL Oxymel in 1 Liter Wasser und trinke das über den Tag verteilt. Mache diese Kur etwa 3 Wochen lang.

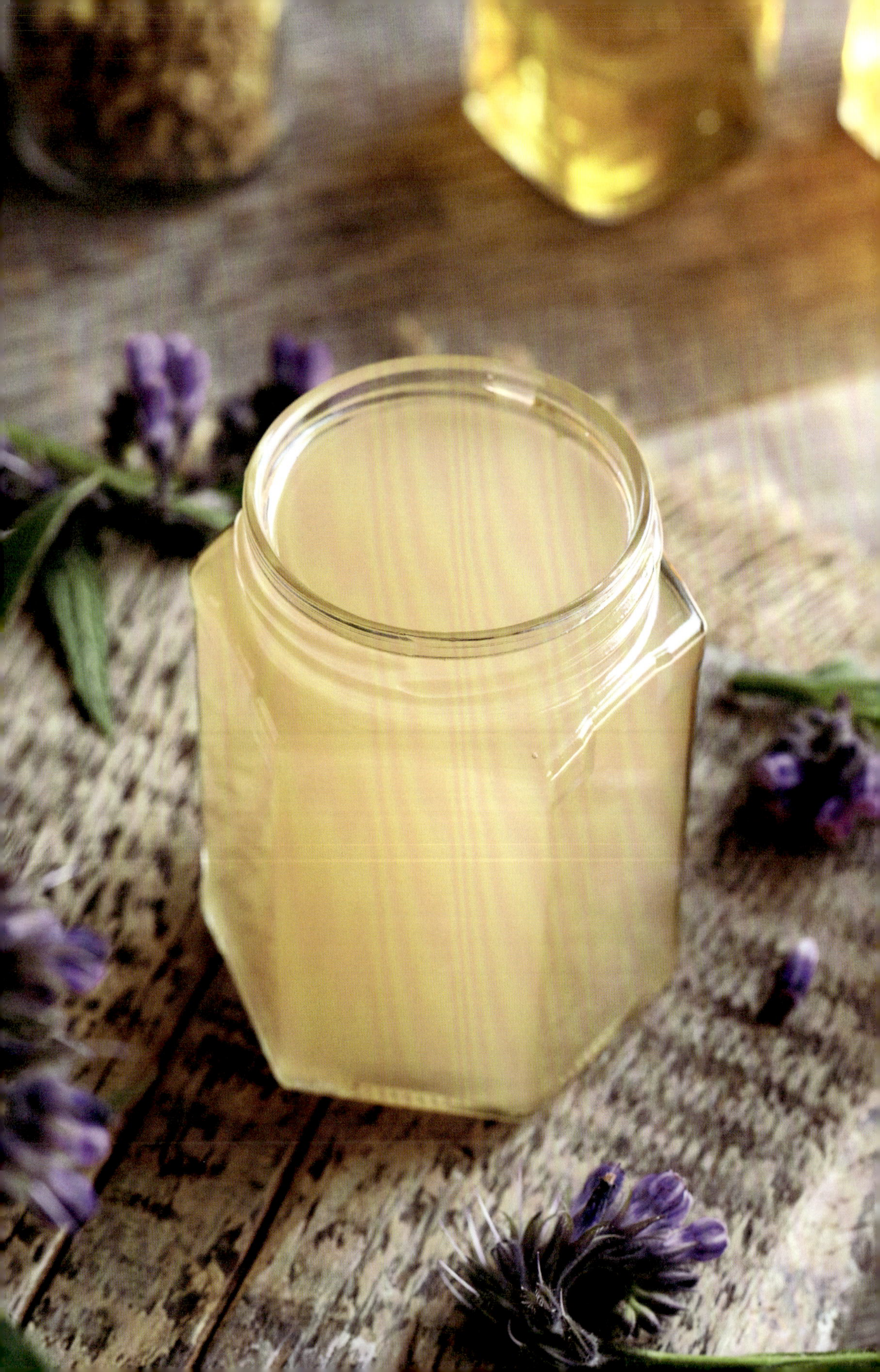

Mit Heilmitteln selbst umgehen

Uralte Lehren berichten davon, dass Mensch und Pflanze als Teil der Schöpfung über ein heilendes Band miteinander verbunden sind. Hildegard von Bingen eröffnet uns Wege, die zurück in diese Ursprünglichkeit führen können. Heilung in der Tiefe der Natur finden wir, wenn wir selbst Teil dieses Prozesses werden und so unsere Verantwortung für unsere eigene Gesundheit wahrnehmen.

Humoralpathologie und die Heilkunst im Mittelalter

Grundlage der Humoralpathologie ist die Lehre von den vier Körpersäften und den vier Primärqualitäten aller Stoffe. Ihre Ursprünge waren schon bei den griechischen Ärzten der Antike sogar vor Hippokrates (ca. 460–370 vor Christus) zu erkennen. Grundlegend ist die Annahme, dass die Gesundheit aller Menschen auf einem harmonischen Gleichgewicht der Gegensätze beruht. Solche Gegensätze sind warm – kalt, feucht – trocken, süß – sauer, männlich – weiblich, hell – dunkel, ruhend – bewegt. In der Weiterentwicklung wurden hauptsächlich zwei Gegensatzpaare (warm – kalt und feucht – trocken) genutzt und **Primärqualitäten** genannt.

Daneben sah man die vier Elemente **Luft, Feuer, Erde und Wasser** als kleinste Bestandteile der Materie an, aus denen unsere Welt besteht. Alles in uns und um uns herum ist aus ihnen aufgebaut. Zu diesen vier Elementen gehörten die vier Säfte *(humores)* des Körpers. Die Luft entspricht dem Blut *(sanguis)*, das Feuer der Gelben Galle *(cholera)*, die Erde der Schwarzen Galle *(melanchole)* und das Wasser dem Schleim *(phlegma)*. Jedem Element ist außerdem ein Organ zugeordnet: dem Blut und der Luft das Herz, die Gelbe Galle und das Feuer der Leber, die Schwarze Galle und die Erde der Milz und das Phlegma und das Wasser dem Gehirn. Sie alle sind durch die zwei Primärqualitäten gekennzeichnet. Luft, Herz und Blut sind warm und feucht. Feuer, Leber und Gelbe Galle sind warm und trocken. Erde, Milz und Schwarze Galle sind kalt und trocken. Wasser, Gehirn und Schleim sind kalt und feucht.

Befinden sich die vier Säfte im Körper in einem ausgewogenen Verhältnis (eukrasia), dann herrscht Gesundheit. Allerdings ist das ausgewogene Verhältnis der Elemente sehr individuell und von Mensch zu Mensch verschieden. Jedes Individuum hat sein eigenes optimales Mischungsverhältnis, so wie es auch sein eigenes originales Temperament lebt. Hierbei werden auch die vier Tageszeiten, die vier Jahreszeiten, die vier Lebenszeiten und die vier Temperamente berücksichtigt.

Die Humoralpathologie kennt bei der Charakterisierung der Eigenschaften von Welt und Pflanzen diese Qualitäten:

- **wärmend** – eine anregende und öffnende Wirkung auf die Schleimhäute von Mund und Magen-Darm-Trakt, die hilfreich ist für die Tätigkeit von Magen, Leber und Galle
- **kühlend** – eine beruhigende, zusammenziehende oder stopfende Wirkung. Kühlende Pflanzen helfen beim Schlafen, stillen Blutungen, heilen Wunden, beseitigen Fieber und Durchfall
- **trocknend** – eine ausleitende Wirkung, die die verschiedenen Körperflüssigkeiten ins Fließen bringt
- **befeuchtend** – eine Qualität, die dem Körper Feuchtigkeit zuführt, wie z. B. saftiges Obst oder schleimstoffhaltige Pflanzen

Zuordnung von Körperregionen, Lebenszeiten und Temperamenten zu den vier Elementen

Element	Körpersaft	Organ	Qualität
Luft	Blut	Herz, Atmung, Sinne	warm und feucht
Feuer	Gelbe Galle	Leber, Galle, Auge	warm und trocken
Erde	Schwarze Galle	Milz, Knochen, Haut	kalt und trocken
Wasser	Schleim	Gehirn, Schleimhaut	kalt und feucht

Element	Tageszeit	Jahreszeit	Lebenszeit
Luft	Morgen	Frühling	Jugend
Feuer	Mittag	Sommer	Fruchtbarkeit
Erde	Abend	Herbst	Reife / Alter
Wasser	Nacht	Winter	Greis

Element	Temperament	zu viel
Luft	Sanguiniker	oberflächlich
Feuer	Choleriker	zornig, verbissen
Erde	Melancholiker	unbeweglich, starr
Wasser	Phlegmatiker	kalt, passiv

Wenn alle diese Elemente im Menschen ausgeglichen sind, hat dieser Mensch „einen guten Humor" und ist gesund. Nimmt nun durch schädliche Einflüsse ein Körpersaft überhand (*dyskrasia* – falsche Mischung), so entsteht Krankheit. Diese Krankheit wird durch die Qualität des jeweiligen Saftes bestimmt. Um wieder Harmonie herzustellen, muss eine Arznei mit entgegengesetzter Wirkung gegeben werden.

Ein Beispiel von Hildegard aus ihrem Werk *Causae und Curae*: Wenn die Verdauungsorgane kalt und schwach sind (Darmträgheit oder Verstopfung galten als Kälte der Verdauungskraft), würden sie ihren kalten und feuchten Schleim ins Gehirn senden. Dort werde er zu einem Gift, „das unter Schmerzen durch den Rachen und die Nase ausgeschieden wird". Für uns heute eine zwar ungewöhnliche, aber durchaus mögliche Beschreibung eines Schnupfens, der auf ungenügende Darmtätigkeit zurückzuführen ist. Diese Interpretation beinhaltet auch unsere heutige Auffassung von der Bedeutung der Darmflora.

Hier werden warme und trockene Arzneimittel gebraucht, um die Kälte und Feuchte der Darmträgheit und des Schnupfens zu beseitigen. Das könnten Fenchel, Salbei oder Wermut sein – oder auch viele andere, denn mehr als die Hälfte aller Arzneipflanzen, die in den Büchern der Klostermedizin beschrieben sind, gelten als warm und trocken.

Knospenessenzen – Gemmotherapie

Fast alle Baumarten bilden bereits im Herbst Knospen aus, die die kalten Tage des Winters überdauern und erst an den lichten und warmen Tagen im kommenden Frühjahr zur Entfaltung gelangen. Jede Knospe ist ein einziges Wunder, enthält sie doch den gesamten Bauplan einer Pflanze schon in sich. Sie trägt auch die große Idee eines riesigen Baumes, die Gesamtheit seiner Informationen, seiner Heil- und Lebenskraft und wartet nur darauf, dies alles ins Leben zu bringen.

Wenn sich im Spätsommer die Blätter verfärben, haben sich unter ihren Blattachseln schon die Knospen für einen neuen Vegetationszyklus im kommenden Frühjahr gebildet. Sie sind zwar klein und leicht zu übersehen und doch total vollständig. Harzige Knospenschuppen schützen dieses zarte, neue Gewebe und umhüllen es wie eine warme Winterjacke. In diesem geschützten Inneren sind sie mit allem ausgestattet, was sie brauchen, um Frost, Schädlinge und Pilzerkrankungen zu überste-

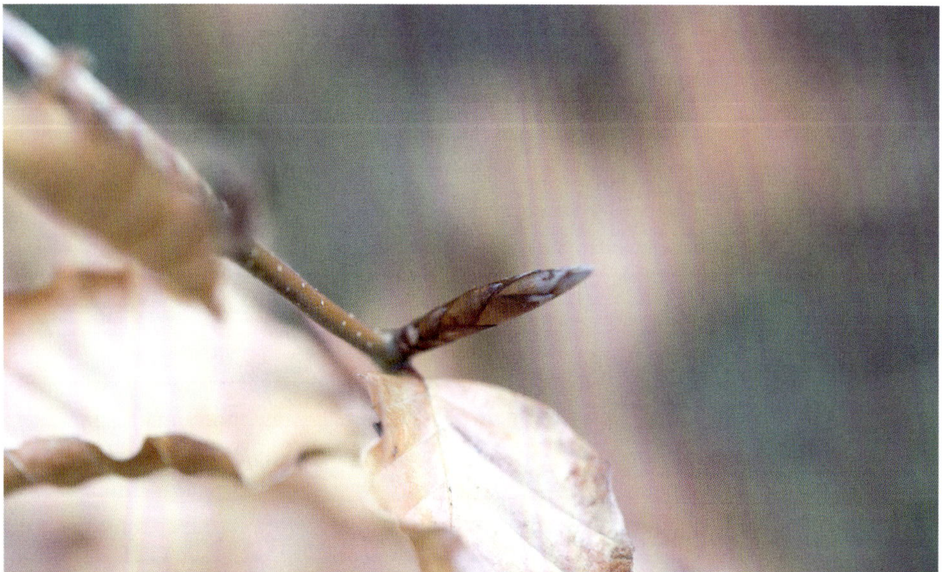

▲ Buchenknospen im ausgehenden Winter

hen. Wenn dann im nächsten Frühjahr laue Lüfte und warmer Sonnenschein die Knospen wach kitzeln, kehrt dort Leben ein. Die Knospen fangen an zu wachsen, differenzieren und teilen sich und aktivieren ihre Inhaltsstoffe.
In diesem Moment sind alle Wirkstoffe des Baumes in dem embryonalen Gewebe der Knospe in hoher Konzentration enthalten. Hier finden sich Phytohormone, schützende Eiweiße, Enzyme, Wachstumshormone, Kohlenhydrate und sekundäre Pflanzenstoffe wie ätherische Öle, Harze, Flavonoide, Gerbstoffe, Vitamine und viele mehr. Dieser riesige Wirkstoffkomplex ist ein Gesamtkunstwerk, das auch in unserem menschlichen Organismus seine ganzheitliche Wirkung entfalten kann. So unterstützen Knospen unsere Selbstheilungskräfte und das Immunsystem, stimulieren die Zellregeneration und verbinden uns mit dieser Urkraft der Natur.
Gemmo ist ein Wort aus dem Lateinischen und bedeutet „Knospe“, auch „Juwel, Edelstein, Auge“. Damit ist gesagt, dass die Knospe das Edelste und Kostbarste einer Pflanze ist. Es sind pflanzliche Stammzellen, die sich in jede Richtung entwickeln können. In jeder dieser noch undifferenzierten Zellen liegt das genetische Material für neue Äste, unzählige Blätter, Blüten und Früchte. In ihnen verborgen ist auch die Fähigkeit, mit Wachstumsbedingungen jeglicher Art umgehen zu können und unter den gegebenen Umständen zu einer prachtvollen Pflanze heranzuwachsen. Der ganze Lebensplan einer Pflanze ist in ihrer Knospe enthalten. Noch kann jede Zelle jedwede Funktion in der Pflanze übernehmen. Ob nun Blüte, Ast, Blatt oder Frucht daraus werden soll – sie „kann“ alles. Somit steckt jede Knospe voller Potenzial für eine freudvolle Zukunft. Später, wenn klar ist, was aus ihr entsteht, werden die meisten Gene inaktiviert, die dann keine Funktion mehr haben.

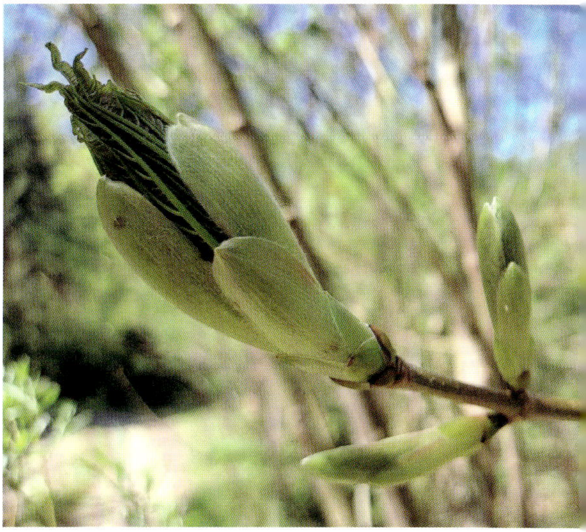

▲ In der Frühlingssonne brechen auch die Knospen des Ahorns auf.

Knospen haben die größte Kraft kurz vor ihrem Aufspringen. Und genau das ist der ideale Zeitpunkt, um sie zu ernten. Meistens ist das schon im frühen Frühjahr, wenn noch alle lebenswichtigen Informationen in den Knospen der Pflanze enthalten sind. Bei der Ernte sollten sie kurz vor dem Öffnen, aber noch geschlossen sein. Ein bisschen Grün darf man erahnen. Je nachdem, wie hart der Winter war, können die Knospen zu ganz unterschiedlichen Zeiten erntefertig sein. Frühjahrsblüher wie der Haselstrauch sind unter den ersten. Bei jedem Spaziergang heißt es dann, aufmerksam zu beobachten, wann sich das Leben in den Knospen rührt.
Bei der Gemmotherapie werden die Knospen in einem Gemisch aus Alkohol, Glycerin und Wasser ausgezogen. Dabei entsteht ein Mazerat (von mazerieren = einweichen, auslaugen), das

die Inhaltsstoffe aus den Knospen herauszieht und in Lösung hält.
Auch wenn die aktuelle Gemmotherapie erst in den 1950er-Jahren von dem belgischen Arzt Dr. Pol Henry wiederentdeckt wurde, kannte schon Hildegard von Bingen ihre universelle Kraft. Sie vergleicht oft Baum und Mensch sowie die Kräfte, durch die beide geformt werden. Sie betont die Gemeinsamkeiten und setzt die Kraft des Grüns mit Erkenntnis gleich. An anderen Stellen nennt sie diese Kraft immer wieder Viriditas. Die Kraft der hervorbrechenden Knospe bringt sie in Beziehung mit dem Gemüt des Menschen und der Kraft der sich frei entfaltenden Gefühle.

KNOSPENESSENZEN SELBST HERSTELLEN

Zunächst ist es wichtig, die Knospen sicher zu erkennen. Dazu schaust du dir am besten noch im vorangegangenen Sommer die Bäume und Büsche genau an, bestimmst sie anhand ihrer Blätter oder Früchte und merkst dir ihren Standort. Mit ein wenig mehr Erfahrung kannst du später auch die Knospen sehr gut unterscheiden – und die Bäume sicher daran erkennen. Wenn dann im Frühjahr der richtige Zeitpunkt des Austriebs gekommen ist, knipst du mit den Fingernägeln nur so wenige Knospen ab, wie du tatsächlich auch verwenden willst. Meistens reicht schon 1 g. Eine wichtige Grundregel ist, dass von drei Knospen immer mindestens eine stehen bleiben muss, damit der Baum wieder neu und voll austreiben kann. Die geerntete Menge solltest du so schnell wie möglich verarbeiten, damit die wertvollen Inhaltsstoffe erhalten bleiben.
Wiege 1 g der Knospen ab, zerschneide sie schonend mit einem Keramikmesser und fülle sie in ein braunes 30-ml-Tropffläschchen. Mische in einem Messzylinder 10 ml 85 %iges pflanzliches Glycerin und 10 ml 70 %igen Alkohol und gieße diese Mischung über die Knospen. Verschließe das Fläschchen gut, schüttle es vorsichtig um und lasse es 3–4 Wochen lang bei Zimmertemperatur stehen – hell, aber nicht in direktem Sonnenlicht. Wenn du täglich den Ansatz sanft bewegst, intensivierst du damit die Extraktion.
Manche Knospenliebhaber geben zuerst das 85 %ige Glycerin über die klein geschnittenen Knospenteile und hüllen sie damit quasi schützend ein. Dann erst kommt der 70 %ige Alkohol dazu, der jetzt das zarte Gewebe der Knospen nicht mehr schädigen kann. Beide Wege sind gleichwertig und du kannst den für dich passenden wählen.
Nach 3–4 Wochen sind die meisten Inhaltsstoffe in die Mischung aus Glycerin und Alkohol übergegangen und du kannst jetzt die Knospen durch einen Teefilter in ein Becherglas abfiltrieren. Das so gewonnene Knospenmazerat kannst du vor dem Gebrauch noch einmal verdünnen. Dazu stellst du dir in einem Becherglas eine Mischung aus 90 ml Glycerin und 90 ml 70 %igem Alkohol her, gibst sie zu dem Filtrat und vermischst alles miteinander. Das Mazerat ist jetzt fertig für den Gebrauch. Fülle es noch in Fläschchen mit einem Sprühkopfverschluss, schreibe darauf den Namen der Knospen und das Herstellungsdatum. Die Tropfen sind mindestens 2 Jahre haltbar.
Die Gemmomazerate wirken am besten, wenn sie direkt in den Mund gesprüht werden. Dort werden sie schnell und leicht über die Mundschleimhaut aufgenommen und gelangen so auf kurzem Weg in den Blutkreislauf. Natürlich ist es auch möglich, einzelne Tropfen direkt einzunehmen. Hierbei gelangt allerdings der größte Teil der Wirkstoffe in den Verdauungstrakt – dort werden die wichtigen Enzyme und Eiweiße der Knospen erstmal „verdaut“ und damit teilweise unwirksam.

Oxymel – Medizin aus Honig und Essig

Oxymele sind sehr alte Arzneizubereitungen aus Essig und Honig. Diese einfache Mischung – ohne weitere Zusätze oft auch Sauerhonig genannt – ist Medizin und wurde pur gegen Fieber und Entzündungen verwendet. Als Erster beschrieb Hippokrates von Kos (460–370 vor Christus) ein Oxymel bei Husten, um „den Auswurf zu befördern und das Atemholen zu erleichtern". Schon damals verordnete er es den griechischen Athleten als isotonisches und belebendes Mittel, damit sie ihre Leistungsfähigkeit optimieren konnten. Auch der persische Arzt und Gelehrte Avicenna (980–1037 nach Christus) beschrieb in seinem *Kanon der Medizin* die Herstellung von Oxymelen.

Im Lauf der Jahrhunderte wurden Oxymele überall bekannt und immer mehr zu einem Heilmittel bei Beschwerden verschiedenster Art. Sie schmecken süßsauer und werden basisch verstoffwechselt, helfen also auch, den Körper zu entsäuern und so die Entzündungsbereitschaft zu senken. Auch Hildegard von Bingen schätzte die Oxymele als Mittel zur Gesunderhaltung des Körpers. In ihren Schriften ist leider nirgendwo ein genaues Rezept für die Herstellung dieser Sauerhonige zu finden. Sie schreibt lediglich zum Beispiel beim Diptam, den sie gegen die Steinbildung im Alter verwendete, „ ... *und der Mensch, ..., der lege das Diptampulver in Essig, der mit Honig*

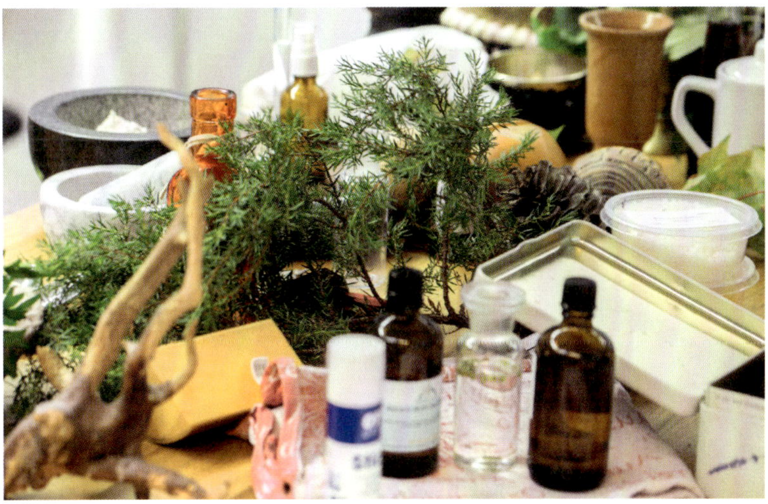

◂ Ein Blick in die Baum-Werkstatt

vermischt ist, und er trinke dies oft nüchtern …". Offenbar war in jenen Zeiten die Art der Zubereitung allgemein bekannt und die Essig-Honig-Mischungen waren zusammen mit Kräutern Teil des umfassenden Behandlungsprogramms Hildegard von Bingens.
So eine Mischung aus Essig und Honig extrahiert die gewünschten Inhaltsstoffe der Pflanzen auf ähnliche Art, wie es der Alkohol bei der Herstellung von Tinkturen macht. Essig ist das Extraktionsmittel und Honig konserviert die Zubereitung. In ihrer Kombination besitzen sie eine gute Extraktionskraft für die Wirkstoffe der Kräuter und Bäume. Durch diesen Zusatz werden die Oxymele zu Arzneien mit speziellen Anwendungsgebieten.

DIE EINZELNEN INHALTSSTOFFE

Honig enthält bis zu 200 verschiedene Substanzen, darunter allein 20 verschiedene Zuckerarten, die Vitamine B und C, Polyphenole, Mineralstoffe, Spurenelemente und Aminosäuren. Seit alten Zeiten wurde Honig als isotonischer Kraftspender beim Sport verabreicht, so wie es schon Hippokrates vor 2500 Jahren empfahl. Honig allein wirkt desinfizierend und hemmt das Wachstum von Bakterien. Er hilft bei Husten, heilt kleine Wunden und regeneriert die Haut nach Verbrennungen und Infektionen.
Essig ist wahrscheinlich so alt wie die Menschheit. Es waren die Babylonier, die vor ca. 5000 Jahren zum ersten Mal die Anleitung zur Herstellung von Essig schriftlich festgehalten und auf Tontafeln geritzt haben. Essig entsteht in der Natur fast von allein. Es sind die Obstfliegen, die dabei helfen, verdorbenes Obst, alten Fruchtsaft oder auch vergorene, alkoholhaltige Getränke in Essig zu verwandeln. Die für die Vergärung zuständigen Bakterien befinden sich in der Luft oder auf den Schalen der Obstsorten. Sie regen die Umwandlung von Alkohol in Essigsäure auf natürliche Weise an. Dabei bildet sich eine gelartige Masse, die Essigmutter – das sind die Essigbakterien in konzentrierter Form. Die Essigmutter wird als Starterkultur für die weitere Essigherstellung aufbewahrt.
Die verschiedenen Essigsorten enthalten die Vitamine A, B_1, B_2, B_3, B_6 und B_{12}, die Mineralstoffe Kalium, Calcium, Magnesium, Natrium und Spurenelemente wie Eisen, Jod, Kupfer, Zink. Essig wirkt antibakteriell, denn das enthaltene Kalium entzieht den Bakterien ihre Feuchtigkeit und tötet sie damit. Zudem senkt Essig das Fieber, hemmt die Entzündungen, aktiviert die Verdauungsorgane und wird basisch verstoffwechselt. Er ist gut haltbar und wirkt auch äußerlich antibakteriell.

OXYMELE SELBST HERSTELLEN

Aus diesen zwei kraftvollen Heilmitteln wird ein neues drittes, ein Oxymel. Auch ohne weitere Zusätze ist es schon ein Heil- und Kräftigungsmittel. Außerdem kann es mit Heilpflanzen angereichert werden und dann gezielt wirken. Je besser die Qualität der Ausgangsstoffe ist, umso wertvoller ist auch das Endprodukt.
Du brauchst für die Herstellung eines Oxymels:

- 1 Schraubdeckelglas
- naturtrüben Bio-Essig
- guten biologischen Honig
- frische oder getrocknete Pflanzenteile

Vorbereitung: Vermische 100 ml Essig mit 100 ml Honig. Das Verhältnis von Honig und Essig kann variieren, das Mengenverhältnis kannst du jedes Mal und je nach Pflanze selbst auswählen. Entweder du vermischst 2 Teile Honig mit 1 Teil Essig oder nimmst 2 Teile Es-

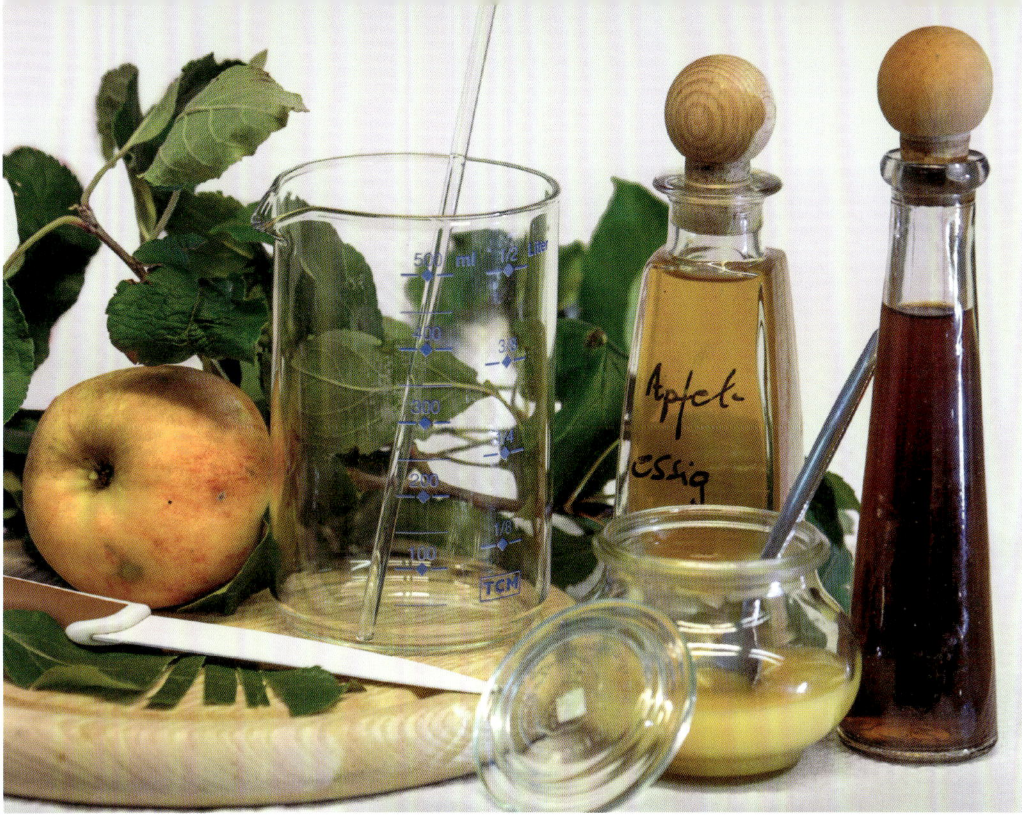

▲ Vorbereitung für ein Oxymel

sig und 1 Teil Honig. Alternativ kannst du auch 1 Teil Honig mit 1 Teil Essig mischen. Wichtig ist nur, dass beide Bestandteile so sorgfältig miteinander durchmengt sind, sodass eine gleichmäßige Konsistenz entsteht. Bewahre die Mischung bis zur Verwendung kühl und dunkel auf.

Herstellung: Wenn diese Vorbereitungen abgeschlossen sind, nimmst du die frischen Blätter oder andere Pflanzenteile und schneidest sie klein. Damit füllst du ein Schraubdeckelglas bis zur Hälfte und übergießt es so lange mit dem Oxymel, bis alle Pflanzenteile mit Flüssigkeit gut bedeckt sind. Dann verschließt du das Glas und lässt es bei Zimmertemperatur in einer dunklen Ecke (und nicht in der Sonne) etwa 1–3 Wochen ausziehen. Schüttele es regelmäßig vorsichtig um und konzentriere dich dabei auf die gewünschte Wirkung des Baumes oder der Pflanze. Danach filtrierst oder siebst du die Pflanzenteile ab und füllst das fertige Oxymel in genügend große Arzneifläschchen aus dunklem Glas (das beschützt den Extrakt vor zu intensiven Sonnenstrahlen). So ein Oxymel ist bei Zimmertemperatur etwa 1 Jahr haltbar.

Dosierung: Wenn du zur Immunstärkung und Krankheitsprophylaxe ein Oxymel pur ohne weitere pflanzliche Zusätze einnehmen willst, beginnst du am besten morgens, gibst ½ Stunde vor dem Frühstück 1 Esslöffel Oxymel in ein Glas lauwarmes Wasser oder dünnen Kräutertee und trinkst es schluckweise. 2–3 Esslöffel pro Tag sind meistens ausreichend.

Als Kur zur allgemeinen Kräftigung nimmst du es 3 Wochen lang täglich ein, machst danach 1 Woche Pause und wiederholst es noch einmal für 3 Wochen. Für Kinder reichen bei Fieber oder Erkältung 1–2 Esslöffel Oxymel in 1 Glas Wasser oder verdünntem Fruchtsaft.

Grundrezepte für eigene Zubereitungen

Über 2000 Rezepturen hat die heilige Hildegard in *Causae et Curae* (Ursachen und Behandlung der Krankheiten) und in der *Physica* (Heilkraft der Natur) hinterlassen. Nur einige davon betreffen die Bäume, und nur wenige hiervon haben wir in dieses Buch aufgenommen. Es sind solche Rezepte, die sich gut und mit wenig Aufwand auch heute noch selbst herstellen lassen. Das ist vielleicht sogar in Hildegards Sinne, denn Sprachforscher haben herausgefunden, dass die Äbtissin ihre Leser immer dann mit „Du" anspricht, wenn sie ein Heilmittel für sich selbst brauchen und herstellen sollen. Verwendet sie aber das „Sie" in einer Anleitung, so meint sie damit, dass die Lesenden damit Dritten, also ihren Patienten, helfen sollen.

Auch wenn Hildegard in ihren Texten nur selten genaue Mengenangaben macht, haben wir uns die Freiheit genommen und machen Vorschläge, wie der Ansatz gelingen wird und wirksam werden kann. Selbstverständlich sind auch deine eigene Kreativität und Experimentierfreude gefragt.

In der Hildegardmedizin finden sich zumindest aus heutiger Sicht sehr viele außergewöhnliche Anwendungen von Bäumen. Die Äbtissin verwendet nicht nur Früchte, Blüten und Blätter, sondern sie hat auch Holz, Rinde und der Erde unter den Baumwurzeln heilende Kräfte zugeschrieben. Für die äußere Anwendung machte sie daraus Balsame, Salben oder Pflaster. Zur inneren Anwendung verabreichte sie Trank oder Pulver, Sirup oder „Leckmittel", auch Latwerge oder Mus genannt. Selten verwendete sie Wasser als Auszugsmittel, eher Wein, manchmal auch Honig. So manches Mal verrieb sie das Pflanzenpulver mit Mehl und ließ es dann sanft backen oder als Küchlein an der Sonne trocknen. Oft schlug sie vor, ein Pulver aus der getrockneten Pflanze zu machen und das einfach über das Essen oder auf ein Brot zu streuen.

Hildegard erklärte detailliert, wie die einzelnen Bestandteile ihrer Mittel wirken sollten, und legte damit Rechenschaft über ihre Empfehlungen ab. Die Wirkung ihrer Mittel begrün-

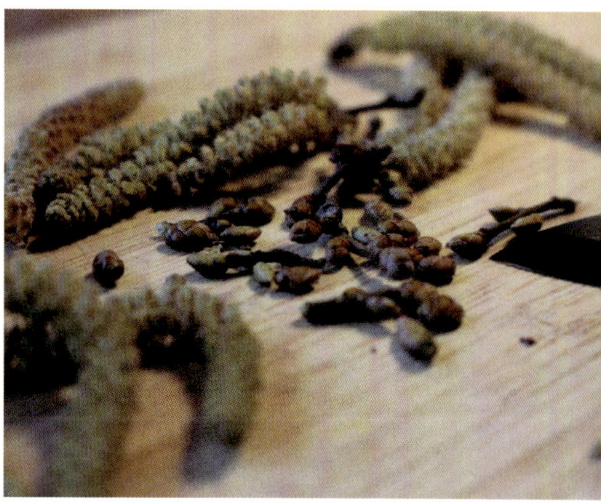

▲ Kätzchen und Knospen der Hasel beim Zubereiten der Hasel-Essenz

dete sie ausschließlich humoralpathologisch auf der Basis von Wärme und Kälte. Darin war sie sehr modern, denn das machte in dieser Ausführlichkeit kein anderer Autor ihrer Zeit. Ihr Ziel war immer Förderung, Wiederherstellung und Erhalt der Gesundheit des ganzen Menschen auf allen seinen Ebenen.

Die folgenden Anleitungen sind so formuliert, dass du die Rezepte Hildegards heute leicht herstellen und anwenden kannst. Weitere Anleitungen und Zubereitungen findest du bei den beschriebenen Bäumen.

Abkochung: Eine Abkochung entzieht den harten Pflanzenteilen wie Wurzeln, Rinden oder harten Blättern ihre wasserlöslichen Wirkstoffe. Schneide dazu 1 EL frische oder 1 TL getrocknete Pflanzenteile sehr klein, übergieße sie mit 200 ml kaltem Wasser und koche alles langsam auf. Lasse alles 10 bis 20 Minuten sanft köcheln und filtriere nach dem Abkühlen durch einen Kaffee- oder Teefilter ab.

Ölauszug: Das Öl löst die darin löslichen Wirkstoffe aus den Pflanzenteilen. Zerschneide die frischen oder getrockneten Pflanzenteile oder mörsere sie leicht an. Fülle sie in ein Schraubdeckelglas und übergieße sie mit dem Öl (Oliven- oder Mandelöl), bis alles Pflanzliche gut bedeckt ist. Verwende bei frischen Pflanzen etwa 1 Teil Pflanze und 10 Teile Öl, bei den getrockneten ist das Verhältnis 1:20. Stelle den Ansatz ca. 4 Wochen lang bei Zimmertemperatur an einen hellen Platz, aber nicht direkt in die Sonne. Danach filtrierst du den Ansatz ab und bewahrst das Öl bis zum Gebrauch in einer dunklen Flasche und vor Licht geschützt auf.

Honigwürze: Oft gibt es bei Hildegard eine Honigwürze, die noch einfacher herzustellen ist als ein Oxymel (s. S. 147). Die ist besonders bei Kindern sehr beliebt. Damit vermeidet man auch den Alkohol in Form von Wein. Hierzu werden 1 TL des fein pulverisierten Pflanzenpulvers oder die klein geschnittenen frischen

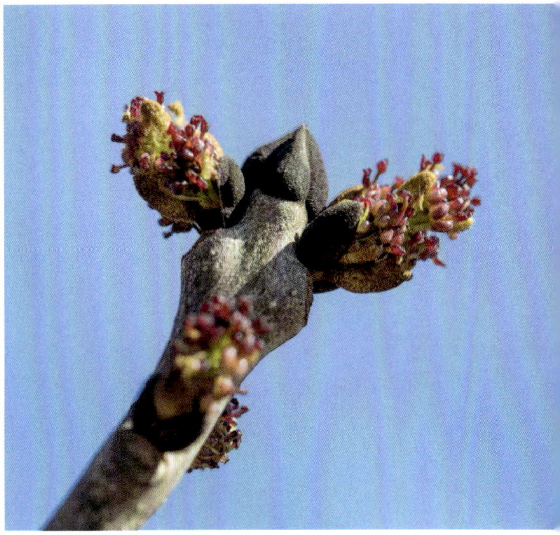

▲ Nur noch wenige Tage bis zur Blüte

Pflanzenteile zusammen mit ½ TL Honig in eine Tasse mit warmem Wasser gegeben, darin nach und nach unter Rühren aufgelöst und schließlich abgesiebt.

Lautertrank: Ein Lautertrank ist ein wärmendes Mischgetränk aus Kräutern der Jahreszeit, das mit „gutem Wein" zubereitet wird. Es dient der Krankheitsvorbeugung und dem Gesundbleiben (s. Wacholder S. 138).

Einnahme und Dosierung: Bei Hildegard gibt es auch hierfür keine starren Regeln. Sie stimmt die Dosis individuell ab und spricht immer wieder vom rechten Maß in allem, der *Discretio*. Allgemein gilt: Je akuter die Beschwerden sind, umso häufiger ist die Gabe des Heilmittels sinnvoll. Bei akuten Beschwerden kannst du alle 1–2 Stunden eine Dosis nehmen, bei einer langsam beginnenden Krankheit 4-mal pro Tag. Bei chronischen Beschwerden reichen 1- bis 2-mal täglich. Und wenn du wieder gesund bist, hat es sich bewährt, die Pflanze zur Stabilisierung noch 2–3 Tage weiter einzunehmen.

Ein Baumtagebuch führen

Ein Baumtagebuch kann dir helfen, all deine subjektiven Eindrücke, die du beim Kennenlernen eines Baumes erfährst, festzuhalten, zu schätzen und immer weiter auszubauen. Das ist wie eine Entdeckungsreise zu dem Geist der Pflanze. Dabei ist nur wichtig, was und wie du einen Baum wahrnimmst und was dabei in dir vorgeht. Denke niemals, das sei nicht real oder es sei nicht wichtig. Es sind deine ureigenen Wahrnehmungen, die deine ganz persönliche Begegnung und Entwicklung ermöglichen. Während so einer Baummeditation nimmst du gleichzeitig Kontakt mit dem Baum und mit deinem Inneren auf. Vielleicht mit deinem inneren Kind, deinem inneren Zauberer und deiner inneren Weisheit. Sei bereit für die Wunder der Bäume und des Lebens.

Als Allererstes brauchst du ein Heft, ein Buch oder einen Block mit lauter leeren Seiten. Das soll zu deinem Baumtagebuch werden. Im Folgenden findest du einige Anregungen und mögliche Fragen, um deine Wahrnehmungsfähigkeit zu trainieren und auch deine Fantasie wiederzubeleben. Sie ist der Schlüssel zu einem erweiterten Naturbewusstsein, zu deiner Innenwelt und zu deiner Kreativität.

Und mache dir zuvor einige Voraussetzungen bewusst:

- Sei neugierig.
- Finde die Schönheit.
- Halte alles Merkwürdige fest.
- Erweitere deine Wahrnehmungen ...
- ... und entdecke dich selbst dabei neu.
- Lausche den Botschaften der Bäume, der Natur, um dich herum und tief drinnen in dir.

BEOBACHTE DEN STANDORT UND DIE UMGEBUNG

Nutze alle deine Sinne und nimm alle Eindrücke auf. Notiere deine Beobachtungen:

Was siehst du? Welche Gestalt, Form oder Farbe fällt dir auf? Welche Silhouette hat der Baum, welche Wuchsform? Wie sind die Äste, Zweige, Stängel, Blattformen, Blüten und Früchte, wie die Verwurzelung. Wie ist die Beschaffenheit des Bodens? Ist er nass oder trocken, steinig, bewachsen oder sieht ganz anders aus? Welche Pflanzen wachsen in der Nachbarschaft? Sind sie von der gleichen Art, aus der gleichen Pflanzenfamilie, wie sehen sie aus? Kennst du ihre Namen?

Was fühlst du? Wie fühlt es sich an, wenn du mit einem Blatt dieses Baumes über deine Wange streichst? Wie fühlt sich seine Rinde an, ist sie rau, gefurcht oder glatt?

Was riechst du? Riechen die Blüten, die Blätter, das Holz oder die Umgebung?

Was schmeckst du? Lege dir ein Blatt oder ein wenig von dem Holz oder der Rinde in den Mund (außer von der Eibe), nimm den Geschmack wahr und spucke es wieder aus, wenn es dir nicht schmeckt. Notiere auch das.

Was hörst du? Das Geräusch des Windes in den

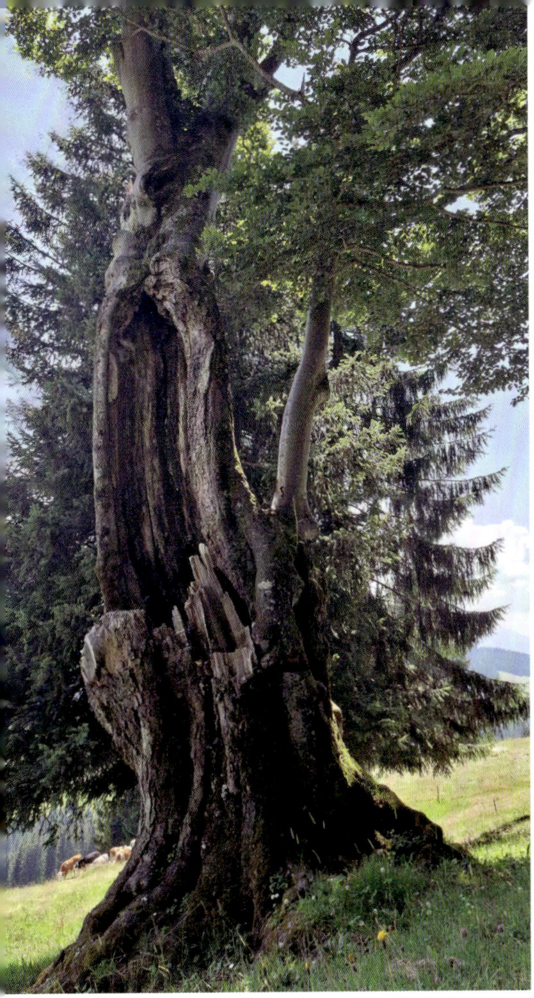

▲ Seine Geschichte würde ein dickes Tagebuch füllen.

Blättern, den Gesang der Vögel, das Brummen der Insekten? Oder hörst du eine Geschichte – vielleicht sogar deine innere Stimme?

Notiere alle Wahrnehmungen in deinem Baumtagebuch. Du kannst auch Skizzen machen, Blätter oder Blüten einkleben. Fotografiere, was du bemerkenswert findest. Oder brich ein wenig Rinde vom Stamm, gib sie in ein Tütchen und hefte es in das Baumtagebuch. Nimm am besten einige Blätter für einen Tee oder andere Zubereitungen mit nach Hause und notiere deine Erlebnisse damit. Sei kreativ und folge deinen Impulsen: Trage die Pflanzenteile irgendwo am Körper bei dir, lege sie nachts unter dein Kopfkissen und achte auf deine Träume und andere Reaktionen.

IN DIE MEDITATIVE STILLE GEHEN

Wenn du bereit bist, gehst du in die Stille und nimmst in deinem Herzen Kontakt mit dem Baum auf.

- Was siehst du, wenn du die Augen schließt?
- Was hörst du, wenn du hinter die Geräusche hörst?
- Was fühlst du, wenn du noch tiefer fühlst?
- Was riechst du, wenn du weiter riechst?
- Was schmeckst du unter allem?

Notiere in deinem Baumtagebuch stets Datum, Uhrzeit, Wetter oder Mondphase. Skizziere den Baum oder Teile von ihm – das fördert die Wahrnehmung und baut Kontakt auf. Hilfsmittel können Fotoapparat, Sammeltüten aus Pergament oder Zellophan, Skizzenbuch, Lupe, Taschenmesser, kleine Schaufel, kleine Dosen oder Schraubdeckelgläser sein. Mache kleine Collagen aus frischen Pflanzenmaterialien. Dazu kannst du ganz normalen Klebstoff verwenden. Findest du trockene Blätter oder andere Pflanzenteile vom Vorjahr, so klebe sie ebenfalls ein. Auch Federn, Schneckenhäuser, Schmetterlingsflügel – alles, was du findest, – gehören in das Baumtagebuch.
Merke dir auch deine intuitiven Assoziationen am Ort. Es sind Botschaften des Baumes an dich. Vielleicht erinnerst du dich an deine Kindheit, es fallen dir Kinderspiele, Reime, Erlebnisse oder Geschichten wieder ein. Halte alles, was dir auffällt, auf deine Art fest.
Blätter und Rinde eignen sich auch für das alte Durchreibeverfahren, Frottage genannt, das Durchreiben von Geldstückchen zum Beispiel. Reibe das Muster eines Blattes in dein

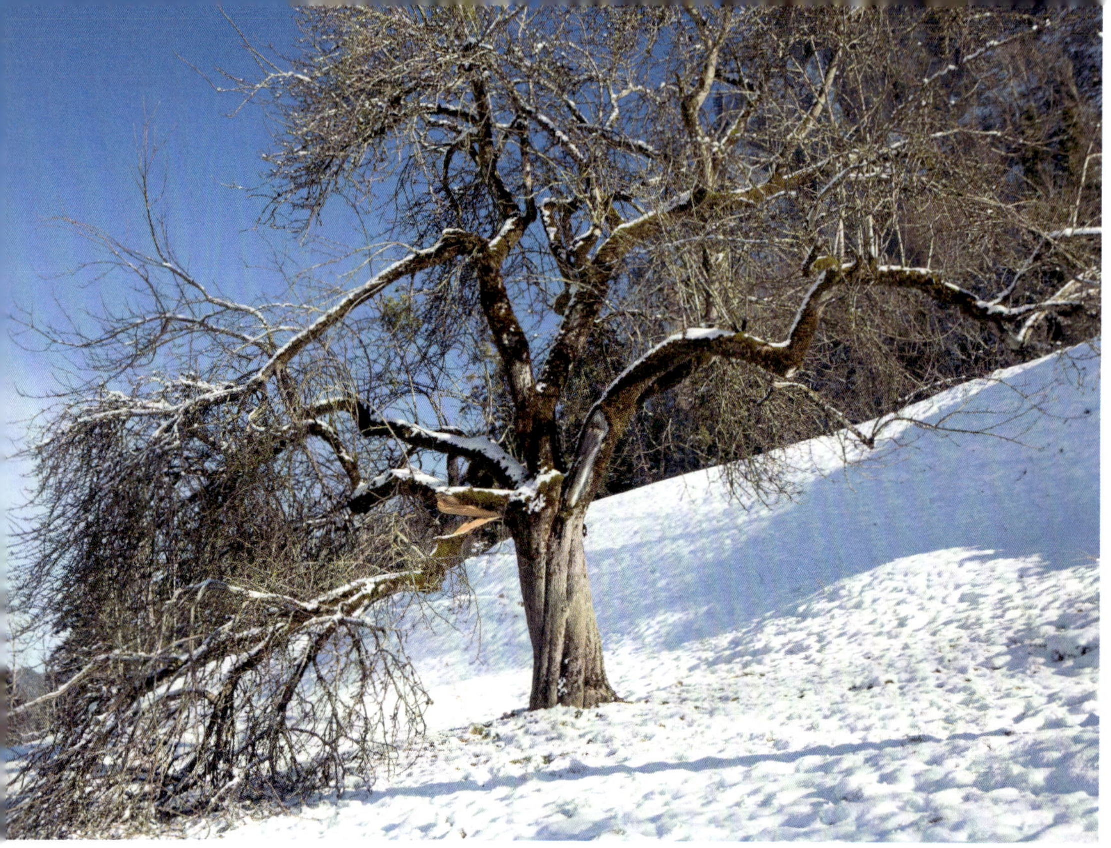

▲ Schönheit im Alter

Tagebuch. Lege das Baumblatt unter eine freie Tagebuchseite und reibe mit einem weichen Bleistift die Struktur so lange durch, bis du das Wesentliche erkennen kannst. Klebe eigene Fotos oder auch andere Abbildungen dazu. Sammle deine Skizzen und Notizen und schreibe alle Eindrücke auf, die du bewahren möchtest. Später kannst du sie im Baumtagebuch erweitern. So wird dein Baumtagebuch zu deiner ganz persönlichen Baumdatenbank, gefüllt mit deinen Gefühlen, Empfindungen und Erinnerungen.

Mit den folgenden Tipps kannst du dein Baumtagebuch weiter gestalten: Pflanzen-Foto-Collagen sind eine schöne Verarbeitung deiner Baumfotos. Du kannst noch viel mehr aus ihnen herausholen. Verändere deine Wahrnehmung und Perspektive, indem du das Foto drehst und wendest, es auf den Kopf stellst und dabei deine Augen auf Neues, bisher nicht Wahrgenommenes fokussierst. Vielleicht fühlst du dich dabei wie ein Vogel, der sich im Geäst der Bäume bewegt und so mit dir eine neue Dimension erobert – alles ohne digitale Hilfe. Als Hilfsmittel dient dir ein selbst hergestellter Bilderrahmen. Schneide ihn aus schwarzem Fotokarton heraus, etwa im Format 10 × 10 cm. Mit ihm wanderst du über deine Fotos und nimmst besondere Bildausschnitte wahr. Hast du da etwas Geheimnisvolles, Überraschendes, Schönes entdeckt, dann kannst du Ausschnittvergrößerungen machen. Sie können dir das Nichtsichtbare aufzeigen (Pflanzenwesen, Kobolde, Elfen ...) und schenken dir ein erweitertes Bewusstsein. Natürlich geht das Ganze auch schneller mit der Handykamera digital – aber das Erlebnis prägt sich viel bewusster ein, wenn der ganze Körper in die Arbeit einbezogen wird.

Baummedizin ist Waldmedizin

Jeder Baum und jeder Wald sind Medizin – eine Medizin, die alle deine Sinne anspricht. Das spürst du bei jedem Spaziergang, wenn du dich der Ausstrahlung dieser Wegbegleiter öffnest. Egal, ob du eine uralte Tanne umarmst oder eine junge Buche berührst, ob du dich im weichen Moos ausstreckst oder durch knisterndes Laub streifst, ob du Rinden streichelst, grüne Blätter riechst oder das Harz von Kiefern wie Kaugummi kaust – immer verbindest du dich auf einer sehr tiefen Ebene mit der Urkraft der Natur.

So ein Besuch im Grünen lässt dich tief durchatmen, bringt Entspannung in Körper und Geist und schafft ein neues Gleichgewicht zwischen Herz und Kopf. Bei Stress und Erschöpfung baut es dich wieder auf, tut dem Immunsystem gut und wirkt sogar entzündungshemmend. Bäume heilen durch ihre Ganzheit, durch ihre Ausstrahlung, durch ihr Sein – durch ihre Gegenwart. Jeder Baum hat seinen eigenen Charakter. Jeder Baum erzählt seine eigene Geschichte und hat einen spezifischen Vorschlag für die Lösung eines Problems. Wir lauschen dieser Sprache in Bildern, Gefühlen, Empfindungen, die aus einer gemeinsamen Ursprache kommen. Nur haben wir sie vergessen. Und wir erinnern uns. In diesem Erinnern liegt Heilung. Gehe in den Wald und werde heil.

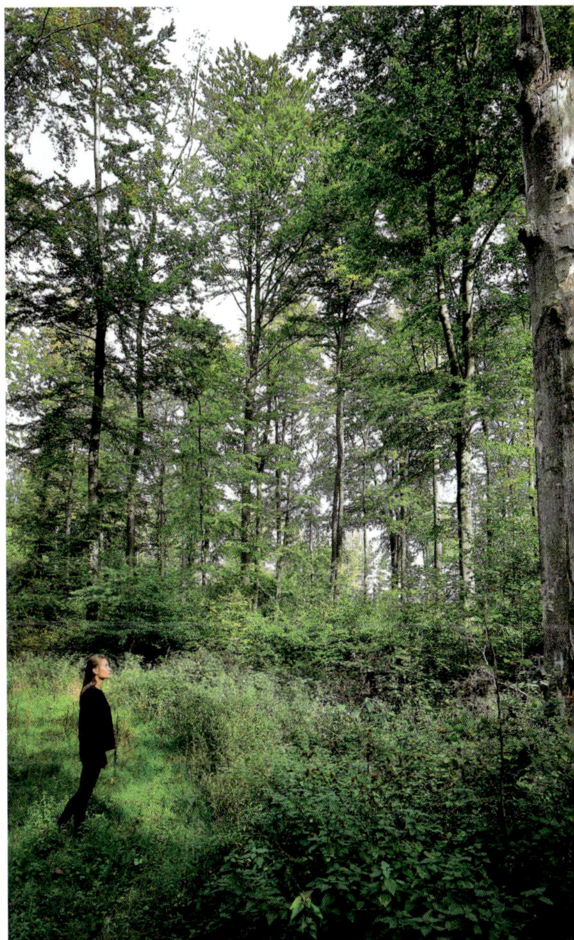

▴ Der Wald ist ein Ort der Erholung.

Dank

Dieses Buch wäre ohne die zahlreichen Begegnungen mit Menschen und Bäumen nicht möglich gewesen. Deswegen gilt unser Dank all den inspirierenden und anregenden Gesprächen mit ihnen während der Entstehungsgeschichte dieses Buches. Der allererste Dank gebührt der eigentlichen Autorin – Hildegard von Bingen – für ihr Sein und Wirken. Sie war und ist Ausgangspunkt und Basis all unserer Erfahrungen. Ein ganz anderer und doch großer Dank geht an Conrad Amber für seine einfühlsamen und fantastischen Fotos und an Dr. Stefan Raps für die aufmerksame Begleitung bei dem Wachsen dieses Buches. Sehr herzlich bedanken wir uns auch bei Frau Alessandra Kreibaum für ihre ordnenden und klärenden Vorschläge.
Wir Autoren sind sehr dankbar für die immer kreative und effektive Zusammenarbeit über weite Distanzen hinweg, die sehr viel Freude bereitet hat.

Die Autoren

Andreas Hase begleitet spirituelle Naturexerzitien, ist Schreibtherapeut und Vorstand des Familienerholungswerkes der Diözese Rottenburg-Stuttgart. Viel Zeit verbringt er in der Stille einsamer Wälder, die Verbindung zu Bäumen ist tief in seinem Seelenleben verwurzelt. Einen Schwerpunkt seines Schaffens bildet die Naturspiritualität im Spannungsfeld von Klimawandel, Bewahren der Schöpfung und dem inneren Zugang zu einer höheren Bewusstseinsebene für Natur und Naturerfahrung.
www.claustrum.de

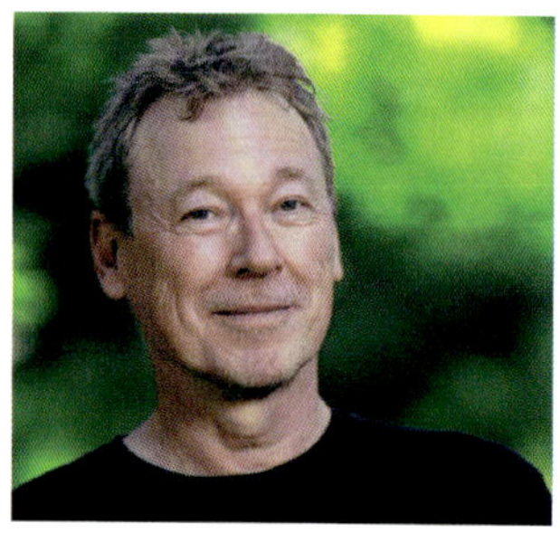

Dr. Ursula Stumpf ist Heilpraktikerin und Apothekerin. Die Kräfte und Heilmittel der Natur faszinieren sie immer wieder neu. Sie zu erkennen, zu nutzen, zu bewahren und zu schätzen ist ihr großes Anliegen und ihre Motivation. Als begeisterte Heilpflanzenexpertin vereint sie schulmedizinische und ganzheitliche Zugänge zur Heilkraft der Natur.
www.kraeuterweisheiten.de

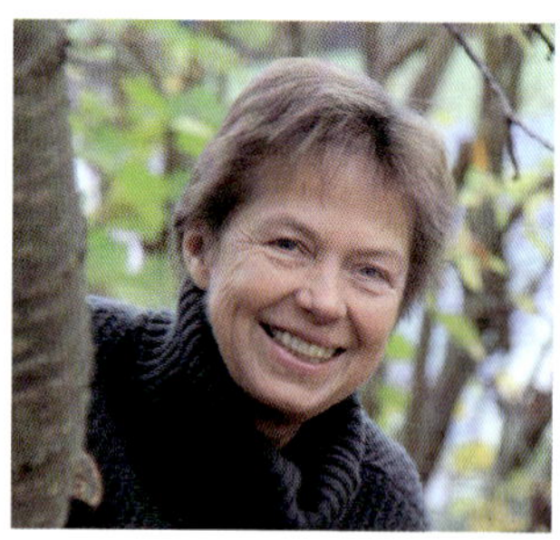

Zum Weiterlesen

Brück, Anton Ph. (Herausgeber): **Hildegard von Bingen 1179–1979**, Mainz: Selbstverlag Ges. f. mittelrhein. Kirchengeschichte 1979.

Führkötter, Adelgundis (OSB): **Hildegard von Bingen, Briefwechsel**, Salzburg: Otto Müller Verlag 1965.

Ganz, Chrischta/Hutter, Louis: **Gemmotherapie**, Aarau/München: AT Verlag 2020.

Grahofer, Eunike: **Rindenmedizin**, Linz: Freya Verlag 2022.

Hase, Andreas: **Bäume für die Seele**, Stuttgart: Nymphenburger 2022.

Helfrich, Jürgen: **Heilung durch Pflanzen**, Husum: Husum Druck- und Verlagsges. 2021.

Hertzka, Gottfried/Strelow, Wighard: **Große Hildegard-Apotheke**, Freiburg im Breisgau: Bauer Verlag 1989.

Lingg, Adelheid: **Bäume & die heilende Kraft des Waldes**, Stuttgart: Kosmos Verlag 2016.

Llewellyn Vaughan-Lee (Herausgeber): **Spirituelle Ökologie**, Saarbrücken: Neue Erde Verlag 2020.

Madejsky, Margret/Rippe, O.: **Heilmittel der Sonne**, Aarau/München: AT Verlag 2018.

Moser, Maximilian/Thoma, Erwin: **Die sanfte Medizin der Bäume**, Salzburg: Servus Verlag 2014.

Müller, Irmgard: **Die pflanzlichen Heilmittel bei Hildegard von Bingen**, Freiburg im Breisgau: Herder GmbH 2008.

Nedoma, Gabriela: **Das große Buch vom Oxymel**, Vachendorf: Aesculus-Verlag 2019.

Nedoma, Gabriela: **Knospen und die lebendigen Kräfte der Bäume**, Linz: Freya Verlag 2014.

Ptok, Michael: **Die Hildegard-Hausapotheke für die ganze Familie**, Leipzig: St. Benno-Verlag 2020.

Riedel, Ingrid: **Hildegard von Bingen, Prophetin der kosmischen Weisheit**, Freiburg im Breisgau: Kreuz Verlag (Herder) 2005.

Riethe, Peter: **Das Buch von den Bäumen**, Salzburg/Wien: Otto Müller Verlag 2001.

Schipperges, Heinrich (Herausgeber): **Hildegard von Bingen und ihre Impulse für die moderne Welt**, Eibingen, in: Referate anlässlich des Hildegard-Symposiums 1984, Broschüre 1984.

Schipperges, Heinrich: **Die Kranken im Mittelalter**, München: C.H. Beck Verlag 1993.

Stern, Cornelia: **Gemmotherapie**, Stuttgart: Karl F. Haug Verlag 2019.

Strickerschmidt, Hildegard: **Hildegard von Bingen – Heilung an Leib und Seele**, Leipzig: St. Benno-Verlag 2012.

Stumpf, Ursula/Zingsem, Vera/Hase, Andreas: **Mythische Bäume**, Stuttgart: Nymphenburger 2021.

Stühlmeyer, Barbara: **Hildegard von Bingen, Leben – Werk – Verehrung** Kevelaer: Topos plus Verlagsgemeinschaft 2014.

von Bingen, Hildegard: **Heilkraft der Natur**, Physica, Stein am Rhein: Christiana-Verlag 2005.

von Bingen, Hildegard: **Heilsame Schöpfung – Die Natürliche Wirkkraft der Dinge**, Physica, Beuron: Beuroner Kunstverlag 2012.

von Bingen, Hildegard: **Ursprung und Behandlung der Krankheiten**, Causae et Curae, Beuron: Beuroner Kunstverlag 2020.

von Bingen, Hildegard: **Wisse die Wege (Liber Scivias)**, Beuron: Beuroner Kunstverlag 2010.

Zatonyi, Maura (Herausgeberin): **Das große Hildegard von Bingen Lesebuch**, Freiburg im Breisgau: Herder GmbH 2022.

Register

BILDNACHWEIS

Mit 83 Farbfotos von **Conrad Amber** (S. 4, 8, 9, 14, 17, 20, 22, 23, 24, 28, 31, 33, 34, 35, 36, 39, 40, 41, 42, 43, 44, 47, 48, 49, 50, 51, 52, 54, 55, 57, 58, 61, 62, 64, 65, 67, 69, 70, 74, 75, 77, 78, 79, 80, 82, 84, 86, 88, 89, 90, 93, 96, 98, 100, 103, 106, 109, 111, 112, 113, 114, 115, 116, 118, 119, 121, 122, 124, 127, 129, 130, 131, 132, 136, 137, 138, 140, 144, 147, 149, 151, 154); außerdem 13 Farbfotos von **Andreas Hase** (S. 7, 13, 15, 16, 19, 25, 26, 27, 72, 97, 145, 150, 153), 2 Farbfotos von **Dirk Witthun** (S. 155, Autorenfoto), 1 Farbfoto von **Dr. Ursula Stumpf** (Autorenfoto), 1 Foto von shutterstock/Madeleine Steinbach (S. 140)

IMPRESSUM

Umschlaggestaltung von Gramisci Editorial Design, München Claudia Geffert unter Verwendung von 1 Farbzeichnung von AdobeStock (zatletic) und 1 Farbfoto shutterstock (aaltair).

Mit 101 Farbfotos und 1 Farbzeichnung

Alle Angaben in diesem Buch erfolgen nach bestem Wissen und Gewissen. Sorgfalt bei der Umsetzung ist indes dennoch geboten. Der Verlag und die Autoren übernehmen keinerlei Haftung für Personen-, Sach- oder Vermögensschäden, die aus der Anwendung der vorgestellten Materialien, Methoden oder Informationen entstehen könnten.

Unser gesamtes Programm finden Sie unter **kosmos.de/nymphenburger**

FSC www.fsc.org MIX Papier | Fördert gute Waldnutzung FSC® C110508

Gedruckt auf chlorfrei gebleichtem Papier

ISBN 978-3-96860-102-1
Projektleitung: Dr. Stefan Raps
Redaktion: Alessandra Kreibaum
Gestaltungskonzept: Gramisci Editorial Design, München / Claudia Geffert
Satz: Katrin Kleinschrot, Stuttgart
Produktion: Nina Renz
Druck und Bindung: Westermann Druck Zwickau GmbH, Zwickau
Printed in Germany / Imprimé en Allemagne

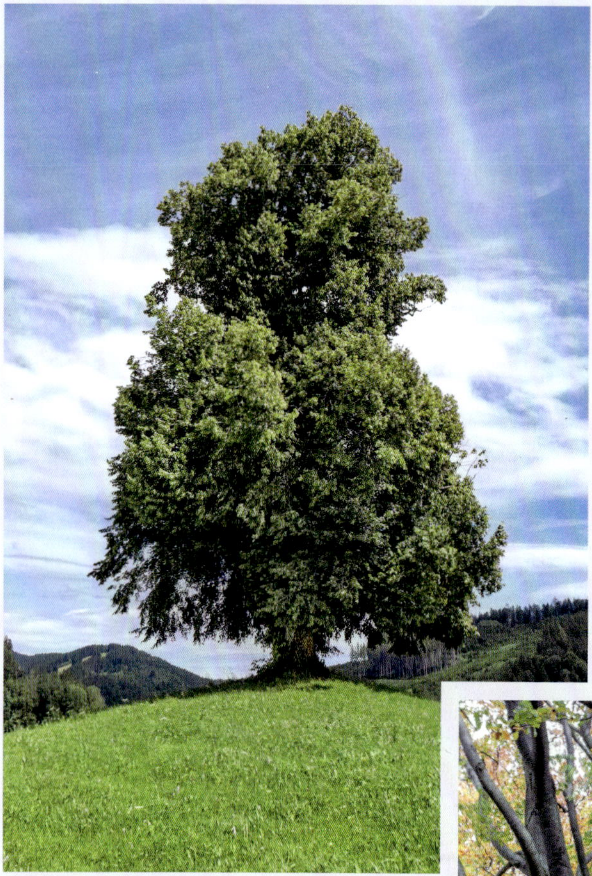

SOMMER-LINDE

fragilitas
Die „Zerbrechlichkeit“ der Linde zeigt sich in der Zartheit ihres Wesens, das von liebevoller Heilkraft und Güte durchzogen ist.

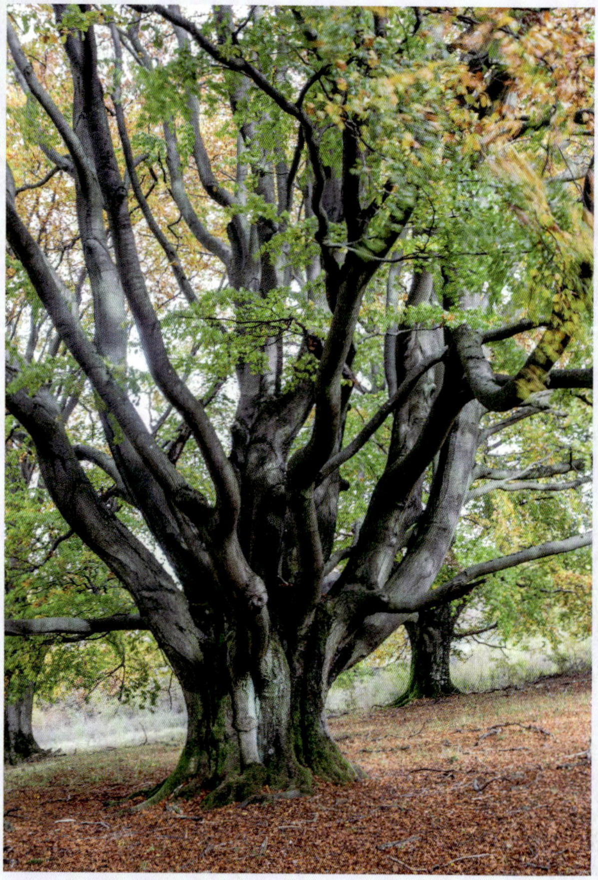

ROT-BUCHE

disciplina
Die „Disziplin“ gibt in Form ihrer inneren Ordnung festen Halt, gefühlte Heimat und sanfte Geborgenheit.